Extracorporeal Membrane Oxygenation for Adults

成人ECMO

原著第2版

主　编　[美]格雷戈里·A.施密特
　　　　（Gregory A. Schmidt）
主　审　邱海波
主　译　石秦东
副主译　李　昊　刘松桥

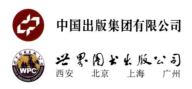

西安　北京　上海　广州

图书在版编目（CIP）数据

成人ECMO：原著第2版/（美）格雷戈里·A.施密特（Gregory A. Schmidt）主编；石秦东主译. ——西安：世界图书出版西安有限公司，2024. 11. ——ISBN 978-7-5232-1763-4

I. R654.1

中国国家版本馆CIP数据核字第20242BX964号

First published in English under the title
Extracorporeal Membrane Oxygenation for Adults
Copyright ©The Editor(s) (if applicable) and The Author(s), under exclusive license to
edited by Gregory A.Schmidt, edition:2
Springer Nature Switzerland AG,2022
This edition has been translated and published under licence from
Springer Nature Switzerland AG.
Springer Nature Switzerland AG takes no responsibility and shall not be made liable
for the accuracy of the translation.

书　　　名	成人ECMO CHENGREN ECMO
主　　编	[美]格雷戈里·A.施密特（Gregory A. Schmidt）
主　　译	石秦东
责任编辑	岳姝婷　李晶
装帧设计	新纪元文化传播
出版发行	**世界图书出版西安有限公司**
地　　址	西安市雁塔区曲江新区汇新路355号
邮　　编	710061
电　　话	029-87214941　029-87233647（市场营销部） 029-87234767（总编室）
网　　址	http://www.wpcxa.com
邮　　箱	xast@wpcxa.com
经　　销	新华书店
印　　刷	西安雁展印务有限公司
开　　本	787mm×1092mm　1/16
印　　张	17.5
字　　数	320千字
版次印次	2024年11月第1版　2024年11月第1次印刷
版权登记	25-2024-255
国际书号	ISBN 978-7-5232-1763-4
定　　价	198.00元

医学投稿　xastyx@163.com ‖ 029-87279745　029-87285296

☆如有印装错误，请寄回本公司更换☆

谨以此书献给爱荷华大学 ECMO 团队的核心专家。在过去极具挑战性的两年光阴中，你们持之以恒地引领指导团队工作、教育医护人员、磋商整合医疗资源，并且倡导优质卓越的 ECMO 照护。于患者而言，幸而有你们。我很感激能与你们共同工作。

郑重声明

由于医学是不断更新拓展的领域,因此相关实践操作、治疗方法及药物都有可能会改变,希望读者审查书中提及的器械或药物制造商所提供的信息资料及相关手术及药物的适应证和禁忌证。本书不能替代基于卫生保健专业人员对患者的检查,以及考虑年龄、体重、性别、当前或以前的医疗状况、用药史、实验室数据及其他特殊因素的个体化评估。出版商不提供医疗建议或指导,这本书只是一个参考工具。作者、编辑、出版者或经销商不对书中的错误或疏漏及应用其中信息产生的任何后果负责,关于出版物的内容不作任何明确或暗示的保证。作者、编辑、出版者和经销商不就由本出版物所造成的人身或财产损害承担任何责任。

原著作者 | Contributors

Darryl Abrams, MD Division of Pulmonary, Allergy, and Critical Care Medicine, Department of Medicine, Columbia University College of Physicians & Surgeons, New York, NY, USACenter for Acute Respiratory Failure, New York-Presbyterian Hospital, New York, NY, USA

Cara Agerstrand, MD Division of Pulmonary, Allergy, and Critical Care Medicine, Department of Medicine, Columbia University College of Physicians and Surgeons/NewYork-Presbyterian Hospital, New York, NY, USACenter for Acute Respiratory Failure, New York-Presbyterian Hospital, New York, NY, USA

Giacomo Bellani, MD Department of Pathophysiology and Transplant, University of Milan, Milan, ItalyDepartment of Anesthesia and Critical Care, Fondazione IRCCS Ca'Granda Ospedale Maggiore Policlinico, Milan, Italy

Matthew J. Brain, MBBS, Ph.D., FRACP, FCICM, DDU Department of Medicine, Launceston General Hospital, Launceston, TAS, Australia

Daniel Brodie, MD Division of Pulmonary, Allergy, and Critical Care Medicine, Department of Medicine, Columbia University College of Physicians and Surgeons /NewYork-Presbyterian Hospital, New York, NY, USACenter for Acute Respiratory Failure, New York-Presbyterian Hospital, New York, NY, USA

Warwick W. Butt, FRACP FCICM Intensive Care, Royal Childrens Hospital, University of Melbourne Department of Paediatrics, Melbourne, VIC, Australia

Steven A. Conrad, MD PhD, MCCM, FCCP, FELSO Departments of Medicine, Emergency Medicine, Pediatrics and Surgery, Louisiana State University Health Sciences Center, Shreveport, LA, USAOchsner LSU Health Academic Medical Center, Shreveport, LA, USALSU Health Shreveport, Shreveport, LA, USA

Lorenzo Del Sorbo, MD Interdepartmental Division of Critical Care Medicine, University Health Network, University of Toronto, Toronto, ON, Canada

Jonathan Eaton, MD Critical Care Medicine Division, LSU Health Shreveport, Shreveport, LA, USA

Vito Fanelli, MD, PhD Dipartimento di Anestesiologia e Rianimazione, Azienda Ospedaliera Città della Salute e della Scienza di Torino, Università di Torino, Torino, Italy

Christian Kuehn, MD Department of Cardiothoracic, Transplantation, and Vascular Surgery, Hannover Medical School, Hannover, Germany

Meaghan Flatley, MD Department of Surgery, Columbia University College of Physicians and Surgeons/NewYork-Presbyterian Hospital, New York, NY, USA

Giacomo Grasselli, MD Department of Pathophysiology and Transplant, University of Milan, Milan, ItalyDepartment of Anesthesia and Critical Care, Fondazione IRCCS Ca' Granda Ospedale Maggiore Policlinico, Milan, Italy

Sundar Krishnan, MBBS Department of Anesthesiology, Duke University School of Medicine, Duke University Medical Center, Durham, NC, USA Divisions of Cardiothoracic Anesthesia and Critical Care, Department of Anesthesiology, Duke University Medical Center, Durham, NC, USA

Phillipe H. Lemaitre, MD Center for Acute Respiratory Failure, New York-Presbyterian Hospital, New York, NY, USA Division of Cardiothoracic Surgery, Department of Surgery, Columbia University College of Physicians and Surgeons/NewYork-Presbyterian Hospital, New York, NY, USA

Graeme MacLaren, MBBS MSc FCICM FRACP FCCM Cardiothoracic ICU, National University Hospital, Singapore, Singapore

Purnema Madahar, MD, MS Division of Pulmonary, Allergy, and Critical Care Medicine, Department of Medicine, Columbia University College of Physicians and Surgeons/NewYork-Presbyterian Hospital, New York, NY, USA Center for Acute Respiratory Failure, New York-Presbyterian Hospital, New York, NY, USA

Phillip E. Mason, MD Department of Surgery, Brooke Army Medical Center, San Antonio, TX, USA

Tommaso Mauri, MD Department of Pathophysiology and Transplant, University of Milan, Milan, Italy Department of Anesthesia and Critical Care, Fondazione IRCCS Ca' Granda Ospedale Maggiore Policlinico, Milan, Italy

Sharon L. McCartney, MD, FASE Divisions of Cardiothoracic Anesthesia and Critical Care, Department of Anesthesiology, Duke University Medical Center, Durham, NC, USA

Kathleen E. Melville, MD Division of Pulmonary, Allergy, and Critical Care Medicine, Department of Medicine, Columbia University College of Physicians & Surgeons, New York, NY, USA Center for Acute Respiratory Failure, New York-Presbyterian Hospital, New York, NY, USA

Dana A. Mullin, MS, CCP Department of Clinical Perfusion and Anesthesia Support Services, NewYork-Presbyterian Hospital, New York, NY, USA

Ruslan Natanov, MD Department of Cardiothoracic, Transplantation, and Vascular Surgery, Hannover Medical School, Hannover, Germany

Meera Pahuja, MD, MSc Department of Internal Medicine, Virginia Commonwealth University School of Medicine, Richmond, VA, USA

Usha S. Perepu, MD Department of Internal Medicine, University of Iowa, Iowa City, IA, USA

Antonio Pesenti, MD Department of Pathophysiology and Transplant, University of Milan, Milan, Italy Department of Anesthesia and Critical Care, Fondazione IRCCS Ca' Granda Ospedale Maggiore Policlinico, Milan, Italy

V. Marco Ranieri, MD Department of Medical and Surgical Sciences (DIMEC), Alma Mater Studiorum, University of Bologna, Bologna, Italy

Charles Rappaport, MD Division of Pulmonary, Critical Care and Occupational Medicine, University of Iowa Hospital and Clinics, Iowa City, IA, USA

Kristina Rappaport, MSN, CCRN University of Iowa Hospital and Clinics, Iowa City, IA, USA

Bradley H. Rosen, D.O. Division of Pulmonary, Critical Care, and Occupational Medicine, Department of Internal Medicine, Roy J. and Lucille A. Carver College of Medicine, University of Iowa Hospitals and Clinics, Iowa City, IA, USA

Gregory A. Schmidt, MD Division of Pulmonary Diseases, Critical Care, and Occupational Medicine, Department of Internal Medicine, University of Iowa, Iowa City, IA, USA

L. Keith Scott, MD MSc FCCM Critical Care Medicine Division, LSU Health Shreveport, Shreveport, LA, USA

Michal Sobieszczyk, MD Department of Pulmonary and Critical Care Medicine, Brooke Army Medical Center, San Antonio, TX, USA

Tae H. Song, MD Section of Cardiac Surgery, Department of Surgery, University of Chicago, Chicago, IL, USA

Elizabeth Sonntag, MD Department of Internal Medicine, Virginia Commonwealth University School of Medicine, Richmond, VA, USA

Christopher Trosclair, MD ECLS Program, Critical Care Medicine, Louisiana State University Health Shreveport, Shreveport, LA, USA Critical Care Medicine, LSU Health Shreveport, Shreveport, LA, USA

Avery Tung, MD, FCCM Department of Anesthesia and Critical Care, University of Chicago, Chicago, IL, USA

Bryce Warren, MD, PhD Department of Internal Medicine, Brooke Army Medical Center, San Antonio, TX, USA

译者名单 | Translators

主　　审　　邱海波　东南大学附属中大医院
主　　译　　石秦东　西安交通大学第一附属医院
副 主 译　　李　昊　西安交通大学第一附属医院
　　　　　　刘松桥　东南大学附属中大医院
翻译秘书　　沙　莎　通用技术国中康健西安电力中心医院

审校专家（按姓氏笔画排序）

王　波　四川大学华西医院
石秦东　西安交通大学第一附属医院
朱桂军　河北医科大学第四医院
刘松桥　东南大学附属中大医院
苏斌虓　空军军医大学西京医院
李　昊　西安交通大学第一附属医院
李　卿　东南大学附属中大医院
李　斌　兰州大学第一医院
杨荣利　大连理工大学附属中心医院
张　东　吉林大学第一医院
张　凌　四川大学华西医院
陈秀凯　美国匹兹堡大学医学中心
梁　伟　新疆医科大学附属肿瘤医院

译者（按姓氏笔画排序）

卜　翔　弋锐田　马红叶　马舒婷　王　丹　王甜甜
石秦东　刘　昱　刘红娟　闫晋琪　孙　琪　孙婧婧
李　昊　吴永兴　吴胤松　张　蕾　周琳婧　郑裴莹
高　兰　郭利涛　郭秦乐　曾芹静

（以上译者均来自西安交通大学第一附属医院）

译者序 | Foreword

1971年，Donald Hill博士在美国Santa Barbara成功实施了世界上首次体外膜肺氧合（ECMO）技术，从而开启了体外循环心肺支持的新时代。由于设备硬件及技术等诸多因素的限制，ECMO技术的发展一直比较缓慢，尤其是VV-ECMO在急性呼吸衰竭中的应用。膜肺材料科学的突破、驱动泵技术的进步以及导管涂层技术的创新，为ECMO的快速发展奠定了强有力的基础。从2009年全球甲型H1N1流感流行期间ECMO技术应用于急性呼吸衰竭获得成功开始，尤其是在2020年新型冠状病毒肺炎（COVID-19）流行期间大量急性呼吸窘迫综合征（ARDS）的涌现，推动了ECMO技术的广泛应用。

我国ECMO技术的应用虽然开展较晚，但近年来得到了飞速发展，临床对ECMO技术的需求也不断增加，这就需要有更多熟练掌握ECMO技术的医护人员加入。理解ECMO的基本原理，熟悉ECMO不同模式的特点，掌握ECMO的操作及管理，了解最新ECMO技术的进展，都是提升ECMO团队人员能力的重要环节。我们欣喜地看到，由爱荷华大学Gregory A. Schmidt博士主编的第2版 *Extracorporeal Membrane Oxygenation for Adults* 于2022年出版，该书涵盖了从ECMO的生理、设备组成、ECMO通路的建立到不同ECMO模式及场景下的管理，以及ECMO相关并发症的处理等方方面面的内容，是帮助大家快速掌握ECMO技术的一本不可多得的实用参考书。在世界图书出版西安有限公司的大力支持下，我作为主译有幸与全国从事重症医学工作的同道，尤其是在ECMO技术方面有丰富经验的专家共同翻译了此书，希望此书能够为国内开展ECMO技术的同道提供新颖、全面的参考，推动我国ECMO技术与水平的进步。

ECMO技术对于提升危重患者的生存率，以及在ARDS、心搏/呼吸骤停、高危心血管疾病术中及术后辅助支持、心肺移植桥接等疾病或场景中发挥了重要作用。然而，我们应该清醒地认识到，ECMO治疗不能只停留在技术层面，还需要建立合作默契、高效有质量的ECMO团队。ECMO团队成员对危重症患者病理生理具有深刻的认识，并具备基于危重症原理的临床思维，是成功实施ECMO的保证。

正如原书作者所说："The future of ECMO is bright!" ECMO的未来是光明的，我们相信ECMO还会持续不断地发展，设备耗材等领域也将取得更大的突破，技术壁垒也必会越来越少。

石秦东
医学博士　主任医师
西安交通大学第一附属医院重症医学科

第 2 版前言 | Preface to the 2nd Edition

仅仅在3年前，体外膜肺氧合（ECMO）还被认为是一种高难度医疗措施，仅限于高度专业化中心的少数专业医生使用。在此期间，SARS-CoV-2病毒及其相关疾病新型冠状病毒肺炎（COVID-19）引起的大流行，将ECMO技术引入主流医学领域。COVID-19相关性呼吸衰竭往往非常严重，即使以前健康状况良好的患者也是如此，因此ECMO的需求急剧增加。医学界对此的反应是建立新的ECMO团队，并传播相关知识和技能，为更多的患者提供ECMO治疗。大力推广与提升ECMO技术实施不仅有助于治疗COVID-19，也有助于其他原因的急性呼吸窘迫综合征（ARDS）、以通气障碍为主的疾病［如哮喘、慢性阻塞性肺疾病（COPD）］、心源性休克、心胸外科术后并发循环衰竭或气体交换功能衰竭，以及肺移植的桥接治疗。

在大流行的推动下，膜肺、血泵、管路及套管等技术进一步改进，从而使ECMO也变得更高效、更安全。越来越多的循证证据支持ECMO改善患者结局的作用。有关呼吸衰竭传统治疗的不良后果，包括机械通气相关性肺损伤（VLI）、重症监护病房（ICU）获得性衰弱、医源性感染等方面的治疗经验仍需持续累积。事实上，ECMO的前景一片光明！

本书旨在介绍关于ECMO简明扼要的循证综述，着重介绍静脉-静脉（VV）ECMO在成人呼吸衰竭中的应用。书中涵盖以下内容：复杂的生理学和技术、不同临床疾病的循证证据、血管通路的建立、体外循环管路和患者日常管理、关于ECMO脱机和管路撤除的指导，以及与ECMO相关重症的管理和康复建议。新版增加了关于体循环管理（尤其是容量和右心功能不全）、抗栓治疗、识别膜肺衰竭及伦理等内容。日常管理的章节中新增了床旁超声在临床治疗中的指导作用，旨在为临床医生提供更全面的建议。

本书为执业医师、护士、灌注师、治疗师和重症监护实习生编写。他们常讨论是否应该为患者提供 ECMO 治疗，以及自身是否具备为患者提供 ECMO 治疗的能力的问题，其中部分人员已开展 ECMO，但他们仍需关于 ECMO 的最佳实践和更新意见的实际参考。如果没有大家的努力，本书是不可能完成的。感谢我在爱荷华州的同事们的启发，他们始终在竭尽全力救治那些病情最危重的患者；感谢学员们，他们的积极求知促进了我们更多的探索；感谢我的撰稿人，他们站在一个真正具有挑战性的领域的最前沿；也感谢本书的出版商 Springer-Link 的激励，他们推动了本次重要的修订。最后，我由衷感谢所有辛勤工作的人们：ECMO 专家、床旁护士和治疗师，他们为危重患者奉献了毕生精力。这是一个激动人心的时代，充满了变革和新机遇。

Gregory A.Schmidt
Iowa City, IA, USA

目录 | Contents

第 1 章	体外生命支持（ECLS）的生理学	/1
第 2 章	循环管路、膜肺与血泵	/55
第 3 章	体外膜肺氧合（ECMO）模式	/70
第 4 章	血管通路	/84
第 5 章	低氧性呼吸衰竭：证据、适应证和禁忌证	/98
第 6 章	ECLS 期间的通气管理	/107
第 7 章	全身循环的管理：容量状态和右心功能	/127
第 8 章	ECMO 抗凝治疗	/138
第 9 章	膜肺功能障碍	/151
第 10 章	阻塞性疾病时体外二氧化碳去除（$ECCO_2R$）技术：证据、指征与禁忌	/163
第 11 章	ECMO 桥接肺移植	/180
第 12 章	VV-ECMO 患者的日常管理	/190
第 13 章	ECLS 期间的应急策略	/201
第 14 章	ECLS 期间的活动	/222
第 15 章	ECMO 撤离和拔管	/232
第 16 章	VA-ECMO 在呼吸衰竭中的应用	/242
第 17 章	ECMO 中的伦理问题	/255

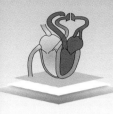

第 1 章

体外生命支持（ECLS）的生理学

Matthew J. Brain, Warwick W. Butt, Graeme MacLaren

引　言

体外生命支持（ECLS）和相关的植入式循环辅助装置应用前景广泛，目前已经被越来越多地用于危重患者的救治。

ECLS 经常通过以下几种模式进行心肺功能的支持或替代（图 1.1）。静脉 - 静脉体外膜肺氧合（VV-ECMO）：通过将静脉血氧合后泵回右心的方式来维持全身氧（O_2）输送。静脉 - 动脉体外膜肺氧合（VA-ECMO）：通过体外血泵增加全身血流，静脉 - 肺动脉体外膜肺氧合（VPA-ECMO）可增加肺动脉血流；这两种模式在改善血流的同时也支持氧合。VV-ECMO 的一种变型是体外二氧化碳去除（$ECCO_2R$）模式，该模式可在较低的血流量下有效清除二氧化碳（CO_2），对氧合的改善作用不大。

ECLS 还可以按照血管通路的位置进行分类，如通过外周大血管插管者为外周置管，也可以通过开胸手术进行中央插管。微型化离心泵（无氧合器）的出现推动了左、右心室辅助装置（LVAD 和 RVAD）的研发进展。本章将重点介

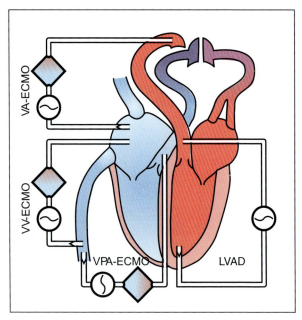

图 1.1 ECMO 装置示意图，空心圆圈代表离心泵，菱形代表氧合器。VA-ECMO：静脉-动脉体外膜肺氧合，表示腔静脉-主动脉血流。VV-ECMO：静脉-静脉插管，显示从下腔静脉通过氧合器和泵到右心房的腔静脉-心房血流。VV-ECMO 可能还需要第二根插管从上腔静脉引血，或者需要双腔插管从下腔静脉和上腔静脉同时引血。VPA-ECMO：静脉-肺动脉插管可以使血液经由右心房回到肺动脉，此模式主要用于针对右心衰竭的非氧合支持（可以不使用氧合器），或者氧合支持（使用氧合器）。LVAD：左心室辅助装置（通常以植入方式为主）抽吸左心室血液并将其送回近端主动脉。RVAD：图中未显示右心室辅助装置，但可以植入或置于体外，如果 VPA-ECMO 没有使用氧合器就是一个暂时的 RVAD，当然也可以根据经典 RVAD 的工作原理直接抽吸右心室血流。体外二氧化碳去除（$ECCO_2R$）通常采用 VV-ECMO 的方式进行，一般使用单根双腔导管。血管腔内膜氧合器也已开发[1]，但目前尚未在临床上使用

绍 VV-ECMO，同时简要介绍其他运行模式。

基本的 ECMO 管路由血泵、氧合器及连接导管组成（图 1.1）。基本管路中也可以添加其他支持装置，最常见的是通过侧支预留接口并联肾脏替代治疗管路。ECMO 支持过程中，应尽量减少接口数量、简化连接，这对于保障患者安全、控制感染和排除故障都非常重要。

不同的 ECLS 模式通过不同的交互方式与心肺系统连接。充分理解每种模式的生理学和局限性是 ECLS 上机、管理和撤停的前提，也只有这样才能识别 ECMO 过程中出现的并发症。尽管 ECLS 主要设计用于替代心肺功能，但必须考虑 ECLS 与其他生理系统的相互影响。例如，大多数需使用 ECLS 的患者往往病情严重，如严重脓毒症、创伤或手术，或者存在进行性加重的心肺疾病。由于

ECLS 管路的非生物材料反应，或继发于侵入性治疗和免疫抑制治疗的脓毒症所产生的病理改变，可能导致这些有严重基础疾病的患者出现全身炎症反应综合征（SIRS）和凝血功能障碍。危重症和慢性病理改变引起的不同代谢反应对氧合和 CO_2 的产生有直接影响，有效的营养支持治疗可能有助于长时程 ECLS 患者尽早撤机。

目前 ELCS 主要作为桥接支持手段用于促进衰竭的心肺系统康复，或者作为 LVAD 植入、器官移植等终极治疗方式的一种过渡。对于病情快速进展的病例，ECLS 有时可以为评估患者预后并为确定最终治疗方式争取宝贵的时间[2]。

为了全面理解 ECLS 及其对人体生理活动的影响，我们首先必须对细胞代谢和氧输送等病理生理知识进行简要回顾。

细胞代谢

组织灌注的基本作用是提供足够营养物质以满足细胞有氧代谢的需求。虽然无氧代谢可以在短时间内予以细胞所需能量，但只有有氧代谢才能维持细胞和器官功能。

正常的心肺生理功能和机械支持系统都要能够提供和维持足够的跨毛细血管床的静水压梯度，以维持血液流动，从而维持底物（包括 O_2 等物质）向细胞周围弥散的浓度梯度。同样，对于代谢废物（主要是 CO_2 或无氧代谢产生的乳酸），也必须通过细胞与血液间的浓度梯度进行排除。这些功能是相互关联的，弱酸性能量代谢废物的产生，会影响局部灌注和 O_2 向组织细胞的弥散。

单位时间所需的底物量取决于所支持的细胞质量及其代谢活动水平，这些又受到机体的能量需求（或应激状态）、温度、炎症和激素调节的影响。

糖酵解、有氧代谢和无氧代谢

葡萄糖（和其他简单碳水化合物）通过葡萄糖转运蛋白顺浓度梯度进入细胞，葡萄糖转运蛋白存在组织特异性行为，例如大脑的优先基础摄取、肝脏的浓度依赖性摄取、胰腺 β 细胞（分泌胰岛素）的浓度感受以及骨骼肌及脂肪中的胰岛素依赖性摄取[3]。

在作为主要底物参与供能或生物合成反应（包括糖原储存）之前，细胞内的葡萄糖在细胞质中被己糖激酶快速磷酸化（图 1.2）。可利用的细胞内能量储存在三磷酸腺苷（ATP）的磷酸键中，葡萄糖中化学键断裂释放的能量，使二磷酸腺苷（ADP）和无机磷酸盐（Pi）再次合成为 ATP。

糖酵解是六碳的葡萄糖分子裂解为 2 个三碳的丙酮酸分子，进一步形成 2 个 ATP 分子的过程。为了继续进行糖酵解，机体必须不断维持和恢复氧化能力（NAD^+ 浓度，即烟酰胺腺嘌呤二核苷酸，也叫辅酶Ⅰ）。在无氧条件下，上述转化是通过丙酮酸转化为乳酸完成的。在有氧条件下，丙酮酸失去一个 CO_2 分子（即氧化脱羧）产生乙酰辅酶 A。这个二碳乙酰基可以结合到脂肪酸中储存，也可以进入三羧酸（TCA）循环以完成葡萄糖到 CO_2 的化学分解。TCA 循环中每个葡萄糖产生 38 个 ATP 分子，比糖酵解产生的 NADH（还原型辅酶Ⅰ）数量要多得多，因此需要强大的电子受体来有效再生成 NAD^+，以便循环可以继续，而这个电子受体就是 O_2。

氧化磷酸化是再生成 NAD^+ 以延续 TCA 循环的过程。虽然 O_2 在许多酶系统中被作为电子受体，但它的最大消耗是在氧化磷酸化过程中。氧化磷酸化发生于线粒体内部基质中，因此必须有足够的 O_2 扩散到线粒体内，以维持正常细胞 ATP 的生成。

当缺氧时，ADP 生成 ATP 的过程只能通过无氧糖酵解途径在胞质中继续进行。这一过程效率低下，不仅产生的 ATP 较少，而且产生的乳酸不像 CO_2 那样容易从组织或机体内清除。因此，乳酸是缺氧环境中糖酵解活动的标志物，通常表明组织灌注不足和（或）全身低氧血症。

·二氧化碳的产生和呼吸商

呼吸商（RQ）是单位时间内产生的 CO_2 量（VCO_2）与消耗的 O_2 量（VO_2）的比。

$$RQ = \frac{VCO_2}{VO_2} \qquad (1.1)$$

不同能量物质的 RQ 有所不同。例如，对于葡萄糖代谢，6 个碳原子产生 6 个 CO_2 分子，同时消耗 6 个 O_2 分子，因此 RQ 为 1。脂肪酸氧化（脂肪分解）和一些氨基酸氧化产生的 CO_2 少于消耗的 O_2（从丙酮酸到乙酰辅酶 A 的反应中不产生 NADH，图 1.2），因此 RQ < 1。

与氧化相反，用于脂肪酸合成（脂肪生成）的每个乙酰辅酶 A 分子都会产生 1 个 CO_2 分子（从丙酮酸到乙酰辅酶 A，图 1.2），而不会增加线粒体 NADH。由于耗氧率取决于线粒体内 NADH 的浓度，因此脂肪生成会导致 CO_2 的生成超过 O_2 消耗量。由于合成反应也消耗 ATP，因此仍然会消耗一些 O_2，RQ 将 > 1。基于理论化学计量的 RQ 示例见后[5-6]。

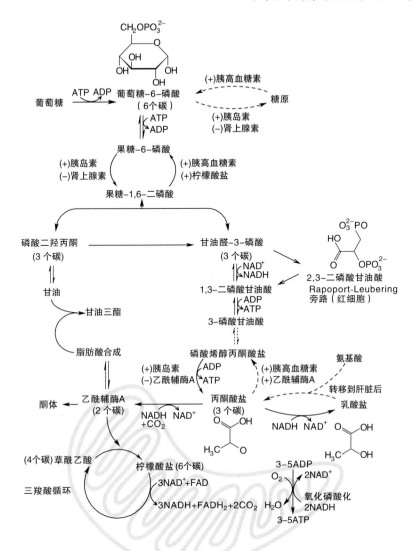

图1.2 细胞内代谢的关键中间产物：葡萄糖进入细胞后被磷酸化（-P），用于合成糖原（未显示合成反应）；或代谢为2个三碳丙酮酸分子（糖酵解）。丙酮酸转化为乙酰辅酶A，随后的三羧酸（TCA）循环和氧化磷酸化仅在线粒体中发生，并依赖O_2将烟酰胺腺嘌呤二核苷酸恢复为其氧化形式（NAD^+）以继续循环。产生的ATP数量取决于还原力的来源，单个线粒体NADH产生2.5个ATP；然而，来自胞质NADH的电子必须转移到线粒体$FADH_2$，每次仅产生1.5个ATP[4]。氨基酸可以在几个点进入或合成。乙酰辅酶A是为TCA循环提供两个碳乙酰基的关键连接分子，不仅来自糖酵解，还来自脂肪酸和一些氨基酸。在葡萄糖过量时，乙酰辅酶A将合成为脂肪酸；在饥饿状态下，当草酰乙酸不足，乙酰基无法进入TCA循环，乙酰辅酶A将转化为酮体。酮体主要在肝脏生成，由脂肪酸分解产生，并代替葡萄糖为大脑和心脏提供能量来源。TCA循环各反应的激活剂和抑制剂在图中进行了标注。

葡萄糖氧化：

$$C_6H_{12}O_6 + 6O_2 \rightarrow 6CO_2 + H_2O \quad\quad RQ=1$$

三硬脂酸甘油酯的脂解：

$$C_{57}H_{110}O_6 + 80.25O_2 \rightarrow 57CO_2 + 55.5H_2O \quad\quad RQ=0.667$$

氨基酸（甘氨酸）氧化：

$$NC_2H_5O_2 + 2.25O_2 \rightarrow 2CO_2 + 2.5H_2O \quad\quad RQ=0.88$$

葡萄糖生成脂肪*：

$$4C_6H_{12}O_6 + O_2 \rightarrow C_{16}H_{32}O_2 + 8CO_2 + 8H_2O \quad\quad RQ=8$$

脂肪生成*：

$$13.83C_6H_{12}O_6 + 5O_2 \rightarrow C_{55}H_{104}O_6 + 28CO_2 + 31H_2O \quad\quad RQ=5.6$$

*请注意：脂肪生成的 RQ 取决于所产生的脂肪酸和所利用的碳水化合物；$C_{16}H_{32}O_2$ = 棕榈酸，$C_{55}H_{104}O_6$ = 棕榈酰－硬脂酰－2－油酰－甘油。

一个正常成年人通过间接量热法测得的全身总 RQ 约为 0.8，反映了人体是利用各类营养物质来提供能量。危重患者的 RQ 值会发生变化，这取决于可用于供能的营养物质和调节新陈代谢的激素水平（体液调控）的改变。虽然糖酵解反映了葡萄糖的酶促反应，但完全有氧代谢与 TCA 的即时可用性相关联，当碳水化合物负荷过多时，例如葡萄糖补充量超过 4 mg/（kg·min）[5.8 g/（kg·d），经肠外或胃肠道]，会生成脂肪并导致出现更高的 RQ[6-8]。

·应激状态下的代谢

应激时关键激素将协调机体的能量代谢反应。胰岛素将促进进食状态下肝脏对葡萄糖的摄取、糖原和氨基酸合成，以及乙酰辅酶 A 转化为游离脂肪酸，同时在外周组织中刺激肌细胞合成收缩组分和脂肪细胞储存甘油三酯。

胰高血糖素由胰腺 α 细胞分泌，以应对低血糖水平，并促进糖原分解和氨基酸（来自肌肉分解）、乳酸和甘油的转化。甘油是由脂肪细胞中的甘油三酯代谢产生的，释放的游离脂肪酸经肝脏转化为酮体，在葡萄糖缺乏时用作辅助能量来源。

生理应激状态下机体将释放儿茶酚胺（肾上腺素和去甲肾上腺素）。通过增加细胞内环磷酸腺苷（cAMP），促进肌糖原分解和蛋白质分解代谢以释放氨基酸。在肝脏中，肾上腺素促进糖异生和糖原分解，抑制糖酵解。这些反应导致应激状态下特征性的高血糖，并因外源性给予儿茶酚胺和葡萄糖而加剧。

高血糖的不良反应包括：渗透性利尿、电解质紊乱、肝脏脂肪沉积和免疫功能受损。

接受ECLS患者的代谢特征是典型的应激状态，但这与饥饿状态之间有很重要的差异。在饥饿状态下，能量消耗总体减少，同时最大限度地利用甘油三酯和酮酸，促进肌肉体积的保存；大脑、心脏和肾脏皮质区域适应性地利用酮酸来满足其大部分的代谢需求。相比之下，慢性应激状态的特点是静息能量消耗增加、消瘦机体的分解代谢加速（主要是肌肉分解代谢为氨基酸）[4]，以及高血糖的免疫抑制作用和持续升高的体液介质（包括儿茶酚胺和皮质醇）。

对于需要ECLS治疗的患者，尤其是需要长时间深度镇静的患者，肌肉分解代谢、失用性萎缩、危重病性肌病和与肌肉松弛剂相关的肌病的结合可能会导致严重的虚弱。呼吸肌也无法幸免于此过程，导致呼吸机撤离时间延长、气管切开术需求增加以及继发感染的风险。

·红细胞代谢

作为运输O_2的专门细胞，红细胞按重量计近90%是血红蛋白（Hb），其他细胞器很少。但红细胞需要持续的能量供给来维持膜的完整性、细胞骨架结构、细胞内电解质和渗透平衡，并将血红蛋白的铁元素维持在还原状态（Fe^{2+}）。

红细胞缺乏线粒体且不储存糖原，因此其依赖血浆的葡萄糖无氧糖酵解生成乳酸来产生ATP。红细胞中的糖酵解也用于那些不产生ATP的反应，例如还原反应，以纠正氧化血红蛋白（从含Fe^{3+}但无携氧能力的高铁血红蛋白变成可以正常携氧的含Fe^{2+}血红蛋白）的能力，谷胱甘肽的产生（保护细胞膜免受氧化损伤）和产生2,3-二磷酸甘油酸（2,3-DPG），调节血红蛋白对O_2的亲和力[9]。

红细胞Rapoport-Leubering旁路（图1.2）可从糖酵解途径合成2,3-DPG。在大多数细胞中，1,3-DPG迅速转化为3-磷酸甘油酸，磷酸分子转移到ATP；然而在红细胞中，高达20%的糖酵解通量通过旁路发生，其值取决于ATP需求[10]。缺氧（导致血红蛋白的2,3-DPG结合位点减少）、酸中毒可抑制2,3-DPG合成和无机磷酸盐累积，增加了2,3-DPG的分解[9]，导致细胞内2,3-DPG浓度降低。这与输注存储红细胞的关系最为密切，因为存储的红细胞中糖酵解速率较低、乳酸累积，会导致输血时2,3-DPG浓度降至最低。输注存储的红细胞在一段时间内不会恢复正常的2,3-DPG浓度，考虑到接受ECLS的患者对输血的需求较高，这种情况可能对红细胞的氧运输有显著影响。关于2,3-DPG对携氧作用影响的相关内容将进一步讨论。

膜气体交换的生物物理学

线粒体关联着 ATP 产生与 NADH 氧化，只有在细胞环境中存在足够的 O_2 时才会发生前述反应。同样，CO_2 从线粒体扩散，穿过细胞内膜并离开细胞。O_2 进入细胞和 CO_2 弥散出细胞可分为两个部分：①气体分子在液相和液相之间的弥散；②血液携带气体分子。

在考虑肺的气体交换时，还须考虑第 3 个组成部分：气体向肺泡上皮细胞的对流转运。体外膜暴露于新鲜气流比肺的气体转运机制要简单一些，且会与 CO_2 的转运一起考虑。

膜式氧合器结构

体外膜氧合器包含一套表面积较大的血流管路，该管路与新鲜气体管路之间由一层膜隔开。随着技术设备的不断革新，以不断优化气体转运效率，尽可能提升生物相容性，减少预充量，最大限度减少血浆泄漏，提高操作的简便性以易于管理。因此，简要介绍氧合器的设计结构对于临床医生理解其效能和管理很重要。

氧合器的膜排列为折叠的片状，但更常见是管状，称为中空纤维氧合器（图 1.3）。早期的聚丙烯膜通过微孔隙，使血浆与新鲜气体接触进行气体交换；当前在新材料（如聚 4- 甲基 -1- 戊烯）基础上研发的封闭式中空纤维膜被认为是真正的膜[12]。很多膜肺系统利用中空纤维的内腔提供新鲜气流，血液在纤维间流动，这被称为毛细管外血流。气体交换的总表面积、血流阻力和血细胞成分破坏情况等与膜肺的总体特征（如膜材料、纤维直径和长度、纤维密度和血液速度等）密切相关[11]。

血液被引流到体外环境，即进行体外循环时，会有非常明显的热量损失，因此在氧合器设计中通常会加入热交换器。图 1.3 显示了膜肺中这样的设计结构，其中微孔膜纤维垂直排列在不可渗透的毛细管上（其内为循环的热水），从而有较大的表面积将热量传递给血液。

气体分子向液相的扩散

·溶液中气体的浓度

与溶解在体液中的大多数溶质（以摩尔为单位）不同，气体浓度以压力为单位进行描述。通用的气体定律描述了理想气体的分压与其容器之间的关系，最佳的理想气体分子为质量最小且不存在分子间吸引力：

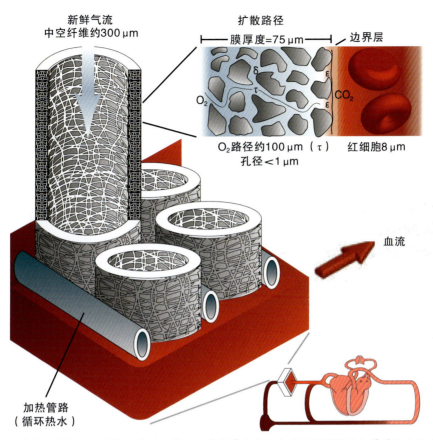

图1.3 中空纤维氧合器结构示意图，展示了在携带气体的中空纤维周围毛细管外的血液流动。气体和血液之间存在气体交换。膜肺中包括加热管路。图示气体交换的扩散路径（右上角），由多孔膜和吸附蛋白质的边界层组成。公式1.8中有效扩散系数参数包括：ε是孔隙率——气体占据的膜面积，τ是曲率——气体穿过膜的有效路径长度的指数（虽显示了路径长度，但现实中是未知的），δ是阻塞率——气体通过的阻力[11]

$$P = \frac{nRT}{V} \tag{1.2}$$

通用的气体公式：$P =$ 分压，$n =$ 气体分子的摩尔数，T 是绝对温度，V 是容器体积（L）。R 是理想气体常数，在国际单位中为 8.314 J/（K·mol），在常规单位中为 62.36 mmHg/（K·mol）。

在恒定温度下，公式1.2简化为 $P \propto n/V$。浓度定义为摩尔/单位体积，即 n/V，因此压力与浓度成正比。换言之，在一定体积（浓度）中的气体分子数量越多，这些气体分子施加在容器壁上的力（压力）就越大。溶解在溶液中的物理反应也与溶液上方气体的分压成正比，O_2 的溶解就是如此[13]：

$$O_2（气相）\underset{K_{反向}}{\overset{K_{正向}}{\rightleftharpoons}} O_2（溶解）\quad(1.3)$$

$$[O_2]_{（气相）} \times K_{正向} = [O_2]_{（溶解）} \times K_{反向} \quad a.$$

$$[O_2]_{（溶解）} = S_C \times [O_2]_{（气相）} \quad b. \quad(1.4)$$

公式1.4a中的速率常数$K_{正向}$描述的是单位时间内溶解O_2的比例，而$K_{反向}$描述的是离开溶液进入气相的O_2的比例。当公式1.4a描述的系统处于热力学平衡状态，气相和液相中O_2的浓度是稳定的，那么合并常数，得到公式1.4b，又称亨利定律。S_C是本森溶解度系数，$S_C=K_{正向}/K_{反向}$，适用于特定的气体和溶剂。S_C受其他溶解溶质的影响，随温度升高而下降（即$K_{正向}$变小，$K_{反向}$变大）。

测量O_2的摩尔浓度比较困难，在标准条件下[STPD（标准温度、压力、干燥）：0℃，760 mmHg，干气]测量100% O_2的体积则比较容易，因此通常以mL/dL为单位描述血氧含量。在这些条件下，O_2接近理想气体，在0℃时6.02×10^{23}个气体分子（即1 mmol）占22.414 L。人类耗氧量的量化是使用STPD而不是BTPS（体温、压力、饱和），参见公式1.6[14]，这是由于在后者条件下，水蒸发后，随着压力的增加会部分凝结，导致与理想气体相比存在显著偏差，并使公式1.2中定义的分子数和体积之间的关系无效。

• 呼吸气体在溶液中的溶解度

O_2的本森溶解度系数为0.003 082 mL/（dL·mmHg），这是根据STPD校正后溶解度的测量值。利用这种转换，O_2在正常血浆中的溶解度系数为1.38×10^{-3} mmol/（L·mmHg），而CO_2的溶解度系数为3.08×10^{-2} mmol（L·mmHg），接近于O_2的22倍[15]。因此，使用亨利定律（公式1.4b）计算，在正常动脉血中，CO_2的溶解度是O_2的近10倍：

$[O_2]=1.38 \times 10^{-3} \times 90$ mmHg$=0.1242$ mmol/L（或0.027 8 mL/dL）

$[CO_2]=3.08 \times 10^{-2} \times 40$ mmHg$=1.232$ mmol/L（或2.7 mL/dL） (1.5)

应注意的是，这并不含O_2与血红蛋白结合以及CO_2与水反应形成碳酸氢盐。血浆中溶解的CO_2浓度显著升高是由于其溶解度更高（公式1.5），在相同的流动条件下，CO_2比O_2具有更大的溶解度，通过气体交换膜能够更快地清除。

而在气相中，每种气体的分压之和等于气体混合物施加在容器上的总外界压力，因此各种气体均被视为总压力的一部分。例如，在1个大气压下吸入37℃水蒸气完全饱和的空气时（即BTPS），吸入气的氧分压为：

$$P_1O_2=（760\text{ mmHg}-47\text{ mmHg}）\times FiO_2（21\%）=149.7\text{ mmHg} \quad(1.6)$$

只有当溶液暴露在气相中时，才能满足这一总要求。由于不同气体的溶解度系数不同，因此在一定数量的与气相接触的溶液中，所溶解气体的摩尔数并非为等效总和。

在平衡状态下，一种气体的分压与其在溶液中的浓度成正比，即使没有气相存在，气体分压也可以用来替代浓度，在体液中即如此。在这种情况下，它表示气相所需的气体分压，以维持溶液中所溶解分子的浓度。

如果溶解的气体被溶液中的化学反应所消耗（例如有氧代谢），则气相所需的平衡分压下降。当暴露于具有较高分压的气相时，例如在肺或氧合器中，溶液中溶解的气体分子浓度将增加，直至再次达到平衡。这是以分压形式显示体液中溶解气体浓度的主要优点——具有测量的实用性，同时可以方便地量化从气体暴露部位到利用部位浓度梯度。但当考虑到像 RQ 这样的化学计量关系时，其并不方便使用。

膜氧合的生物物理学

目前介绍的公式和常数描述的是一种稳态，其中固定数量的气体与溶液处于平衡状态，并假设瞬时反应发生在稳定、均一的介质中。然而，在人体和 ECMO 的氧合器中，交换膜总是介于气相和体液（气体溶解于其中）之间。即使有微孔膜，气体-血液的直接交换也通常会被一种由血液蛋白质组成的生物膜阻止，在短时间内被吸附。

膜的特性对气体交换施加了额外的时间限制，需要将分子进入体内的质量转运视为通量（J），即单位时间内溶质的通过量。

溶质的浓度梯度（溶质的膜通量）由菲克（Fick）扩散定律描述[16]：

$$J = -D \cdot A \frac{\Delta C}{\Delta l} \quad (1.7)$$

该公式表示，溶质在膜厚度（Δl，cm）上的通量（J，mmol/s）与扩散系数（D）、跨膜浓度梯度（ΔC，mmol/mL 或 mmol/cm^3）和扩散锋面积成正比（A，cm^2）。数学上需要用负号来描述从高浓度到低浓度的通量[16]。这种质量传递的普遍说法不仅适用于体外氧合器，也适用于从血浆到间质液并进入细胞的气体传输。

扩散系数 D 表示为面积除以时间（cm^2/s），是描述稳态条件下特定气体、屏障和溶液的唯一常数。其数值越大，扩散系数越大，气体的扩散系数比液体的扩散系数大一个数量级。低分子量气体的扩散速度比高分子量气体快，而较高的温度为气体分子提供了更大的动能，提高了扩散率[11]。这与气体的溶解度相反，气体的溶解度随温度升高而降低。然而，必须记住：扩散率特指传递速率，而溶解度描述的是平衡时的浓度。

在描述在多孔介质中的扩散时（例如中空纤维氧合器中的膜），需要将更多参数纳入常数计算，从而得到有效扩散系数（$D_{有效}$），隔离膜的参数如下：

$$D_{有效} = \varepsilon \frac{D\delta}{\tau} \quad (1.8)$$

D 是上述孔隙内气液界面的扩散系数，ε 是孔隙率——气体占据的膜面积。τ 是曲率——气体在膜内扩散路径长度的一种几何描述。δ 是阻塞率，指气体分子穿过孔隙的阻力（图1.3）[17-18]。

在实际情况下，$D_{有效}$ 的测定值与吸附蛋白或血液固定层生物膜的性质密不可分[11,17]。此外，穿过氧合器膜的大部分 O_2 立即与血红蛋白发生化学反应，直至后者饱和。这一化学反应维持了浓度梯度，被称为增强因子。在结合到血红蛋白后，O_2 的 $D_{有效}$ 不仅依赖于膜的特性，还依赖于血细胞比容（Hct；%）。公式1.9列举了暴露于湍流血流中膜 $D_{有效}$ 的术语示例[19-20]：

$$D_{有效}(cm^2/s) = (2.13 - 0.0092\% \times Hct) \times 10^{-5} \quad (1.9)$$

气体扩散运输的驱动力

通过将溶质浓度的公式1.4b（亨利定律）和公式1.7（菲克定律）相结合，可以推导出膜扩散通量公式：其中驱动力表示为分压梯度，k 为渗透常数——已定义的溶解度系数 [S_C；mmol/（L·mmHg）] 与有效扩散系数（$D_{有效}$；cm^2/s）的乘积，单位为 mol/（cm·s·mmHg）[21]：

$$J = -k_{O_2} \cdot A \frac{PO_{2(气相)} - PO_{2(血浆)}}{\Delta l} \quad (1.10)$$

膜肺运行后短时间内，任何暴露于血液中的体外气体交换膜都会形成一层吸附血液蛋白和凝血因子的膜（图1.3）。氧合器中较低速血流的区域可能蛋白膜更厚，因此膜肺的蛋白膜不太可能为均一性的膜。同样，由于肉眼可见的纤维蛋白沉积，总有效膜面积（A）也会随着膜肺的使用逐渐缩小。

尽管性能逐渐下降，但在短时间内平均膜厚度（l）可认为是恒定的。在稳态条件下，可与 $-k_{O_2}$ 结合成一个常数，使物质（气体）通量与驱动力成正比，并与某些阻力成反比[16]，类似于心输出量与血压和全身血管阻力的关系：

$$\text{单位面积物质传输} = \frac{\text{驱动力}}{\text{传输阻力}}$$

$$\frac{J}{A}\,[\text{mmol}/(\text{s}\cdot\text{cm}^2)] = \frac{PO_{2(\text{气相})} - PO_{2(\text{血浆})}}{R_{\text{总}}}$$

$$R_{\text{总}} = \frac{\Delta l}{-k_{O_2}} \tag{1.11}$$

从公式1.11可见：维持气相和血相之间的分压差对最大限度提升氧通量很重要。在中空纤维的任意点上维持局部压力梯度，受到3个设计因素和1个操作因素的影响，即血液暴露于膜的时间、相对血流方向、局部湍流和血细胞比容。

· 膜暴露时间

对于静态气体下面的静态液体，当满足公式1.4b的条件时，扩散速率将呈指数下降，直至达到平衡，即气体在液体中的溶解速率等于气体分子离开液体的速率（图1.4左图）。由此可见，过短的暴露时间将导致氧合不足。

当存在血红蛋白时，关系更为复杂。如图1.4右图所示：由于存在氧-血红蛋白解离曲线，故血液中的氧含量呈现出一个平台（下文讨论）。

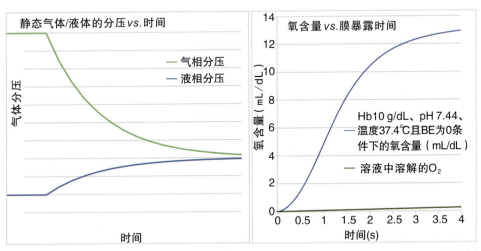

图1.4 气体在液体中溶解的分压与时间的关系：左图描述了气相下静态溶液接近平衡时的分压。曲线的斜率（即接近平衡的速率）与浓度差值成正比。右图描述了跨膜暴露于100% O_2 中含红细胞血清的氧含量与时间的关系。已将时间调整为当前氧合器中的近似运输时间（根据Katoh和Nickalls公式绘制）[19,22]。注：为便于计算，本书中血红蛋白（Hb）浓度单位保留为"g/dL"，换算：10 g/dL=100 g/L

在ECMO中，血液暴露于膜的时间与穿过膜/中空纤维的长度成正比，与血液流速成反比。由于增加微管长度会使血流的阻力增加，因此应在血流的生理范围内确定O_2交换的最佳长度，同时尽量减少血流阻力，这是一个重要的设计参数。

· 相对血流方向

图1.4左图描述了液（血）相和气相的静止状态，在相同方向上移动的血流和气流（并流流动）也存在类似的模式，低流速时会达到平衡，气体扩散将停止。从该图可以看出，替换部分耗尽O_2的气体（其中CO_2也占总分压的一部分）可维持浓度梯度。血液和气体反向流动时，利用逆流降低了中空纤维血液入口端的最大浓度梯度，但增加了出口端两者间的梯度，因此，可以在整个中空纤维上保持压力梯度，并允许气体交换沿膜继续进行，且相对不受流速影响。因此也可以考虑采用横流（如图1.3所示）在整个血流中产生不同的梯度。

· 湍流和血细胞比容对局部浓度梯度的影响

在O_2交换中，O_2经血浆不断向红细胞扩散，并由血红蛋白摄取[15]，因此血细胞比容升高可使血液的携氧量更高（图1.4b）。湍流涡流的产生可比层流更有效地清除中空纤维中的蛋白沉积（下文讨论），并使红细胞更靠近膜，增加局部浓度梯度利于气体交换。

扩散传输阻力

公式1.11中溶质运动的总阻力（$R_{总}$）是各部分阻力之和，可分为气相阻力（$R_{气}$）、膜阻力（$R_{膜}$）和血液侧阻力（$R_{血}$）：$R_{总} = R_{气} + R_{膜} + R_{血}$。其中$R_{气}$可以忽略不计，影响$R_{膜}$的因素已做讨论。由于在膜的血液侧已形成固定的薄膜（图1.3边界层），因此扩散阻力中通常变化最大且最主要的组分是$R_{血}$。

气体交换膜的面积

对于制造商来说，限定一个膜表面积（A，公式1.11）并不实际，因为膜肺总面积包括了氧合器里中空纤维管和其上微孔（复杂的微观几何形状）的面积，后者被纳入$D_{有效}$讨论[17]。此外，也不能假定任何氧合器的设计都能均等地利用整个膜面积。因此，虽然单位面积通量（J/A）是对交换膜性能的有效描述，但氧合器的效能可以通过将其总通量与阻力公式结合以更好地体现：

$$J_{氧合器}（mL/min）= \frac{PO_{2(气相)} - PO_{2(血浆)}}{R_{总}}$$

$$R_{总} = \frac{\Delta l}{-k_{O_2} \cdot A} \tag{1.12}$$

尽管在定义膜的特性方面缺乏公式1.11的精确性，但公式1.12可被用于监测单个氧合器随时间变化的气体交换效率，这将在氧运输后讨论。不同血流量的氧合器产品规格表中通常都提供$J_{氧合器}$值。

血浆水成分在氧合器膜上的超滤[16]

水从血浆移动到氧合器的气体分隔室，类似于O_2沿浓度梯度通过膜的通量。驱动力是静水压，一般定义为传导率（阻力的倒数），称为超滤系数[$K_{超滤}$，mL/（min·mmHg）]：

$$K_{超滤} = \frac{水通量}{跨膜压} = \frac{Q_{超滤}}{P_{血相} - P_{气相}} \tag{1.13}$$

$Q_{超滤}$（mL/min）被称为超滤速率，描述了液体在中空纤维内的表现，而压力术语（$P_{血相}$和$P_{气相}$）描述了每一隔室中液柱相对于大气压的高度。超滤系数中包含许多影响扩散的因素，将不再进一步讨论。超滤液代表一种均质的液体，其中含有来自血浆的溶解溶质，其大小与膜孔尺寸大小成正比，这些孔通常< 1 μm。

早期微孔膜的一个主要缺点是血浆的大量渗漏，这是由于膜开放的多孔结构允许水通过所致；而新的膜材料通过采用封闭式中空纤维膜，大大缓解了血浆渗漏的问题。在正常的操作条件下基本只有很少的水漏出。水在气流中的蒸发会导致成比例的不显性失水，这在低体重患者中表现较为明显[12]。

膜氧合流量匹配需求

氧合作用可以被理解为O_2从外部环境进入动脉血液和从毛细血管进入细胞外空间的分压梯度级联变化，最后再穿过细胞膜扩散到线粒体。

在稳定状态下进入人体的O_2量等于其消耗量。如果没有消耗，就不存在动脉－静脉的氧差，循环血液中的O_2与气相中的O_2处于平衡状态，如公式1.3和公式1.10所示，进一步的大量O_2扩散就会停止。O_2会继续通过氧合器扩散，然而，这种运动会在两个方向以相同的速度进行。

氧运输

如上所述，37℃下O_2在血浆中的溶解度有限，仅为1.39×10^{-3} mmol/mmHg

或 0.003 1 mL/（dL·mmHg）。正常动脉血氧分压（PaO_2）为 100 mmHg，相当于每升血液含有约 3 mL 溶解氧。在这样的氧含量下，维持耗氧量为 250 mL/min 需要心输出量为 80~120 L/min。即使在正常大气压下呼吸 100% O_2，每升血液也只能提供 20 mL 的 O_2，不能维持细胞的有氧代谢[15]。

· 携氧能力

血液携氧能力因血红蛋白的存在而增强。血红蛋白是一种由 4 个亚基组成的复合金属蛋白，在对生理性刺激（包括其自身配体——O_2）做出应答时，其亚基会改变四级结构增强携氧能力[4]。这种快速的结构变化改变了血红蛋白对 O_2 的亲和力，可使富氧区域亲和力增高，而耗氧区亲和力降低。正常成人的血红蛋白浓度为 12~16 g/dL，但危重患者出现贫血是相当常见的，例如接受 ECMO 的患者血红蛋白浓度可能 < 10 g/dL 或 0.155 mmol/L（假设血红蛋白分子量为 64 458 g/mol）[23]。

血红蛋白是球形分子，由 4 个珠蛋白亚基（2α 和 2β 链）组成，每个珠蛋白在外周分子间隙中含有一个血红素基团。每个血红素分子包含一个以亚铁离子（Fe^{2+}）状态存在的中心铁原子，其位于两个组氨酸之间。这种结构使铁原子结合 O_2 而不被氧化成 Fe^{3+}，后者会阻止血红蛋白进一步与 O_2 结合。血红蛋白具有协同效应，如果同一分子上的另一个氧结合位点已被占据，那么 O_2 与其他铁基团的结合就会增强。由于每个血红蛋白分子有 4 个结合位点，因此可以是 0%、25%、50%、75% 或 100% 含氧。血红蛋白氧饱和度是指血液中所有氧结合位点的占有率分数，正是因为协同效应，故形成了"S"形的氧 - 血红蛋白解离曲线（图 1.5）[4]。

除了 O_2 本身诱导的构象变化外，还有 4 个主要因素影响血红蛋白的构象状态——CO_2、$[H^+]$（pH）、2,3-DPG 和温度。通过改变血红蛋白与 O_2 的亲和力，上述因素会影响在任何氧分压下一定量的血液中血红蛋白的饱和度，从而影响血液中的氧含量。如果所有血红蛋白结合位点都被 O_2 占据（100% 饱和），则成人血红蛋白的最大携氧能力为每克 1.39 mL[14]，胎儿血红蛋白为每克 1.312 mL[15]。因此，成人动脉血的总氧含量（CaO_2）：

$$CaO_2（mL/dL）= Hb \times SaO_2 \times 1.39 + 0.003\ 1 \times PaO_2 \quad (1.14)$$

将总氧含量乘以血流量（心输出量），得到氧输送量（DO_2，mL/min）。注意将氧含量单位换算为 mL/L 时，换算系数是 10：

$$DO_2 = Q_B \times CaO_2 \times 10 \quad (1.15)$$

· 血红蛋白氧亲和力的调节

波尔（Bohr）效应显示：由于 CO_2 和 $[H^+]$ 的变化，导致血红蛋白与 O_2 结合

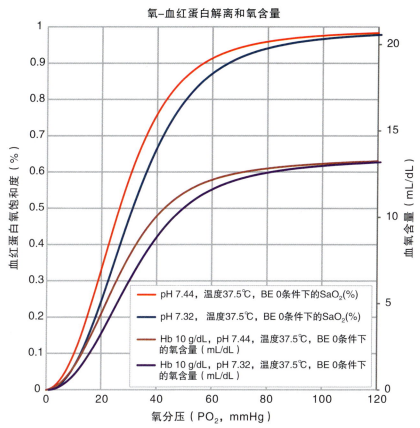

图 1.5 用 Thomas 修正后的 Kelman 公式 1.9 计算得到的氧–血红蛋白解离曲线。同时显示了应用公式 1.14 后，血红蛋白浓度为 10 g/dL 时的氧含量。也呈现了 pH 值的影响。SaO_2：动脉血氧饱和度

亲和力的改变。CO_2 与血红蛋白外链中的氨基酸结合，形成氨基甲酸血红蛋白，与更深层的铁元素结合形成稳定分子，并促进血红蛋白释放 O_2。同样，升高温度和增加 [H^+] 可使血红蛋白保持在还原状态。与 O_2 类似，CO_2 与血红蛋白的结合也是可逆的，在 CO_2 浓度较低时，会出现相反的效应，可促进 O_2 的摄取 [霍尔丹（Haldane）效应]。在考虑主要设计用于 CO_2 清除的系统中的氧合时，这一点非常重要，并将在下文中讨论。

糖酵解产物 2,3-DPG 还会降低血红蛋白对 O_2 的亲和力。2,3-DPG 结合到脱氧血红蛋白上，通过改变维持四聚体构象的静电键，降低对 O_2 的表观亲和力[10]。这在存储血中最为显著，储存 2 周后 2,3-DPG 水平可忽略不计。输血后，2,3-DPG 水平直至接近 48 h 时才恢复正常[24]。在缺乏 2,3-DPG 的情况下，氧亲和力增加，导致在相同氧分压下组织中 O_2 释放相对较少。这种现象可能是导致最严重氧合

问题的一个因素，而输血中增加了氧结合位点的优势可能超过了短暂的氧输送减少（图1.6和图1.7：接受VV-ECMO的患者静脉血氧饱和度与血红蛋白和心输出量的比较。VO_2保持不变[25]）。

• 氧－血红蛋白解离曲线

氧－血红蛋白解离曲线的特点是，在较高的氧分压下血红蛋白的饱和度在90%~100%达到平台。在此之下会出现很陡的"肩部"，随着氧分压的下降血红蛋白氧饱和度迅速下降。在生理上，使曲线向右移动的因素（即在一定的氧分压下亲和力较低）均源于局部组织的新陈代谢，因此在局部耗氧量较高的地方有利于氧解离，增加氧输送（图1.5）。

有几个公式可以模拟正常的氧－血红蛋白解离曲线。其中最被认可的是Kelman公式[27]的Thomas改良版[26]及其反向公式[22]，该公式可计算出任何氧分压下的血红蛋白氧饱和度，并允许曲线因温度、$[H^+]$和CO_2而发生偏移。

为方便起见，氧－血红蛋白解离曲线经常用50%血红蛋白氧饱和度时的氧分压来描述。动脉血的正常P_{50}是26.3 mmHg。高于此值则为曲线"右移"，即血红蛋白对O_2的亲和力较小。图1.5显示了两条血红蛋白氧饱和度曲线，唯一的区别是$[H^+]$，反映了静脉血中较高的CO_2浓度。在与动脉血一致的高氧分压下，不同P_{50}曲线之间的血红蛋白氧饱和度差异很小。相反，在静脉血中常

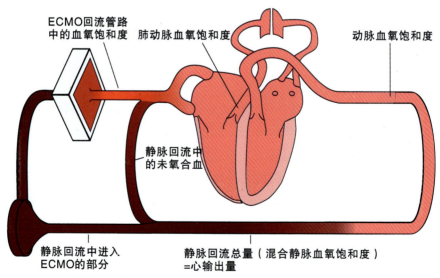

图1.6 VV-ECMO管路示意图。充分氧合的静脉血和未氧合静脉血的混合血液进入右心，在左心全身分布前灌注入肺循环（因此，呼气末CO_2不能反映真正的混合静脉血PCO_2）。随着插管位置和静脉回流速率的变化，常存在不同程度的再循环，导致氧输送降低。根据再循环的情况，可能无法采集真正的混合静脉血样本

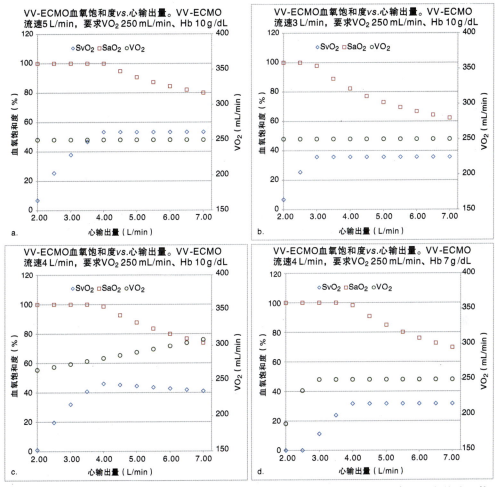

图 1.7 一个完全由 VV-ECMO 支持的患者，其动脉血氧饱和度（SaO₂）和中心混合静脉血氧饱和度（SvO₂）与心输出量的对比；图题显示了不同的生理、血流状况及血红蛋白（Hb）情况。VO_2：耗氧量。讨论见正文[25]

见的 40 mmHg 分压下，血红蛋白的氧饱和度有很大差别。

当氧含量也被绘制在同一幅图上时，氧－血红蛋白解离曲线的含义变得更加清晰（图 1.5）。当血红蛋白为 10 g/dL 时，在 PO_2 100 mmHg 下的氧含量为 13 mL/dL，受动静脉 pH 值差异的影响最小。然而，在 PO_2 40 mmHg 下，两条含量曲线之间有 1 mL/dL 的差异，在 pH7.44 时为 10 mL/dL，在 pH 7.32 时为 9 mL/dL。在新陈代谢耗氧的组织中，当新陈代谢的产物使毛细血管血液酸化时，这种曲线的"右移"有助于加强 O_2 从毛细血管向细胞扩散的分压梯度。

然而，"右移"的氧－血红蛋白解离曲线虽然对外周酸化组织中的氧解离是有利的，但如果存在异常低的肺泡氧分压（P_AO_2），如急性呼吸窘迫综合征

（ARDS）时，则可能对 O_2 的摄取产生反作用。图 1.5 表明：如果在 PO_2 60 mmHg 下摄取 O_2，右移的曲线（pH7.32）会少携带 0.5 mL/dL O_2。在更低的氧分压下摄取 O_2，则这一差距会进一步加大。

不同氧分压下的混合血

考虑到 ECMO 过程中有不同氧浓度的混合血，因此掌握氧-血红蛋白解离曲线对携氧能力的影响是非常重要的。如果两股血流的体积流速相似，那么两股血流的血红蛋白氧饱和度可以被平均化为所产生的混合血流的合理近似值。然而，在不同的流量下，准确计算混合后的氧张力和饱和度需要转换为氧含量并测量两股血流的流速。由于混合含氧血液是 ECMO 的生理学基础，因此需要对这一过程的步骤进行研究（表 1.1）。

如表 1.1 所示，当流量相似时，静脉血和动脉血氧饱和度的平均值基本可以接近临床设定值；但当体积流量不同时，会高估混合血氧饱和度。如果静脉

表 1.1 混合不同氧浓度的血流

	体积（mL）	Hb（g/dL）	氧张力（mmHg）	动脉血氧饱和度	氧含量（mL）
等同流量					
静脉血	100	10	40	76%	10.07
氧合血	100	10	100	98%	13.09
平均值（用于对比）			（70）	（86.8%）	
混合血	200（2 dL）	20			23.17
			最终氧含量（mL/dL）		11.58
			最终动脉血氧饱和度（%）		87%
			最终氧分压（mmHg）		51.7
非等同流量					
静脉血	3000	300	30	58%	229.12
氧合血	2000	200	300	100%	262.90
平均值（用于对比）			（170）	（88.0%）	
混合血	5000（50 dL）	500			492.02
			最终氧含量（mL/dL）		9.84
			最终动脉血氧饱和度（%）		73%
			最终氧分压（mmHg）		38

两个混合血流示例，一个是相互匹配的输入流量，一个是不同的输入流量。为简单起见，只描述了血流的体积；但可以假设血液流速对应的是每分钟下的该体积。在所有的计算中，血红蛋白（Hb）被假定为 10 g/dL，并乘以血量，得出血红蛋白的总量。在第一个例子中，流量被设定为 1 dL/min，因此血红蛋白和氧含量的值相当于图 1.5 中所示的值。表中显示了平均氧饱和度和氧分压，以便与转换为含量后的结果进行比较

氧张力进一步降低，则氧饱和度估测值误差增加。与此相反，采用未混合样本的平均氧饱和度会大幅高估混合后的最终氧分压。

理解这一概念十分重要，因为可以计算和评估膜肺和自身血流混合后的最大氧合效能：氧的输送量受到可饱和氧载体（血红蛋白）的限制。即使通过体外循环得到很高的氧分压，但如果体外循环流量与心输出量的比例不足，混合后的氧输送也将不足。

VV-ECMO 和氧输送

在 VV-ECMO 中，血液进入膜肺并返回到静脉系统 / 右心房（图 1.6）；因此全身的氧输送仍然依赖于心输出量，这使得对总氧输送的定量分析相对简单。

ECMO 通过各种入路建立血管通路（图 1.1）。最常见的是通过股总静脉置管，该管有侧孔和端孔，从多点引流血液。所谓的"多级"置管，其侧孔延伸超过 20~25 cm，可以通过下腔静脉放置，穿过右心房，进入上腔静脉，以最大限度地收集静脉回流。如果插管只在顶端附近有开口，那么顶端通常放在腔静脉 – 心房交界处以下 5~10 cm 处。回流插管有一个末端孔，终止于右心房。如果需要较高的体外循环流量，下腔静脉可能会在多级插管周围塌陷，从而间歇性地限制流量，导致管路"抖管"。如果必须通过更高的血流量来获得充分的氧合，且这种负压不能通过输液增加容量来解决，则可能需要通过颈内静脉在上腔静脉放置第二路插管。

图 1.6 显示了一个基础的 VV-ECMO 通路配置。可以看出，ECMO 通路与静脉回流是平行的，因此来自 ECMO 通路的氧合血和来自静脉回流的未氧合血的混合血将进入右心。为了理解这种平行回路的意义，请想象一个患有严重 ARDS 的年轻成人，在股静脉和颈内静脉通路的 VV-ECMO 完全支持下的场景（图 1.6）。如果胸部 X 线片显示双侧"白肺"，则表明肺部未提供任何氧合功能。

如果患者的参数如下：心输出量为 4 L/min，ECMO 流量为 4 L/min，混合中心静脉血氧饱和度为 52%，动脉血氧饱和度为 99%；那么，如果其心输出量上升到 7 L/min 或下降到 2.5 L/min，对其血氧饱和度会有什么影响？

除了肺部无氧合贡献外，对于这一分析，其他假设包括：氧 – 血红蛋白解离曲线中 P_{50} 正常，插管位置良好，下腔静脉的抽吸和回流之间再循环最小。为了充分开发这一模型并描述几个关键点，还需要另外两个参数：血红蛋白浓度和患者的总耗氧量（VO_2）。最初，这一假设的患者的血红蛋白浓度为 10 g/dL，在稳定状态下 VO_2 为 250 mL/min，无组织缺氧的征象。因此，有 4 个独立变量：心输出量、ECMO 流速、血红蛋白浓度和目标 VO_2。

虽然提供循环的含氧血液是 ECMO 的目标，但必须强调：避免无氧代谢所需的 VO_2 是一个重要参数，只有当氧输送量与消耗量相匹配时才能实现。如果所需的 VO_2 超过了组织输送量，VO_2 就会受到供应限制，最初会导致较高的氧摄取量，混合静脉血氧饱和度首先下降，随后出现缺氧的临床和生化标志，如意识不清、少尿和乳酸上升，因为无氧代谢随之发生。

图 1.7a 表明，在这些条件下，将心输出量从 4 L/min 增加到 7 L/min 将导致动脉血氧饱和度从 99% 下降到 84%。相比之下，将心输出量降到 3 L/min 不会影响动脉血氧饱和度，但会导致中心混合静脉血氧饱和度从 52% 下降到 25%，因为组织摄取量增加。

产生该模型所需的公式是氧含量和氧输送公式（公式 1.14 和公式 1.15），根据质量守恒原则，确定以下各点的氧含量：ECMO 回流管、静脉回流和肺动脉（图 1.6）。在 VV-ECMO 中，肺动脉不是中心混合静脉血氧饱和度的正确采样点，相反，氧合器前的血管是最接近的。

表 1.1 中描述的混合血流的方法被用来确定肺动脉的氧含量和氧饱和度。在没有肺功能的情况下，这也代表了全身动脉氧输送的情况。建立解决方案的模型需要一个迭代的方法，通过改变组织氧摄取量来确定最高的可实现的 VO_2（如果不能满足要求的 VO_2）——这决定了到达右心的静脉氧流量。表 1.2 显示了图 1.7a 中的示例值。

• 动脉血氧饱和度取决于循环支持血流量占心输出量的比例

为了解释动脉血氧饱和度随心输出量的增加而下降，需认识到所需的 VO_2 并没有改变，发生变化的是总静脉回流量，随着心输出量的增加，静脉回流增加了 75%。ECMO 流量保持在 4 L/min，因此通过大静脉绕过 ECMO 氧合器的"分流"增加，导致右心室中未氧合静脉血的比例从 3% 增加到 43%。分流的计算方法是（心输出量－氧合血流）/心输出量。如果心输出量小于 ECMO 血流，则含氧血流等于心输出量。

总之，类似于混合性血流所产生的动脉血氧饱和度的例子，如果心输出量保持不变，ECMO 流量减少，也可以达到同样的效果（图 1.7b）。在临床实践中，心输出量的增加很可能伴随着 VO_2 的增加，这将导致混合静脉血氧饱和度的下降（图 1.7c）。

• 混合静脉血氧饱和度由耗氧量和心输出量决定

为了理解图 1.7a 中低心输出量时混合静脉血氧饱和度下降的原因，必须考

体外生命支持（ECLS）的生理学 第1章

表 1.2 图 1.7a 中解决方案的模型结果

ECMO 设定流速 (L/min)	含氧血流量（再循环因素）(L/min)	ECMO 输送的全氧合血流量 (mL/min)	心输出量/静脉回流量 (L/min)	静脉回心 O₂ 流量 (mL/min)	CvO₂ (mL/min)	SvO₂ (%)	离开 RV 的静脉血（脱氧）比例 (%)	离开 RV 的总 O₂ 流量 (mL/min)	CaO₂ (mL/L)	SaO₂ (%)	CaO₂-CvO₂ (mL/L)	VO₂ (mL/min)
4.0	1.5	201.0	1.5	0	0	0	0	201.0	134.0	100.0	134.0	201.0
4.0	2.5	335.0	2.5	85.0	34.0	25.0	0	335.0	134.0	100.0	100.0	250.0
4.0	3.9	522.6	4.0	279.6	69.9	52.0	3.0	529.6	132.4	99.0	62.5	250.0
4.0	4.0	536.0	7.0	500.5	71.5	53.0	43.0	750.5	107.2	80.0	35.7	250.0

用 10 g/dL 血红蛋白进行计算；含氧血流量是指进入右心的氧合血的体积。注：出于计算目的，氧合室用 mL/L 表示（非 mL/dL）。

CaO₂: 动脉血氧含量；CvO₂: 中心静脉血氧含量；RV: 右心室；SvO₂: 混合静脉血氧饱和度；VO₂: 耗氧量

23

虑入路导管和回流导管之间的再循环。

虽然有几个因素可以影响再循环，但此处我们描述的模型只包括心输出量。如果心脏停止跳动，将没有静脉回流，再循环可能接近100%（实际上，大血管崩溃将首先发生），即血液将从下腔静脉进入ECMO回路，经右心房返回，之后以逆流方式回到下腔静脉，同时未进行全身氧合。同样，在低心输出量的情况下，也会有心房－腔静脉再循环；但是，血红蛋白在第一次循环时就已经达到了氧饱和，无法承载更多。因此，当ECMO流量超过心输出量时，血氧饱和度是心输出量限制性的。为了在低心输出量时提供身体所需的氧，必须增加氧摄取，而中心混合静脉氧含量和静脉血氧饱和度下降。

在高心输出量和高静脉回流的情况下，再循环将明显降低，因为氧合血将通过右心房被推入右心室。图1.7c显示了在较高的心输出量下，混合静脉血氧饱和度随着VO_2需求的增加而下降。这是由于ECMO静脉回流中氧合比例下降导致动脉血氧含量下降，以及为了达到更高的VO_2要求而增加了外周的摄取共同造成的。

• 携氧能力的影响

图1.7d中的参数除血红蛋白较低外与图1.7c相同。较低的携氧能力意味着在任何心输出量下，氧摄取必须更多，因此会导致静脉血氧饱和度更低。在较低的心输出量下，综合效应使氧摄取无法再增加，且所达到的VO_2不能满足目标要求，故机体会出现组织缺氧的迹象。因此，在低心输出量和氧合处于边界的情况下，通过输血增加血红蛋白可以缓解缺氧，同时考虑增加循环支持。

• VV-ECMO模式

上述分析可以结合起来，从而可显示任何心输出量／血红蛋白浓度下的中心混合静脉和动脉血氧饱和度的信息（图1.8和图1.9）。

动脉血氧饱和度的表面图（图1.8）表明，提高血红蛋白以改善动脉血氧饱和度，仅在较高的心输出量下才会有明显的益处，即便如此也不能完全补偿ECMO回路的分流。

相反，图1.9显示静脉血氧饱和度总是随着携氧能力的增加而提高。左侧的静脉血氧饱和度表面图进一步强调了氧输送取决于心输出量，当心输出量低于ECMO流量时，氧输送量就会下降。

• 对再循环的进一步考量

在上述分析中，再循环主要是从心输出量方面考虑的，当心输出量大于ECMO流量时，再循环可以假定忽略不计。然而，VV-ECMO中的再循环是由于

体外生命支持（ECLS）的生理学 **第1章**

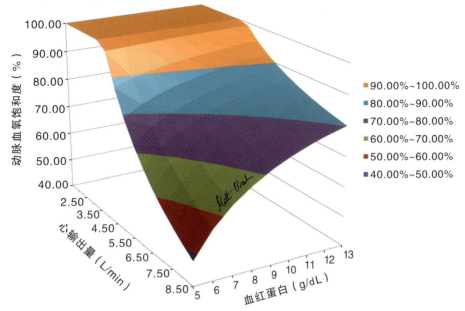

图 1.8 接受 VV-ECMO 患者的动脉血氧饱和度与血红蛋白（Hb）和心输出量的关系。耗氧量（VO_2）保持不变[25]

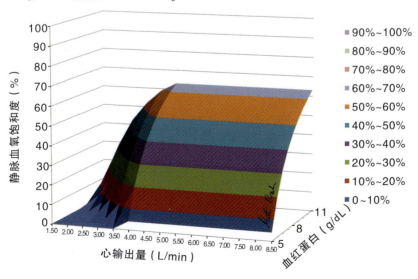

图 1.9 接受 VV-ECMO 患者的静脉血氧饱和度与血红蛋白（Hb）和心输出量的关系。耗氧量（VO_2）保持不变[25]

其他原因发生的,而且在某种程度上几乎总是存在。技术因素包括一些可纠正的问题,如导管之间的距离太近或定位不理想(如颈部插管置入肝静脉而非上腔静脉)。然而,其他因素——如回流血流冲向房间隔而非三尖瓣——则更难纠正,这将导致大静脉在部分心动周期中出现一些逆向流动。

一般而言,三尖瓣在心室收缩期的大部分时间都会关闭,在三尖瓣关闭期间,连续的 ECMO 血流只能通过右心房和腔静脉再循环(图 1.10)。

混合静脉血氧饱和度的重要性

通过指氧仪可实时无创测量动脉血氧饱和度,在临床上十分便捷实用。经皮脉氧仪所测量的是搏动性血流(通常是动脉血管而非毛细血管)中透射光的光密度差异。在某些情况下,如心输出量低、外周灌注差或采用 VA-ECMO 时,外周循环可能缺乏可检测的搏动,这些监测仪可能难以提供准确的读数。在这些情况下,血气监测(通常提供基于分压、温度、pH 和 CO_2 浓度计算出的饱和度)是必不可少的。

在 ECLS 中,主要关注的是在可使用的支持系统的限度内优化氧输送。公式 1.16 和公式 1.17 描述了氧含量和氧输送。从这些公式和图 1.8 可以看出,增加血红蛋白浓度可以适应较低的动脉血氧饱和度,同时,通过增加氧含量和氧输送可增加混合静脉血氧饱和度。当其他限制因素(如 ECMO 流速或再循环问题)不能提高血氧饱和度时,这一点很重要。

·静脉血氧饱和度

肺动脉混合静脉血氧饱和度(或在 VV-ECMO 中氧合器前的血氧饱和度)

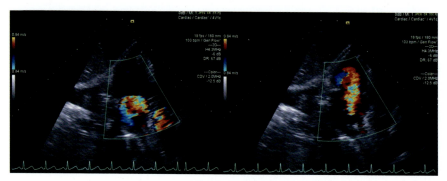

图 1.10 三尖瓣关闭导致的再循环。左图显示了三尖瓣关闭后,心室收缩开始时心房的再循环情况(右心室在顶部,心房内有冲击三尖瓣的彩色血流)。右图显示了上腔静脉中的回流插管(双腔置管),血液流经三尖瓣进入右心室(图片为 M.Brain 提供,经墨尔本 Alfred 医院 Alfred 重症监护室许可)

是衡量氧摄取的一个重要指标。通过利用从这些部位采样的血气分析，可以计算出中心静脉氧含量（CvO_2），同样使用公式1.14。CvO_2 经典性地描述了氧供依赖性和非依赖性氧摄取的情况，当解读混合静脉血氧饱和度以便采用心输出量近似值来计算含量差时，CvO_2 是很有价值的信息。

在解读混合静脉血氧饱和度时要记住一个关键点：它并不代表最低的外周血氧饱和度。在某些情况下器官的不同部分会有不同的代谢活动，因此氧摄取也不同。那些具有高摄取率的器官仍然可能成为氧供有限的器官，因此，即使机体总的氧输送量超过了氧耗量，也会出现缺氧。实际上重要的是相关器官中离动脉血管最远的毛细血管床的氧分压，因为这决定了从血液到细胞的最低局部氧梯度。因此，缺氧的临床标志——如神经系统状态和肾功能，以及乳酸的趋势——变得与混合 CvO_2 一样重要。在缺乏测量毛细血管氧张力或器官摄氧量的实用方法的情况下，目标应该是使静脉氧含量支持一些器官更高的氧摄取，这可以通过提供更多的 O_2、增加心输出量或增加血红蛋白来实现。

二氧化碳生理学

一个成年人在 RQ 为 0.83 的情况下消耗 300 mL/min 的 O_2，将通过无氧代谢产生 250 mL/min 或 360 L/d 的 CO_2，并必须从体内排出。CO_2 的特性使其清除比 O_2 摄取更易实现。

二氧化碳在生理溶液中的运输

CO_2 在血浆中的溶解度由亨利定律（公式 1.4b）描述。在 37℃时，S_C 为 0.030 8 mmol/(L·mmHg)[15]。在 PCO_2 为 40 mmHg 时，这相当于 1.232 mmol/L 或 2.7 mL/dL 的溶解 CO_2。在 40℃时，溶解度下降到 0.028 8 mmol/(L·mmHg)。

与 O_2 一样，只有一小部分 CO_2 是以溶解气体的形式运输的，其余的通过与水的反应与气相保持化学平衡。血液中 CO_2 的总含量接近 500 mL/L。在血液中，这些反应主要发生在红细胞中，那里有丰富的碳酸酐酶（CA）[28]；碳酸酐酶也分布在其他许多组织及肺和肾的毛细血管中[15]。

· 二氧化碳在液体中的反应

以下反应描述了溶解 CO_2 的水合作用，箭头表示大多数反应物处于平衡状态。平衡浓度与实现平衡的速度无关。虽然不是水合反应，但溶解的 CO_2 与血红蛋白上的氨基酸的可逆反应也作为 CO_2 储存的一部分在此列出。

$$CO_2（气相）+H_2O \rightleftharpoons CO_2（溶解）+H_2O \quad \text{a. 溶解于水}$$

$$CO_2（溶解）+H_2O \underset{CA}{\overset{CA}{\rightleftharpoons}} H_2CO_3 \quad \text{b. 碳酸形成}$$

$$CO_2（溶解）+OH^- \underset{CA}{\overset{CA}{\rightleftharpoons}} HCO_3^- \quad \text{c. 与氢氧根离子反应}$$

$$H_2CO_3 \rightleftharpoons H^+ + HCO_3^- \quad \text{d. 分解成碳酸氢盐}$$

$$CO_2（溶解）+R-NH_2 \rightleftharpoons R-NH-COO^- + H^+ \quad \text{e. 形成氨基甲酸基团}$$

(1.16)

碳酸解离成碳酸氢盐的平衡常数非常小（6×10^{-11} mol/L），以至于血浆中的碳酸浓度几乎无法检测到。血液中不存在气相，因此所有可用的CO_2都被溶解了（血液的PCO_2是如果存在气相时的假设值），因此，体内溶解的CO_2的水合作用（公式1.16 b~d）可以概括为一个单一公式，平衡常数合并为（K'）[13]：

$$CO_2（溶解）+H_2O \rightleftharpoons H^+ + HCO_3^- \quad \text{a. 总方程}$$

$$[CO_2] \times \frac{K'}{[H^+]} = [HCO_3^-] \quad \text{b. 平衡反应}$$

$$pH = pK' + \log \frac{[HCO_3^-]}{[CO_2]} \quad \text{c. 对数形式}$$

$$[CO_2] = 0.030\,8 \times PCO_2 \text{（37℃时）（亨利定律）}$$

(1.17)

K'描述了公式1.16中多个平衡的复合，并通过实验得出。值得注意的是，$[H_2O]$不包括在公式1.17b中①，因为它被纳入了K'。这是允许的，因为水的浓度在比例上比其他分子大得多，在化学反应中对H_2O的任何消耗对其总浓度的影响均可忽略不计。

尽管比亨德森-哈塞尔巴尔赫（Henderson-Hasselbalch）公式的对数形式引用更少，但公式1.17b对于理解体液中的CO_2更为有用。对于37℃时$[H^+]$为3.98×10^{-8} mol/L（pH为7.4）的血浆，表观K'为8.13×10^{-7} mol/（L·mmHg）（$pK' = 6.09$），因此$K'/[H^+]$约为20，即碳酸氢盐浓度为溶解CO_2浓度的20倍。

在生理范围内，$K'/[H^+]$随温度和电解质平衡而变化。然而，它总是 > 1；因此，间质液、血浆和红细胞水中所含的CO_2总量主要以碳酸氢盐离子的形式储存（图1.12）。

---

① 在该公式中，偶尔会使用αPCO_2一词来描述CO_2和碳酸的总浓度，但后者的浓度比前者小几个数量级。因此，$[CO_2]$可以从亨利定律中准确计算出来，而无须改变溶解度常数（公式1.4b）。

· 氢离子浓度的影响

作为脂溶性的 CO_2 可以被认为能通过所有的膜进行扩散，产生 CO_2 的局部是浓度较高的区域，而气体交换区域的浓度最低。这与 HCO_3^- 相反，HCO_3^- 不能轻易穿过膜，除非被交换成另一种阴离子（图 1.11）。

在亨德森－哈塞尔巴尔赫公式（公式 1.17a）的分子中，CO_2 是唯一的独立变量，其在体内的数量取决于产生和排出体内的平衡[13]。H^+ 和 HCO_3^- 在任何腔室的数量不仅取决于 CO_2 与水的反应，还取决于其他强、弱电解质的浓度，最终的平衡由维持电中性和水的电离常数的需要决定[13,34]。对这种复

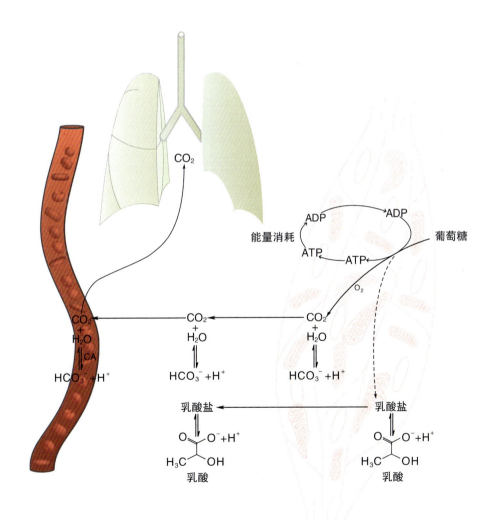

图1.11 溶解的 CO_2 在所有的组织平面上扩散，并在每个腔室中解离成 HCO_3^-，CO_2 和 HCO_3^- 的比例取决于 $[H^+]$。CA：碳酸酐酶

杂的相互作用最简单的总结是，碳酸氢盐在以下电中性公式中充当一个电"间隔"。

$$[Na^+]+[K^+]+2\times[Ca^{2+}]+2\times[Mg^{2+}]+[z^+]$$
$$=[Cl^-]+[HCO_3^-]+1.8\times[PO_4^{2-}]+0.28\times[白蛋白^-]+[乳酸盐^-]+[x^-]$$
$$\Updownarrow$$
$$CO_2 \tag{1.18}$$

发生这种情况的原因是机体内存在大量溶解的 CO_2，而且它与水的反应是随时可逆转的。相比之下，公式 1.18②中的其他带电物质的浓度都受到稳态平衡过程的严格调节，不允许快速变化（图1.11）。因此，如果乳酸生成增加，直接的影响是 $[HCO_3^-]$ 转变为 CO_2，以维持电中性。每分通气量的二次增加有利于清除升高的 CO_2，随着时间推移，肾脏的氯化物损失增加以恢复平衡。这些机制有助于理解低白蛋白血症的碱化作用，以及危重患者常遇到的相对高氯血症导致的稀释性酸中毒。读者可参考其他资料以获得更详细的讨论[13,34]。

· 碳酸酐酶

碳酸酐酶存在于许多组织中，包括红细胞和肺部毛细血管，但血浆中不存在[15]。因此，在红细胞内上述大多数反应以较快的速度发生，一种膜结合的 Cl^-/HCO_3^- 交换蛋白使碳酸氢盐通过血浆水扩散。

碳酸酐酶催化 CO_2 与水的反应，达到平衡的半衰期约为 15 $s^{[13,35]}$。抑制碳酸酐酶并不影响亨德森-哈塞尔巴尔赫公式的最终平衡浓度；但它会影响溶解的 CO_2 扩散到周围区间之前，体液腔室发生的动态平衡（图1.9）。如果完全阻断碳酸酐酶，则组织的 CO_2 分压会明显升高[15]。

· 动静脉二氧化碳分压差和氨基甲酸转运

图1.12 显示全血中 CO_2 的总含量在分压增加时的情况。向血样中加入强酸后测量产生的 CO_2 体积，可以得到 CO_2 总量（经常被混淆地称为总碳酸氢盐），这使得公式 1.17a 完全向左移动[36]。相比之下，动脉血气样本中报告的碳酸氢盐是通过 pH 测量值和公式 1.17c 得出的 PCO_2 计算出来的，通常比总 CO_2 低 2~4 mmol/L。这一差异是由于 CO_2 在氨基酸上的运载，特别是氨基甲酸血红蛋白的形成（公式 1.16e）。

---

②由于是电中性，单位是可用电荷(mEq/L)，因此二价离子的浓度要乘以2，以考虑其电荷密度。无机磷酸盐的乘数为1.8，白蛋白的乘数为0.28，这是近似值，因为这些弱酸的电荷密度随pH值的变化而略有不同。[z^+] 和 [x^-] 是指其他未测量的外源或内源阳离子和阴离子。

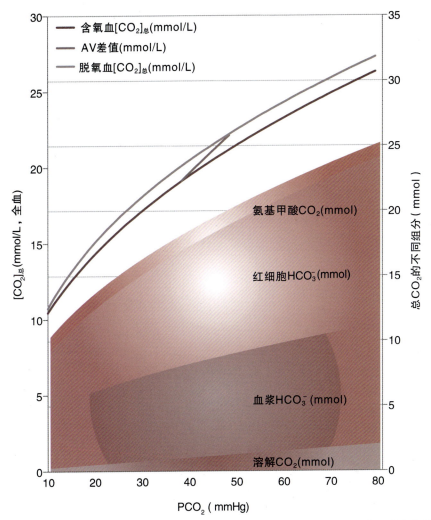

图 1.12 全血在 37℃和血细胞比容为 45% 时的 CO_2 解离曲线。上边的线代表脱氧和含氧全血中总 CO_2 的解离,单位为 mmol/L;动静脉(AV)差值线表明,随着血氧饱和度的下降,氨基甲酸的携 CO_2 量增加。将 mmol/L 转换为 mL/dL 时,要乘以 2.226。下方阴影区域显示红细胞水(PCO_2 40 mmHg 时每升血液含 325 mL)和血浆水(PCO_2 40 mmHg 时每升血液含 509 mL)中的 CO_2 量(mmol)。1 L 全血的总含水量为 836 mL。氨基甲酸 CO_2 代表完全脱氧的血红蛋白所能携带的最大 CO_2 量。在任何 PCO_2 下,阴影区的 CO_2 量(mmol)除以全血水(836 mL)的总和,即为 CO_2 的浓度[29,33]

通过图 1.12 中血细胞比容为 45% 时的动静脉 PCO_2 之差可以看出:随着组织代谢消耗 O_2,PCO_2 从 40 mmHg 增加到 47 mmHg。在这个例子中,CO_2 总量也相应地从 19.6 mmol/L(43.5 mL/dL)升至 22.4 mmol/L(49.8 mL/dL),差异是由于组织 CO_2 的产生,与 RQ 成比例[29]。在这一过程中,由于氧解离增加了

血红蛋白对 CO_2 的亲和力,因此氨基甲酸携带的 CO_2 比例增加(血红蛋白在脱氧时更具有碱性,使公式 1.17b 向碳酸氢盐移动[15])。应该强调的是,全血的碳酸氢盐由细胞内和细胞外的水转运[30]。

二氧化碳分压的决定因素

CO_2 是一个典型的清除问题。在稳定的 VO_2 和固定的 RQ 下,将产生恒定数量的 CO_2。如果血浆分压也是稳定的,那么清除的量必须等于产生的量,且是恒定的。

想象两个具有相同膜特性的氧合器,但表面积不同,第二个膜的面积是第一个膜的一半。新鲜气体和 ECMO 流量、CO_2 的产生和消除都是恒定的,每个系统的膜流量为 250 mL/min。因此从公式 1.11 来看,两种膜的扩散运输阻力($R_{总}$)是相同的:

$$J \times R_{总} = 面积 \times [PCO_{2(血浆)} - PCO_{2(气相)}] \quad (R_{总} = \frac{\Delta l}{-k_{O_2}})$$

$$= 面积_1 \times \Delta P_1 \qquad 氧合器 1$$

$$= \left(\frac{面积_2}{x}\right) \times (x \times \Delta P_2) \quad 氧合器 2 \qquad (1.19)$$

数字表示两个氧合器,x 是膜面积的比例系数。将可用的运输面积减半(使 $x=2$)可使所需的跨膜压力梯度增加 1 倍,以达到相同的 CO_2 流量。

由于 O_2 的溶解度较低,用于氧合的膜面积需要比用于 CO_2 清除的膜面积大得多。其结果必然是标准的氧合器过度去除 CO_2,导致低碳酸血症。将 CO_2 添加到 ECMO 气流中,或减少气流量,使 CO_2 离开膜的对流速度减慢,可以缓解这种情况。

体外二氧化碳去除($ECCO_2R$)

$ECCO_2R$ 是对高碳酸血症型呼吸衰竭的一种支持,通常发生于急性失代偿性肺疾病。现代系统利用一个缩小的 VV-ECMO 回路,使血管通路导管明显变小。虽然实现了 CO_2 的清除,但有限的膜面积和较低的血流量大大降低了这些系统的氧合效果。

- $ECCO_2R$ 的血流要求

$ECCO_2R$ 时的血流量要求可以较低:一是由于 CO_2 的溶解度较高;二是与血红蛋白氧饱和度的"S"形曲线相比,CO_2 在生理范围内的解离曲线更偏直线（图 1.13）。血红蛋白为 10g/dL 并达到完全氧饱和时，最大携氧量约为 13 mL/dL。如果回流静脉血的氧饱和度为 70%，其含氧量为 9.3 mL/dL（公式 1.14 和图 1.5），每升血中只能添加 37 mL 的 O_2。因此，一个成年人在混合静脉血氧饱和度为 70% 的情况下，以 300 mL/min 的速度耗氧，则需要 ECMO 流量和心输出量超过 7 L/min。

与 O_2 的可饱和摄取相反，在充分接触气体交换膜和持续供应新鲜气体以维持跨膜梯度的情况下，静脉血中几乎所有的 CO_2 都可以被清除。根据 CO_2 的解离曲线（图 1.12），混合静脉 PCO_2 为 60 mmHg，相当于 52 mL/dL。因此，在

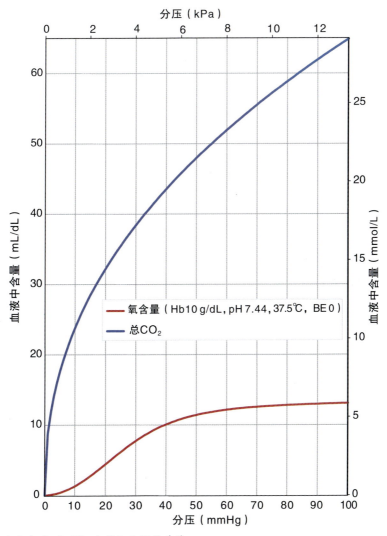

图 1.13　血液中 O_2 和 CO_2 含量与分压的关系

这一 PCO_2 下的 500 mL 血液中，250 mL 的 CO_2 可以被一个有效的气体交换系统清除，允许体外循环以 500 mL/min 的速度运行，以清除成年患者较小的 CO_2 负荷。

· $ECCO_2R$ 小的血管导管再循环

上述示例假设没有再循环，但对于 $ECCO_2R$ 时使用小型集合式血管通路设备而言，发生再循环的风险会增加。已经完全清除 CO_2 的血液的大量再循环将限制总体的清除效率，增加血液流速可能不会影响膜对含有 CO_2 血液的接触。为了最大限度地减少再循环现象，需优化血管导管的位置，应放置在导管尖端有足够血流通过的血管内。

· $ECCO_2R$ 中的氧合：与肺氧合的整合

尽管血红蛋白的氧饱和有限，但通过 $ECCO_2R$，可能会改善全身氧合，可以用 3 种机制来对此进行解释[37]。
1. 如氧运输一节所述，仍有一些 O_2 通过膜进入静脉血进行氧合。
2. 通过调整机械通气策略，使 O_2 交换最大化，而不需要关注 CO_2 的清除。
3. 改善肺部 O_2 交换的分压梯度。

· $ECCO_2R$ 的机械通气策略

各种类型呼吸衰竭的特点是肺通气和灌注严重不匹配，重度呼吸衰竭患者如 ARDS 或严重肺炎，会出现真正的病理分流。通常，这些异常情况下的氧合可以通过增加肺气体交换表面积和最大限度地提高肺通气区的血流比例来改善。

采用相对较高的呼气末正压（PEEP）可以复张肺容积（即增加肺表面积），特别是在接受更多血流的重力依赖性肺区[15]。为了避免病理性顺应性低的区域发生气压伤，必须减少潮气量（6 mL/kg），以获得安全的吸气平台压（< 30 cmH_2O）。与高潮气量通气相比，低潮气量肺保护策略可以改善氧合，降低死亡率[37-38]。

高 PEEP 和低氧所致肺血管收缩引起的肺动脉高压会给右心室带来巨大负担，右心室往往因缺氧和酸中毒（高碳酸血症导致）发生收缩功能受损。右心室发生扩张，并通过室间隔左移压迫左心室减少左心室充盈，右心输出量下降（图 1.14）。这种心输出量的总体减少会降低全身的氧输送（公式 1.15）。可使用吸入性肺血管扩张剂来改善肺血流与通气区的匹配，并可降低右心负荷。

越来越多的研究表明，相对于仰卧位，在严重肺损伤患者中采用俯卧位可通过改善通气-灌注比和重力依赖区肺复张，降低死亡率[39-40]，并有利于分泌

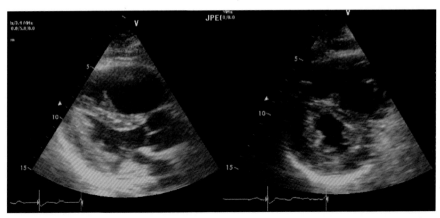

图 1.14 缺氧时急性右心室（RV）扩大并继发左心室（LV）充盈障碍。在长轴视图中可看到基底部室间隔突向左心室，在短轴视图中可看到扁平的室间隔和扩大的右心室（图片为 M.Brain 提供，经墨尔本 Alfred 医院 Alfred 重症监护室许可）

物的清除[41]。但完全依赖机械通气的患者采用俯卧位需要更多医护人员精细的护理，以最大限度减少压力相关的损伤，并避免导管脱落、错位等[42]。关于 $ECCO_2R$ 采用俯卧位是否有额外获益正在研究中[43]。

• 被动氧合与低潮气量策略

当新鲜气体进入肺泡，机体持续的氧消耗就会在含氧肺泡和肺部毛细血管中的静脉血之间保持一个压力梯度，使扩散发生，产生气体交换。这种 O_2 从肺泡中的被动移除可使接下来的新鲜气体以对流形式进入肺泡，但没有实际通气，此即所谓的被动氧合。然而，没有通气会导致肺 CO_2 清除率低。在通气的肺泡中保持 O_2 与呼出的 CO_2 的充分混合可以维持这一过程，如果有足够的肺泡膜表面积，低潮气量也可以实现。虽然这种高 PEEP、低潮气量的通气策略可改善氧合，但会导致明显的高碳酸血症，因为肺泡内 CO_2 通过对流进行清除明显减少。

阻塞性小气道疾病可导致一个问题（但往往是多个问题同时存在），需要延长呼气时间以避免过度的肺充气和气压伤，这种策略进一步减少肺泡的每分通气量和 CO_2 的清除。

在这两种情况下，可以采用"允许性"高碳酸血症策略（已被充分证实）；但在一些患者中会出现 PCO_2 非常高的情况，以至出现严重的酸中毒。在这些情况下，采用 $ECCO_2R$ 可以提高 CO_2 的清除率，并可能缓解高碳酸血症性酸中毒。在其他情况下（如颅脑创伤），研究显示维持正常的 PCO_2 水平是最理想的，但如果没有实施 $ECCO_2R$ 的条件，在合并肺损伤的情况下可能无法实现。

· **ECCO$_2$R 和肺泡氧浓度**

采用高 PEEP、低潮气量的通气策略，可以通过最大限度地提高灌注肺泡和肺部毛细血管之间的氧分压梯度，来驱动扩散通量进一步增加氧合。如前所述，容器中的每种气体都对总分压有贡献，在肺泡中总气体分压通常是水蒸气饱和时的大气压（P$_I$O$_2$；公式 1.6）。灌注肺泡中的 PCO$_2$ 将接近混合静脉分压，肺泡气体公式描述了由此产生的肺泡氧分压（P$_A$O$_2$）。

肺泡气体公式及其变化。P$_A$ 表示肺泡分压，Pa 表示动脉分压。公式 1.20a 和 b 需要了解 RQ，并假设肺泡中的其他可溶性气体（主要是氮气）已经在肺泡和血浆之间达到平衡。在有呼气末 CO$_2$ 监测的重症监护环境中，公式 1.20 c 是对肺泡气体最精确的表达，且不对 RQ 进行假设[15]。

$$P_AO_2 = P_IO_2 - \frac{PaCO_2}{RQ} + \left(PaCO_2 \times FiO_2 \times \frac{1-RQ}{RQ}\right) \quad a.$$

$$P_AO_2 \approx P_IO_2 - \frac{PaCO_2}{RQ} \quad b.$$

$$P_AO_2 = P_IO_2 - \left(PaCO_2 \times \frac{P_IO_2 - P_EO_2}{P_EO_2}\right) \quad c. \quad (1.20)$$

从公式 1.20b 可以看出，P$_A$O$_2$ 以及气体交换的压力梯度随着 PaCO$_2$ 的增加而下降。表 1.3 显示了不同 FiO$_2$ 水平下的这一效应。在低 P$_I$O$_2$ 下，用 ECCO$_2$R 去除 CO$_2$ 可明显增加 O$_2$ 从肺泡扩散到血浆的分压梯度。然而，随着 P$_I$O$_2$ 的增加，这种效果迅速降低，甚至可以忽略不计。

综上所述，ECCO$_2$R 对全身氧合的改善很可能是促进通气的结果，也可以采用其他的 CO$_2$ 清除策略来改善肺复张和增加氧合的表面积。

体外循环通路的生物物理学

简单来说，ECMO 的体外循环由一个泵和膜氧合器组成，通过管路串联起来。通过置入血管的引流和回输导管将血液抽出并回流到患者体内（静脉到静脉或静脉到动脉），正是血管连接的不同，决定了支持模式主要是氧合还是（和）循环（图 1.1）。

本节主要探讨 ECMO 体外循环回路中血液始于血泵终于氧合器的血流动力学情况。描述体外循环血流的几个参数也适用于 ECMO 的血流，并需要考虑与患者机体自身循环的相互作用。ECMO 管路采用各种涂层以提高生物相容性，减少体外循环导致的炎症反应和经体外循环时凝血级联反应的激活。

表1.3 增加吸氧浓度（FiO$_2$）时CO$_2$去除对肺泡氧张力的影响

大气压（mmHg）	760	760	760
蒸气压（mmHg）	47	47	47
计算出的吸入氧分压			
P$_I$O$_2$（mmHg）	150	428	570
RQ	0.85	0.85	0.85
肺泡氧张力			
PaCO$_2$（mmHg）	90	90	90
P$_A$O$_2$（mmHg）	47	331	477
ECCO$_2$R时的肺泡氧张力			
PaCO$_2$（mmHg）	40	40	40
P$_A$O$_2$（mmHg）	106	390	536
CO$_2$去除对P$_A$O$_2$的效应变化百分比（%）	125	18	12

PiO$_2$：吸入气氧分压；RQ：呼吸商；PaCO$_2$：动脉二氧化碳分压；P$_A$CO$_2$：肺泡二氧化碳分压

能量守恒和质量守恒原则可以描述血液流经体外循环的情况。在讨论氧合器之前，本文先讨论单纯靠泵来推动循环的设备，如心室辅助装置（图1.1中的LVAD）。

血泵类型

目前有两种类型的泵用于ECLS，容积泵（滚轴泵）和速度泵，后者在临床上的应用越来越普遍。LVAD产生搏动性血流的设备已不再用于成人，故在此不做讨论。

·容积泵

当滚轴转动压缩管道时，滚轴泵驱使管道内的血液向前流动。有2~3个滚轴安装在旋转的圆柱体上，而管道被包裹在圆柱体周围，当一个滚轴停止与管路接触时，下一个滚轴开始向前压缩管路，提供连续的血流驱动力。滚轴后的管路重新扩张产生负压，从患者体内抽取更多的血液。压缩路径的管路直径和长度决定了每个滚轴驱动的容积，而泵的转速（r/min）决定血流量。

滚轴泵相对不受阻力影响，在电机驱动下能够在泵前产生相当大的正压，在泵后产生相当大的负压。在血流受限时，过高的压力可导致红细胞溶血；此外滚轴泵还可以驱动空气进入体内。与离心泵相比，滚轴泵的流量受因压力梯度所形成的搏动性血流的影响较小。

- **速度泵**

速度泵通过叶轮转子的高速旋转来增加流体的动能（速度）。通过对血流的控制，这种泵将动能转化为势能（压力）。

离心泵

这种泵包含一个磁性转子，转子与泵头外的电机驱动器磁耦合。与 80~150 r/min 的滚轴泵相比，离心泵通常以 1500~4000 r/min 的速度运行。转子设计中应用了大量的工程设计，以最大限度减少对血液成分的损伤和转轴上的热产生。旋转血流的离心力在中央泵入口处产生负压，并在垂直于泵的泵出口边缘产生正压。离心泵为非堵闭装置，因此无论是泵堵塞还是进入空气，均可自由旋转。因此，血流负荷和血流的物理性质对血流量有很大影响。

轴流泵

轴流泵为涡轮设计，通常以更高的旋转速度（达 9000 r/min）加速血流。目前轴流泵只在心室辅助装置中应用，与离心泵相比，轴流泵对负荷更加敏感。

泵血流量的监测

离心泵和轴流泵容易受到负荷影响的物理学机制将在血流问题后进行讨论。在 ECMO 轴流泵中，泵速和血流之间的关系与负荷有关，因此需进行管道中血流速度的多普勒监测。在植入式设备（心室辅助装置）中，目前尚缺乏耐用的测量系统来实施长期准确的血流监测，因此流量是通过监测旋转速度的变化来近似计算。准确的血细胞比容测量在估算中很重要。在临床实践中，相比流量的准确测定，可能代表前向输出量（灌注、运动耐力）和心室卸载（肺充血）的临床证据更为重要，而超声心动图可以监测流量并显示心室塌陷。

与血流相关的血液物理性质

下面概述的基础液压原理描述了在刚性管路中均匀、不可压缩流体的流动情况。ECMO 中使用的管路可以被认为是刚性管路；然而由于悬浮细胞的存在以及血液中悬浮蛋白质与管壁的化学相互作用，因此血液只能近似于均匀的流体。

流体的密度和黏度这两个特征与流量相关。作为对单位体积质量的描述，密度（ρ）会特别影响运动流体的动量和加速时的阻力。在 37℃时，血液的密度为 1.06 g/mL，密度略高于水。

• 黏弹性

黏度（η）是衡量流体流动阻力的指标。血浆的黏度大约是水的1.8倍；但全血的黏度要高得多，血细胞比容为40%时，全血的黏度是水的4~5倍。黏度随温度变化，每升高1℃增加约2%。与ECLS更相关的是悬浮红细胞和蛋白质的影响，特别是红细胞——随着血细胞比容的增加，黏度以非线性方式增加。如图1.15所示。

血细胞比容对黏度的影响与离心泵（但不是容积式滚轴泵）对血流的加速密切相关，在以下两种临床情况中需要考虑这一影响。

1. 采用植入式心室辅助装置时。其血流是由转子的转速来估计的，这些设备的软件通常需要实时的血细胞比容数据。

2. 在ECMO患者中解读血细胞比容下降时。这可能会掩盖管路中其他阻力增加的情况，如氧合器内有血凝块，同样，当输血后氧合器的压力梯度增加时，也必须考虑到血细胞比容增加导致的黏度增加（在"氧合器阻力"一节

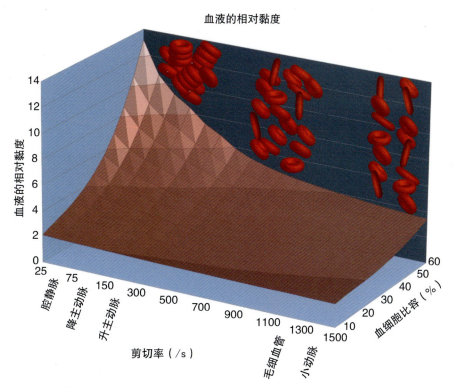

图1.15 与水相比，血液的相对黏度与血细胞比容和剪切率的关系。黏度随着血细胞比容的增加呈指数上升，但随着剪切率的增加而下降，因为红细胞之间的聚集力有所减弱（后面板）。黏度数据由[44]中的公式绘制，血管的剪切率来自[45-46]

中讨论）。

图 1.15 还显示了随着剪切率的增加黏度降低的情况。剪切率是衡量相邻流体流线相互移动的速度（见下文的"层流"）。在低血流速度下，由红细胞和血浆蛋白组成的聚集物会产生黏附力。随着血流速度的加快，由于红细胞间的相互移动，聚集物会变小。在高速血流下，红细胞和血浆发生层状移动，细胞间的黏附力明显下降[45]。血管的大小直接影响到血流的剪切率和流速，小动脉和毛细血管的剪切率最高，大静脉的剪切率最低（图 1.15）[46-47]。红细胞的聚集也发生在小毛细血管中，降低有效血细胞比容有助于降低相对黏度[46,48]。

为了加速血液流动，需克服红细胞聚集和血浆层之间的黏性黏附力，以及红细胞以不同速度移动到周围血浆中产生的拖拽力（阻力）[44]。这些力的组分将以热的形式损失（黏性摩擦）。一些加速力会使红细胞变形，蓄积势能，当红细胞放松回到正常形状时，势能就会释放出来（弹性）。

理想流体在刚性管道中的流动

类似于形成跨膜分子流的浓度梯度，流体流动需要克服管路的阻力，压力驱使血流从高压区的一端到另一端的低压区，阻力与流量成反比：

$$Q = \frac{P_{入口} - P_{出口}}{R} \tag{1.21}$$

能量转移的一种表述：高压区有势能，管道通过加速大量流体向低压区流动，将势能转化为动能。

阻力限制了流体和管道的能量传递速率。但在讨论这些阻力之前，需要注意的是上述公式不能说明管路内的条件，而只描述了两个压力区域之间的质量传递。最重要的是，大多数流体的加速流动，即势能到动能的转换发生在进入管路前，血流进入管路后压力变化很小（图 1.16）。利用彩色血流多普勒技术，可以在血管内 ECMO 管路的血液入口和出口处看到这种流体的汇聚和分散。

图 1.16 还显示了系统的总能量，即势能与动能之和。其被描述为恒定的，尽管实际上由于黏性摩擦的热损失，在整个系统中略有下降。在管道内，速度（对于层流）也是恒定的，且不随一段到另一段而变化，没有截面变化。管道内的流体在流动加速区获得动量。这种动量（动能）提高了接收容器中的压力（势能），直至不再存在进一步的压力梯度，流动停止。

这一系统由伯努利（Bernoulli）公式描述，即流体的内能是其柱高、重力、约束压力及任何动能所产生的势能之和[49]：

体外生命支持（ECLS）的生理学 **第1章**

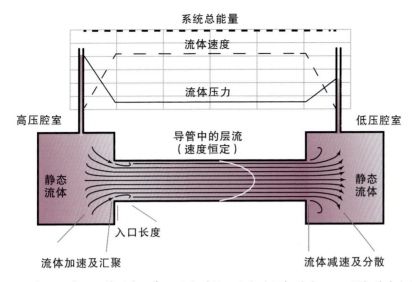

图1.16 理想流体在刚性管道中从高压腔室到低压腔室的伯努利（Bernoulli）层流公式图示。虽然流体的驱动压力梯度在两个腔室之间，但由于转化为动能，流动区域的压力（势能）实际上比任何一个腔室的压力（势能）低。这种较低的压力也存在于流动加速和减速的区域，在那里势能和动能交换；然而，沿着ECMO系统的每个点的总能量（势能+动能）是恒定的

$$\rho g h + \frac{\rho \times V^2}{2} + P = 常数$$

注：ρ=密度，V=速度，g=重力加速度（9.807 m·s²），h=液柱高度

$$\frac{\rho \times V^2}{2} + P = 常数（重力忽略）$$

$$动能 + 势能 = 常数 \quad (1.22)$$

该常数是系统的总能量，简言之，该公式表明在管路的每个点上，能量守恒将决定速度和压力。对于不同截面的管路，流量必须是恒定的；因此，速度会随着直径的减小而增加，从而导致压力下降。然而，总的内能仍然保持不变，因此对于沿着管路的任何两个点，动量和压力之和必须平衡[50]：

$$\frac{\rho \times V_1^2}{2} + P_1 = \frac{\rho \times V_2^2}{2} + P_2$$

$$\Delta P = \frac{1}{2} \rho (V_2^2 - V_1^2) \quad (1.23)$$

图1.16和对黏弹性的考量揭示了为什么伯努利公式只严格适用于刚性导管中不可压缩的牛顿流体[49]——公式1.23中不包括损失于黏性力或储存为弹性势能的能量。尽管如此，能量守恒概念中的势能（压力）到动能（速度）为理解

管路内的血流提供了基础，而公式1.23在临床上被用于多普勒计算。

血流阻力

公式1.21意味着阻力仅仅是改变了压力梯度和血流之间的比率。然而，由于黏性摩擦力，任何对血流的限制都会在其尾迹产生小的湍流旋涡，在血管壁上产生振动和增加剪切速度，这种能量以热和声波的形式被损耗掉。对于阻力固定、直径均匀的血流来说，除流速改变导致的压降外，上述因素也会导致阻力上的势能损失（压降）。

• 层流阻力

层流代表了一种抛物线速度曲线（图1.16），在圆柱体中心血流速度最快，与导管壁接触的血膜几乎是静止的（亦即形成了一层生物膜）。层流对血液组分的损伤最小，能效最高，与压力梯度成正比，与阻力成反比，定义为：

$$R_{层流} = \frac{8 \times l \times \eta}{\pi \times r^4} [\text{mmHg}/(\text{L} \cdot \text{min})] \quad (1.24)$$

注：l=管路长度，η=黏度，r=血管半径

结合公式1.21和公式1.24，将半径（r）转换为直径（d），就可以得到波伊塞尔（Poiseuille）公式：

$$Q = \frac{(P_{入口} - P_{出口}) \times \pi \times d^4}{128 \times l \times \eta} \quad (1.25)$$

黏度（η）的影响如上所述，虽然管路的长度很重要，但它远不及半径对流速的影响。流速与半径的四次方成正比，即管路直径增加20%，流速可以增加1倍。因此为达到所需的流速，选择血管导管的尺寸变得很重要，这可能受到血管直径和导管置入技术的限制。

• 湍　流

与直行管路中的层流相反，在管路狭窄处、泵转子处和氧合器的复杂几何形状周围会出现湍流。在湍流中，更多的动能用于随机运动、涡流和流体流线、悬浮细胞与管壁之间的摩擦。与公式1.25相比，随着血流的增加，跨导管湍流的压力梯度呈指数级增加[15]。

与层流不同，在靠近管壁或膜的地方不太可能形成稳定的血液层流。这在氧合器中是一个优势，因为它能更有效地冲刷管路内壁，维持浓度梯度。但这些益处会被对血液组分的损害和与异物表面接触增加而激活的炎症反应所抵消。

· 雷诺数（Reynolds Number）

在确定导管中的流速特征和平均流速时，最重要的参数是流体动量与黏性力的比值，称为雷诺数[50]。其中，对于直径为 d 的导管和平均速度为 $\bar{v}$ 的流体来说：

$$Re = \frac{\rho \times d \times \bar{v}}{\eta} \quad (1.26)$$

当 Re 值 < 100 时，纯层流很明显；Re 值在 100~1000 时会出现层流，但在静止的导管上会出现越来越宽的边界层；Re 值 > 1000 会过渡到湍流和涡流；Re 值 > 10 000 时是纯湍流[50]。Re 值与速度的关联对于确定体外循环的最大流量至关重要，下面将进行讨论。在建立层流之前，血液必须流动的距离也与 Re 值有关，这一距离被称为入口长度：$Re \times 0.03 \times d$（图 1.16）。

雷诺数也可以计算出颗粒在黏性流体中遇到的局部阻力。对于悬浮在血浆中的红细胞，通过细胞直径（$d_{红细胞}$）和系数 ϕ 将细胞变形 $Re_{血浆}$ 定义为[44]：

$$Re_{血浆} = \frac{\rho_{血浆} \times d_{红细胞} \times (\bar{v}_{血浆} - \bar{v}_{红细胞}) \times \phi}{\eta_{血浆}} \quad (1.27)$$

$Re_{血浆}$ 表明了移动的红细胞周围的局部湍流，其参与构成了血液的总体黏性摩擦。局部湍流也形成了红细胞膜上的剪切应力和变形，会导致在转子叶片和流动限制等区域发生溶血。

优化血液流动促进气体转移

膜氧合器具有复杂的中空纤维网络，旨在最大限度地增加氧合的膜表面积，也大大增加了血流的横截面积（图 1.17）。根据能量和质量守恒，通过体外循环管路任何两点的流量（Q，mL/s）必须是恒定的，流量表述为流速（V，cm/s）和横截面积（CSA，cm²）的乘积。

$$Q_1 = Q_2$$
$$CSA_1 \times V_1 = CSA_2 \times V_2 \quad (1.28)$$

导管的横截面积为 πr^2，在直径为 1cm 的管道中，ECMO 的流量为 5 L/min，产生的速度为 1.06 m/s。氧合器的横截面积不断在变化，但可以通过将氧合器的预充量除以氧合器的宽度（cm）得到近似值，得出每厘米的体积。而后可以除以 1 cm 的导管体积，得出横截面积的比率。如果得出的数值为 80，意味着氧合器内血液的轴向速度约为 1.3 cm/s，或仅为导管内流速的 1/100 左右，从而使气体交换的时间大大增加。

成人ECMO Extracorporeal Membrane Oxygenation for Adults

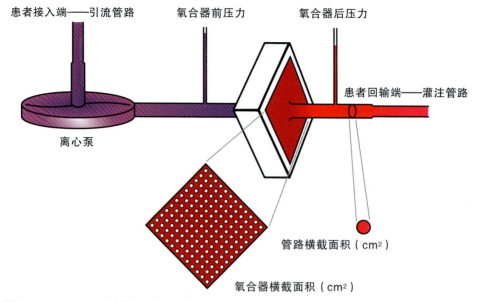

图1.17 ECMO回路的简化示意图，包括一个离心泵、一个膜氧合器和患者通道插管之间的导管。由离心泵组成的系统（相对于滚轴泵）通常是无阀的，如果泵关闭，血液可以向任何方向流动。氧合器的跨膜压降以血流的柱高差来表示。导管和氧合器（红色区域）的横截面积如图所示

氧合器的特点是其膜的表面积大，但并不能保证血流均匀地分布于这一表面积，特别是对于中空纤维氧合器。血液在中空纤维的接触面上扩散，随着时间的推移，中空纤维内的凝血会使能进行气体交换的中空纤维数量逐渐减少。

氧合器阻力

氧合器的设计旨在最大限度地增加气体交换的膜表面积，同时尽可能降低血流阻力和减少预充量。氧合器的中空纤维/膜相当于体外毛细血管系统，大大阻碍了血液的流动。在成人 ECMO 中，血流速度为 3~6 L/min。氧合器内的血流阻力取决于膜肺设计、血流速度和血栓的形成。

对于完全依赖 ECLS 进行氧合或循环支持的患者来说，血流或气体交换的失败将威胁到生命安全，管路凝血的早期预警非常重要。通常的做法是通过在膜前后设置压力传感器来持续监测氧合器的入口和出口压力（图1.17）。对血泵产生的流量进行超声监测，如果保持恒定，公式 1.21 可以简化为：膜前后的压降与阻力成正比。在流量不变的情况下，压力梯度的上升意味着血流阻力的增加，通常是由于氧合器中纤维蛋白的沉积或血细胞比容的改变。

ECMO 通路的能量守恒

图 1.18 描述了在稳定状态下运行的体外循环总能量的转换情况。如图 1.16 所示，血液的总能量由势能（压力）和动能（速度）组成，这里所描述的是系统因黏性摩擦（最明显的是在氧合器上）而损失的能量和泵增加的能量。由于体外循环利用的是血液，因此现在必须用一个稳定的关于能量转移的完整描述来代替伯努利公式，其中 h 表示系统增加或损失的能量[49-50]。

$$\rho g h_1 + \frac{\rho \times \bar{v}_1^2}{2} + P_1 + h_{泵} + h_{红细胞} = \rho g h_2 + \frac{\rho \times \bar{v}_2^2}{2} + P_2 + h_{摩擦} + h_{红细胞} \quad (1.29)$$

流入口血液的流体内能包括血流柱高、流入口速度和流入压力以及储存在红细胞中的弹性能量。能量由泵来增加（$h_{泵}$），为了形成正向流动，泵产生的能量和管路入口的内能之和必须大于黏性摩擦损失的能量和接收容器的内能（流体压力和动量）之和。此时重力和液柱高度很重要，因为悬浮的红细胞有质量，会沉到固定容器的底部。应该注意的是，"损失"的能量是以热的形式存在的[50]。

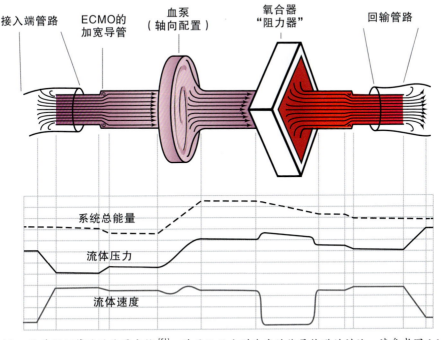

图 1.18 体外循环管路的能量交换[51]。关于从压力到速度的能量传递的讨论，请参考图 1.16。流体的总内能被描述为在受限点黏性摩擦产生的热量的连续损失。因此，总能量在泵以外的所有点都会下降，最显著的是在氧合器的低流量区域。层流线之间的狭窄间距代表了低压下的高流速

ECMO 启动后，轴流泵的高速叶片旋转会增加血流柱动能，这种动能逐渐加速血流柱，直至达到一个雷诺数，即湍流量足以使黏性摩擦的能量损失与公式 1.29 的左右两边相平衡，从而产生恒定的速度。这并不意味着整个系统都存在湍流，而小范围湍流的能量损失之和将对抗转子所用的能量。

由于泵前后的导管横截面积相等，且所有的血液都必须经过泵，所以泵前和泵后的速度是恒定的（质量守恒）。相反，所用的动能转化为对泵室、对泵后导管壁和对下游任何阻力（氧合器）或压力负荷的压力（图 1.18）。

泵运行所需的功率（瓦特）与施加在血液上的所需力（扭矩）和转速（r/min）有关。

$$功率 = 扭矩 \times 2\pi \times \frac{转速}{60} \qquad (1.30)$$

扭矩表示力乘以角距，其国际单位为牛·米（N·m）。在公式 1.30 中应该注意，扭矩是移动转子所需的力，以推动血流柱和克服转子叶片的黏性摩擦。

· 血流路径受阻

上述离心泵的总系统能量取决于血流，理解这一点很重要。如果血流受阻，离心泵所传递的能量反而会显著下降。远端血流停滞时，泵仍将保持一定的压力来对抗阻滞，但如果没有前向血流，公式 1.29 中的速度在泵的入口处将为零，除了转子叶片本身的黏性摩擦外，在管路其他任何地方都没有做功以维持流速，也就是说，离心泵转子和转子周围的血液将继续运动，但管路中其他地方的血液将是静止的。

现在唯一运动的血液在转子周围做圆周运动，转子速度会加快，直至它们周围存在足够的局部湍流，达到一个雷诺数，此时黏性摩擦阻力再次与所用的能量相对抗，从而产生一个新的更高的稳态转子速度。换言之，根据公式 1.30，如果在血流阻滞事件发生前对转子施加相同的功率，即便没有发生前向流动，转速也会增加。相反，如果转子被设定为保持持续的转速，那么功率消耗必然下降。

管路受阻后，增加离心泵转速的效果与增加滚轴泵转速的效果相反。如果在血流受阻情况下继续增加滚轴泵的转速，将持续增加远端管路中的压力，直至发生机械故障，也就是说，滚轴泵对血流的做功随着转速的增加而增加。

· ECMO 血流反流

从公式 1.29 可以看出，ECMO 离心泵出口处的反向血流具有较高的血流速度或压力，而离心泵的能量必须高于这种反向的压力，只有克服这种影响才能产生前向血流。在搏动性循环中就涉及这一点，因为回流血管中的一过性峰压可能会超过泵所提供的能量，不仅导致血流减速，偶尔还会出现血流逆转。在这种情况下，离心泵的驱动压力将克服回流管路血流的黏性阻力，而转子提供的能量会再度因极端湍流在叶片上产生黏性摩擦（公式 1.26 和公式 1.27）。

- **空化现象**

湍流导致压力和速度的快速变化，出现随机的负向波动，其总和为血流的总动能[50]。波动的振幅随着血流的总动能而增加。不仅高的局部流速可能因剪切应力而诱发红细胞溶血，还可能出现第二种导致溶血的机制，即空化现象。

如果在湍流区域产生的负压波动峰值过低，低于血液中溶解气体的气化压力（通常在离心泵转子叶片的尖端），那么就会形成气泡，然后随着波动压力的再次增加而迅速塌陷。空化现象是指血液中这些小气泡的内爆，当每个气泡塌陷时，随着空腔壁的塌陷而发生冲击波，可能产生足够的力量使细胞膜破裂。

湍流中的正压和负压波动发生在流动区域的平均压力周围，而气化压力是流体在特定温度下的绝对属性，可以受到静水压的影响。因此，如果血液管路入口处存在低压，空化现象就会更加突出，可以通过维持中心静脉压力、保持泵头低于管路入口管的水平和防治泵速过高来避免。

离心泵与体循环的相互作用

了解和认识机体自身循环与 ECMO 管路离心泵所提供的持续血流之间的相互作用，对 ECMO 持续平稳的运行非常重要。在 VA-ECMO 中，患者自身的心脏搏动性血流仍然存在，设备与机体的相互作用非常复杂；而对于 VV-ECMO，需考虑 3 个问题：充足的心输出量、右心室功能和与肺循环血流动力学的相互作用，以及 ECMO 静脉导管的通畅性（上文）。

充足的心输出量

在 VV-ECMO 中，流向外周器官的氧合血量取决于心输出量。如果心输出量不足，而现有的干预措施又不能增加心输出量，采用 VA-ECMO 可能是合适的方法。需要考虑 ARDS 中常用的机械通气策略对机体循环的影响，因为 VV-ECMO 的实施通常会改善血流动力学，正如下文所考虑的右心室的情况。

如前文所述，ECMO 中极高的心输出量会降低动脉血氧饱和度，从而需要额外使用管径更大的导管。

右心室功能和肺循环血流动力学

在需要 VV-ECMO 支持的患者中，右心室功能障碍很常见。肺部疾病可能增加肺血管阻力并诱发肺动脉高压。此外，可能发生原发性肺血管收缩功能障碍，特别是与 ARDS 和下呼吸道感染、$PaO_2/FiO_2 < 150$ mmHg、高碳酸血症和过度正压通气（平台压减去总呼气末正压 > 18 cm H_2O）有关[52]。

与体循环相似，肺血管阻力被定义为肺动脉压和左心房压之差除以右心室心输出量。通过降低呼吸机压力和使用肺血管扩张剂，如吸入性一氧化氮或前列腺素，常可降低肺血管阻力。右心室功能也可以通过纠正缺氧和酸中毒来改善，但有时在置入 LVAD 后，根据缺氧程度，有必要用 RVAD 或 VPA-ECMO 暂时支持右心（图 1.1）。

在 VV-ECMO 中，确定右心室功能及其改善是决定是否启动 ECMO 的一个关键因素。在 ARDS 等严重缺氧的情况下，右心室功能通常会严重受损，原因是缺氧、酸中毒对心肌的直接影响，以及缺氧性肺血管收缩和机械通气压力升高所致。通过建立 VV-ECMO 来纠正氧合，可能会减缓前述病理进程，并改善右心室功能。如果右心室功能被认为不可能改善，那么用 VA-ECMO 进行完全的循环支持可能更合适。

血栓形成和抗凝

体外循环管路中的血栓形成是一种常见现象，抗凝是常规做法。体外循环血栓会带来如下风险：

- 体外循环支持效率降低，特别是氧合器的有效气体交换表面积减少；
- 血流湍流增加，并伴有溶血和（或）高纤维蛋白溶解性凝血障碍；
- 突发灾难性管路衰竭的风险增加（在高水平支持下，可能会威胁到生命）；
- 血栓对患者造成的危害。

在氧合器和管路的低流量区域形成微小血栓（图 1.19）很常见，评估血栓体积是一项标准的操作性观察，同时还需评估血栓对氧合器压降的影响。也要对血浆游离血红蛋白进行反复监测，以发现过度溶血，这可能是由于氧合器或泵头血栓造成的剪切力过度损伤红细胞所致。由于游离血红蛋白被降解为胆绿素、游离铁和一氧化碳，故有人提议可将碳氧血红蛋白作为间接标志物。测量碳氧血红蛋白的优点是可以在血气分析仪上随时获得，而如果采集血样导致创伤、在运输过程中样本受到振动或实验室分析延迟，测量游离血红蛋白则容易出现人为升高[53-55]。

体外生命支持（ECLS）的生理学 **第 1 章**

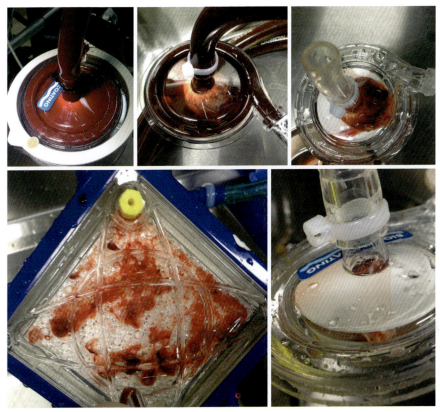

图 1.19 在从患者身上移除 ECMO 管路之前和之后泵头与氧合器内血栓的图像，可见冲洗出血液（图片由 M.Brain 提供，来自 Launceston 总医院）

需要关注 ECMO 抗凝和出血的矛盾，应权衡通过抗凝降低血栓形成的风险以及发生过度出血和（或）关键部位出血的风险，后者可能发生在 ECLS 中大管径血管通路插管部位、手术或创伤部位，或在脓毒症栓子或某些病变血管部位的自发出血。

关于促进凝血以及抑制凝血和血栓降解的机制已经较为清楚，常用抗凝药物的作用机制如图 1.20 所示。ECLS 患者的严重病理生理紊乱与凝血异常的各种相互作用极为复杂。在用于肾脏替代治疗的体外循环研究中，脓毒症是导致滤器寿命减少最常见的因素[56-57]，ECLS 同样如此。与主要用于心源性休克的 VA-ECMO 相比，用于严重肺炎的 VV-ECMO 往往更早出现明显的血栓。

普通肝素仍然是 ECMO 主要的抗凝药物，临床容易滴定剂量，且活化部分凝血活酶时间（APTT）监测也很便宜。普通肝素的主要作用是增强内源性抗凝血酶的作用，抑制凝血酶原转化为凝血酶，以及抑制纤维蛋白原转化为纤维蛋

49

白和血小板的活化[58]（图1.20）。

当临床疑似或确诊为肝素诱导的血小板减少症（HIT）且不伴有或伴有血栓形成（HITT）时，禁止使用普通肝素，必须采用其他抗凝药物。短效的直接凝血酶抑制剂，例如来匹芦定或阿加曲班是首选，因为它们可以在几小时内达到稳态，呈现剂量依赖性，改善APTT等凝血指标[59]。ECLS中如果使用需监测抗因子Xa活性的药物（如低分子量肝素），可能会有更多问题，因为涉及的相关测量技术容易受到溶血产生的游离血红蛋白的干扰[60-61]。

肺组织的可修复性

目前，ELCS被用来支持衰竭的心肺系统，直至患者康复或病情足够稳定可以接受终极性治疗，如LVAD或器官移植[2]。关于衰老、急性炎症和慢性疾病

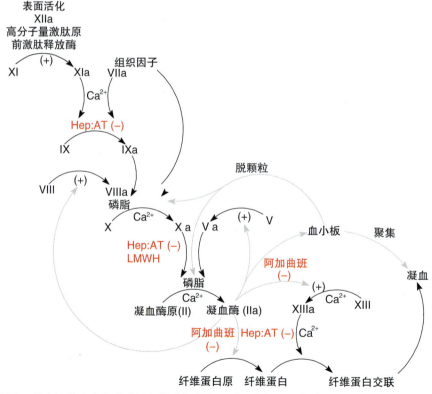

图1.20 凝血级联反应和常用抗凝剂的抑制作用（红色）。黑色箭头描述了酶原转化为活性凝血因子的主要步骤，主要的活化剂被列在黑色步骤的上方。灰色描述的是放大凝血酶生成的正反馈回路。纤维蛋白原和纤维蛋白分子都能与两个相邻的血小板上的GPⅡb/Ⅲa受体结合，使其聚集。Hep:AT表示普通肝素与抗凝血酶结合时的主要抑制作用。LMWH：低分子量肝素

中肺部纤维化和修复特性的发病机制，也有越来越多的文献报道。

从妊娠 4~5 周开始，中胚层和血管丛内的两个内胚层上皮初生肺芽[62]，随后细长分枝的尖端分化为肺泡Ⅰ型和Ⅱ型细胞。人类肺泡的发育在出生后的前 2~3 年最快，可一直持续到青少年时期[63-65]。ARDS 最初的特点是肺内皮和肺泡上皮的损伤和渗透性增加，导致液体、蛋白质、中性粒细胞和红细胞首先在肺间质，然后渗透到肺泡内；随后是纤维蛋白沉积和肺泡Ⅱ型细胞增生，这些细胞随后分化为正常肺泡的气体交换Ⅰ型细胞[66]。

人们对基质细胞、肺泡Ⅰ型祖细胞、成纤维细胞的胶原沉积和炎症细胞在恢复气体交换功能肺泡中的相互作用的认识，仍在不断发展。肺部的不同区域含有作为成人祖细胞的上皮细胞群，具有一定的表型可塑性，如上皮祖细胞能够进行长期的自我更新并产生不同类型的细胞——肺泡和产生表面活性物质的细胞等[62]。祖细胞的修复能力也可能随着年龄增加或慢性疾病而下降[66-67]。目前对调节细胞分化行为和肺泡生成过程的分子信号通路仍不太明确[62]。

小 结

ECLS 是对通气和（或）血流动力学功能的有效支持手段。虽然看起来很复杂，但通过对其生理学和生物力学背景的相关学习，应该能够被充分理解。该技术的临床应用将在随后的章节中进行探讨。

（李昊　郑裴莹　吴胤松　译，刘松桥　审）

参考文献

[1] Kim G-B, Kim S-J, Kim M-H, et al. Development of a hollow fber membrane module for using implantable artifcial lung. J Membr Sci, 2009, 326(1):130–136.

[2] MacLaren G, Brain MJ, Butt WW. ECMO in acute and chronic adult respiratory failure: recent trends and future directions. Minerva Anestesiol, 2013, 79(9):1059–1065.

[3] Scheepers A, Joost H-G, Schürmann A. The glucose transporter families SGLT and GLUT: molecular basis of normal and aberrant function. JPEN J Parenter Enteral Nutr, 2004, 28(5):364–371.

[4] Stryer L. Biochemistry. 4th ed. New York: WH Freeman and Company, 1995.

[5] Beals M, Gross L, Harrell S. Effciency of ATP production [Internet]. Metabolism for energy and the respiratory quotient, 1999 (2012–08–15). http://www.tiem.utk.edu/~gross/bioed/webmodules/respiratoryquotient.html.

[6] Elia M, Livesey G. Theory and validity of indirect calorimetry during net lipid synthesis. Am J Clin Nutr, 1988, 47(4):591–607.

[7] Wolfe RR, Allsop JR, Burke JF. Glucose metabolism in man: responses to intravenous glucose

infusion. Metabolism, 1979, 28(3):210–220.
[8] Hellerstein MK, et al. De novo lipogenesis in humans: metabolic and regulatory aspects. Eur J Clin Nutr, 1999, 53:53–65.
[9] Mulquiney PJ, Kuchel PW. Control analysis of 2,3-bisphosphoglycerate metabolism [Internet]. Biochem J, 1999, 342:597–604(2012–10–11). http://www.biochemj.org/ bj/342/bj3420597.htm
[10] Mulquiney PJ, Bubb WA, Kuchel PW. In situ kinetic characterization of 2,3-bisphosphoglycerate synthase/phosphatase [Internet]. Biochem J, 1999, 342:567–580(2012–10–11). http://www.biochemj.org/bj/342/bj3420567.htm.
[11] Drummond M, Braile DM, Lima-Oliveira AP, et al. Technological evolution of membrane oxygenators. Braz J Cardiovasc Surg, 2005, 20(4):432–437.
[12] Lawson DS, Holt D. Insensible water loss from the Jostra Quadrox D oxygenator: an in vitro study. Perfusion, 2007, 22(6):407–410.
[13] Peter S. Strong ions plus carbon dioxide//Kellum JA, Elbers PW, editors. Stewart's Textbook of Acid-Base. 2nd Edition. Lulu Enterprises, 2009: 111–132.
[14] Anaesthsia Correspondence Web Site [Internet](2012–09–17). http://www.anaesthesiacorrespondence.net/Correspond3.asp?articleid=3598&archive=1.
[15] Lumb AB. Nunn's applied respiratory physiology. 5th ed. Oxford: Butterworth-Heinemann.
[16] Sargent JA. Principles and biophysics of dialysis//Jacobs C, editor. Replacement of renal function by dialysis. Springer, 1996:34–145.
[17] Cussler EL. Diffusion: mass transfer in fuid systems. Cambridge University Press, 1997: 606.
[18] Grathwohl P. Diffusion in natural porous media: contaminant transport, sorption/desorption and dissolution kinetics. Kluwer Academic Publishers, 1998: 230.
[19] Katoh S, Yoshida F. Rates of absorption of oxygen into blood under turbulent conditions. Chem Eng J, 1972, 3:276–285.
[20] Matsuda N, Sakai K. Blood fow and oxygen transfer rate of an outside blood fow membrane oxygenator. J Membr Sci, 2000, 170:153–158.
[21] Weibel ER. The pathway for oxygen: structure and function in the mammalian respiratory system. Harvard University Press, 1984: 448.
[22] Nickalls R. Inverse solutions of the Severinghaus and Thomas equations which allow Po2 to be derived directly from So2 [Internet](2012–09–03). www.nickalls.org/ dick/papers/anes/severinghaus.pdf.
[23] Epstein FH, Hsia CCW. Respiratory function of hemoglobin. N Engl J Med, 1998, 338(4):239–248.
[24] Heaton A, Keegan T, Holme S. In vivo regeneration of red cell 2, 3-diphosphoglycerate following transfusion of DPG-depleted AS-1, AS-3 and CPDA-1 red cells. Br J Haematol, 1989, 71(1):131–136.
[25] Brain MJ. VV-ECMO oxygen saturation tool [Internet](2024–11–04). http://www.irenabyss.com.au/Equipment/VVECMO/.
[26] Thomas LJ. Algorithms for selected blood acid-base and blood gas calculations. J Appl Physiol, 1972, 33(1):154–158.
[27] Kelman GR. Digital computer subroutine for the conversion of oxygen tension into saturation. J Appl Physiol, 1966, 21(4):1375–1376.
[28] Arthurs GJ, Sudhakar M. Carbon dioxide transport. Contin Educ Anaesth Crit Care Pain, 2005, 5(6):207–210.
[29] Mochizuki M. The CO2 dissociation curve at steady state in vivo. Yamagata Med J, 2004, 22(1):25–28.
[30] Beilin LJ, Knight GJ, Munro-Faure AD, et al. The sodium, potassium, and water contents of red

blood cells of healthy human adults. J Clin Investig, 1966, 45(11):1817.
[31] Mochizuki M. Analysis of bicarbonate concentration in human blood plasma at steady state in vivo. Yamagata Med J, 2004, 22(1):9–24.
[32] Mochizuki M, Takiwaki H, Kagawa T, et al. Derivation of theoretical equations of the CO2 dissociation curve and the carbamate fraction in the Haldane effect. Jpn J Physiol, 1983, 33(4):579–599.
[33] Tazawa H, Mochizuki M, Tamura M, et al. Quantitative analyses of the CO2 dissociation curve of oxygenated blood and the Haldane effect in human blood. Jpn J Physiol, 1983, 33(4):601–618.
[34] Fencl V, Jabor A, Kazda A, et al. Diagnosis of metabolic acid-base disturbances in critically ill patients. Am J Respir Crit Care Med, 2000, 162(6):2246–2251.
[35] Gutknecht J, Bisson MA, Tosteson FC. Diffusion of carbon dioxide through lipid bilayer membranes. Effects of carbonic anhydrase, bicarbonate, and unstirred layers. J Gen Physiol, 1977, 69(6):779.
[36] Centor R. Serum total carbon dioxide - clinical methods - NCBI bookshelf//Walker H, Hall W, Hurst J, editors. Clinical methods: the history, physical, and laboratory examinations [Internet]. Butterworths, 1990(2012–09–22) http://www.ncbi.nlm.nih. gov/books/NBK308/.
[37] Baker A, Richardson D, Craig G. Extracorporeal carbon dioxide removal (ECCO2 R) in respiratory failure: an overview, and where next?(2012–09–22). http://journal.ics.ac.uk/pdf/1303232.pdf.
[38] ARDS Network. Ventilation with lower tidal volumes as compared with traditional tidal volumes for acute lung injury and the acute respiratory distress syndrome. N Engl J Med, 2000, 342(18):1301–1308.
[39] Guérin C, Reignier J, Richard J-C, et al. Prone positioning in severe acute respiratory distress syndrome. N Engl J Med, 2013, 368(23):2159–2168.
[40] Abroug F, Ouanes-Besbes L, Dachraoui F, et al. An updated study-level meta-analysis of randomised controlled trials on proning in ARDS and acute lung injury. Crit Care, 2011,15(1):R6.
[41] Perier F, Tuffet S, Maraff T, et al. Effect of positive endexpiratory pressure and proning on ventilation and perfusion in COVID-19 acute respiratory distress syndrome. Am J Respir Crit Care Med, 2020, 202(12):1713–1717.
[42] Messerole E, Peine P, Wittkopp S, et al. The pragmatics of prone positioning. Am J Respir Crit Care Med, 2002, 165(10):1359–1363.
[43] Cove M. Ultra-protective pulmonary ventilation supported by low fow extracorporeal carbon dioxide removal (ECCO2R) and prone positioning for ARDS; a pilot study. ClinicalTrials.gov Identifer: NCT02252094 [Internet]. Home -ClinicalTrials.gov, 2014(2021–07–23). https://clinicaltrials.gov/ct2/home.
[44] Jung J, Lyczkowski RW, Panchal CB, et al. Multiphase hemodynamic simulation of pulsatile fow in a coronary artery. J Biomech, 2006, 39(11):2064–2073.
[45] Lipowsky H. Microvascular rheology and hemodynamics. Microcirculation, 2005, 12(1):5–15.
[46] Papaioannou TG, Stefanadis C, et al. Vascular wall shear stress: basic principles and methods. Hell J Cardiol, 2005, 46(1):9–15.
[47] Lipowsky HH, Kovalcheck S, Zweifach BW. The distribution of blood rheological parameters in the microvasculature of cat mesentery. Circ Res, 1978, 43(5):738–749.
[48] Ercan M, Koksal C. The relationship between shear rate and vessel diameter. Anesth Analg, 2003, 96(1):307–308.
[49] Walker J. Fundamentals of physics. 9th ed., extended ed. Hoboken: Wiley, 2011: 1248.
[50] Bahrami M. Introduction to fuid mechanics [Internet]. Simon Fraser University: Lecture Notes for Introduction to Fluid Mechanics: ENSC283, 2011(2012–10–13)http://www.sfu.ca/~mbahrami/

ENSC%20283/Notes/.
[51] Bloomfeld LA. How everything works: making physics out of the ordinary. Wiley, 2007: 736.
[52] Zochios V, Parhar K, Tunnicliffe W, et al. The right ventricle in ARDS. Chest, 2017,152(1):181–193.
[53] Hoffman KR, Burrell AJC, Diehl A, et al. Elevated carboxyhaemoglobin as a novel indicator for extracorporeal membrane haemolysis and oxygenator exchange. Crit Care, 2021, 25(1):159.
[54] Burns J, Hurtado-Doce A, Lees N. Carboxyhemoglobin associated with hemolysis as a marker of impending oxygenator failure in VA-ECMO. Crit Care Med, 2015, 43:38.
[55] Omar HR, Mirsaeidi M, Socias S, et al. Plasma free hemoglobin is an independent predictor of mortality among patients on extracorporeal membrane oxygenation support. Frati G, editor. PLoS ONE, 2015, 10(4):e0124034.
[56] Ghitescu I, Copotoiu SM, Toma RS, et al. Mean flter life span in continuous veno-venous hemofltration for septic patients. Jurnalul Roman de Anestezie Terapie Intensiva/Rom J Anaesth Intensive Care, 2009, 16(1):17–22.
[57] Brain M, Winson E, Roodenburg O, et al. Non anti-coagulant factors associated with flter life in continuous renal replacement therapy (CRRT): a systematic review and meta-analysis. BMC Nephrol, 2017, 18:69.
[58] Jackson SP. The growing complexity of platelet aggregation. Blood, 2007, 109(12):5087–5095.
[59] GlaxoSmithKline. Argatroban injection prescribing information [Internet], 2008(2021–07–23) https://www.accessdata.fda.gov/drugsatfda_docs/ label/2008/020883s014lbl.pdf.
[60] Ruby K, Salvatore L, Lomachinsky R, et al. Hemolysis interference in the antiXa heparin activity assay - ISTH congress abstracts. Res Pract Thromb Haemost [Internet], 2021,5(supp11)(2021–07–23). https://abstracts.isth.org/abstract/hemolysis-interference-in-the-anti-xa-heparin-activity-assay/.
[61] Khan J, Chandler WL. Interference in the anti-Xa heparin activity assay due to hemolysis and icterus during pediatric extracorporeal life support. Artif Organs, 2019,43(9):880–887.
[62] Hogan BLM, Barkauskas CE, Chapman HA, et al. Repair and regeneration of the respiratory system: complexity, plasticity, and mechanisms of lung stem cell function. Cell Stem Cell, 2014, 15(2):123–138.
[63] Dunnill MS. Postnatal growth of the lung. Thorax, 1962;17(4):329–333.
[64] Narayanan M, Owers-Bradley J, Beardsmore CS, et al. Alveolarization continues during childhood and adolescence: new evidence from helium-3 magnetic resonance. Am J Respir Crit Care Med, 2012,185(2):186–191.
[65] Thurlbeck WM. Postnatal human lung growth. Thorax, 1982,37(8):564–571.
[66] Matthay MA, Zemans RL, Zimmerman GA, et al. Acute respiratory distress syndrome. Nat Rev Dis Primers, 2019,5(1):18.
[67] Mora AL, Rojas M. Adult stem cells for chronic lung diseases: B-MSCs aging and lung repair. Respirology, 2013,18(7):1041–1046.

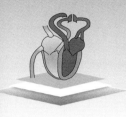

第 2 章
循环管路、膜肺与血泵

Bradley H. Rosen

引 言

现代体外生命支持（ECLS）设备基于高效、低阻的气体交换膜。如将患者与人工肺相连接，需要血管通路（见第 4 章）、管路、血泵及用于监测、保障安全和输注药物的相关通路。照护这些患者的临床医护人员应具备体外循环基本知识，从而能理解临床常见并发症、识别故障并懂得如何干预。本章介绍体外循环管路的组成，以协助临床执业者理解其工作原理及交互作用。本章分为两大部分：第一部分总体介绍 ECLS 管路的基本构成，第二部分分别介绍各装置的生理学基础与工作原理。

管路的基本构成

管路总览与注意事项

体外循环管路的设计通常会综合考量平衡功效、安全性、便利性及简单性。虽然不存在"放之四海皆准"的方式，但是因为患者间的差异、病情的多变性及医务人员偏好的多样性，促使体外膜肺氧合（ECMO）治疗的安全性优先于简单性，或便携性优先于有效性。例如，在管路中预留多个三通接口便于连接肾

B. H. Rosen (✉)
Division of Pulmonary, Critical Care, and Occupational Medicine, Department of Internal Medicine, Roy J. and Lucille A. Carver College of Medicine, University of Iowa Hospitals and Clinics, Iowa City, IA, USA
e-mail: bradley-rosen@uiowa.edu

© The Author(s), under exclusive license to SPRINGER Nature Switzerland AG 2022
G. A. Schmidt (ed.), Extracorporeal Membrane Oxygenation for Adults, Respiratory Medicine, https://doi.org/10.1007/978-3-031-05299-6_2

脏替代治疗：同一套管路可同时进行气体交换和透析治疗。虽然该方法便捷，但每额外增加一个接口就意味着增加一次失败的机会（如泄漏、血栓形成、空气栓塞、破裂）。在个别情况下，是否使用 ECLS 管路进行肾脏替代治疗（RRT）则取决于替代静脉通路是否容易建立、肾衰竭预期病程、ECLS 医生的临床经验及其对管路复杂性的偏好等因素。因此，管路既有兼顾安全性和监护功能的复杂设计类型（图 2.1），也有缺少警示铃和警报音等附加功能的简单型（图 2.2）。

简易性是 ECMO 设计中的首要衡量要素。购买的各组件和接口都可以被接入管路中，但每一个调整都会增加一个发生破裂或因湍流导致纤维蛋白沉积的薄弱点。只有当管路"干燥"（预冲前，见下文）时才允许进行这些调整，同

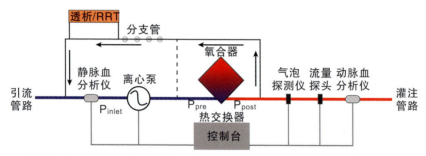

图 2.1 功能全面但复杂的体外循环管路示意图：独立非集成血液分析仪、带单向阀的分支管（仅接通时管路处于开放状态），以及可整合肾脏替代治疗循环管路的组件。小圆圈表示管路充足并允许接入时，在血泵和氧合器之间接入分支管的位置。P_{inlet}：泵前压；P_{pre}：氧合器前压；P_{post}：氧合器后压

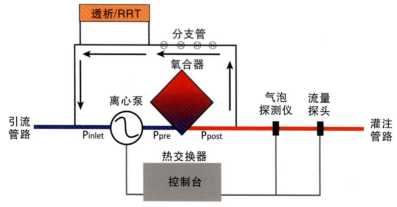

图 2.2 与图 2.1 所示结构相似但简化到仅配置必要组件：血泵、氧合器及流量探头/气泡传感器。血液分析器内置于血泵和氧合器内。肾脏替代治疗管路和连接使用的分支管包含其中，分支管出氧合器之后返回血泵之前。一些中心并不配置分支管，进一步简化了循环管路。P_{inlet}：泵前压；P_{pre}：氧合器前压；P_{post}：氧合器后压

时需遵守无菌原则。此外，每个鲁尔（Luer）接口都是导致空气进入、漏血或微生物污染等事件发生的潜在位点。循环管路上的大部分接口均位于静脉侧，理想状态下应位于血泵和氧合器之间。这样可以降低因在动脉侧操作而导致的意外大量失血的发生；同样，减少血泵近端连接器数量也尽可能避免了由于负压导致的空气进入和气体栓塞。

所有管路都应尽可能减少导管连接，从而保证各部件之间能预留出足够的间距并便于患者活动。增加管路长度会升高血流阻力（泊肃叶定律：长度与阻力成正比关系），从而引起管路压力增大并导致更多的血液成分被破坏。

循环管路的长度和复杂性会影响血液成分暴露在塑料表面的程度和持续时间，而其之间的相互作用常引起炎症反应。我们认为，此类被诱导的炎症反应可能会进一步损害肺功能，从而进一步恶化气体交换。一种假说提出，聚甲基戊烯（PMP）氧合器的肝素涂层有助于减少此类反应[1]。管路相关性炎症也会引起纤维蛋白原生成增多，导致管路表面的纤维蛋白原沉积过多。此外，该炎症促进血小板黏附，增加了血栓形成风险，进一步破坏氧合器功能[2]。沿膜表面（血液侧）的细胞沉积，导致整个设备的阻力升高[3]。氧合器和管路中的纤维蛋白原沉积是不可避免的（静脉侧尤为明显），但过度沉积会损害管路功能。鉴于此原因，PMP 氧合器侧面被设计成透明的，以便在 ECLS 工作过程中监测纤维蛋白原沉积的情况。

管路长度也会带来一些额外影响。例如，表面积越大，重症监护患者使用的药物越容易被吸附。抗生素（美罗培南、头孢唑林和万古霉素）、镇静剂（咪达唑仑）和镇痛药（吗啡、芬太尼和对乙酰氨基酚）会被显著吸收，但程度会因其脂溶性的不同而异。抗生素仅被中度吸附（在 180 min 后其血液中的浓度可恢复至 65%~80%），而咪达唑仑和芬太尼被重度吸附，血药浓度恢复不到 1%[4]。即使存在某一种不会被吸附的药物，该药物也会因体外循环管路自身的高血容量（高达 1 L）而被扩大分布体积。管路长度也会显著增加预冲管路所需的容量，导致血液被稀释及延长血液流转时间，后者则影响 ECLS 期间的抗凝需求。最后，管路表面积还与热损失程度相关。这一点也很重要，因此 ECLS 循环管路必须具备温度控制的功能（见后文"热交换器与冷却器"的内容）。

管路预冲

预冲是指使用生理相容性液体排出管路气体（生产时带入的环境空气）的过程。在成人 ECLS 中，管路预冲液一般为晶体液，如普通生理盐水、乳酸林格液或专用电解质混合溶液（如 Plasma-Lyte® 或 Normosol®）。在出厂伊始，循环管路的包装就附带一个空的大预冲袋。将无菌晶体液充满预冲袋后，依次打开静脉夹和动脉夹，再将预冲袋置于高处，利用重力将液体冲入管路各组件中，与此同时空气将进入预冲袋中。管路预冲所需总液体量取决于每个组件（氧合器、热交换器、血泵、分支管及主管路）的预冲体积，且预冲总容量与后续血液稀释程度直接相关。在儿童或新生儿ECLS治疗中，需使用血液预冲管路以避免血液稀释。但考虑到成人全身血容量，这不是必需的，因为复杂管路的平均预冲体积为500~1000 mL，而简化管路则低至300 mL。充分预冲后，一套管路可留存至少30 d，但是各机构有不同的保质期规定。胶体液预冲会缩短管路保质期，因此大部分预冲采用晶体液进行。由于氧合器膜的多微孔特性，一套简化ECLS管路可在不到10 min内预冲完毕。管路经充分预冲后，若时间允许，在连接患者之前，可启动热交换器将温度升高至37 ℃。心肺转流体外循环管路一般首次使用二氧化碳预冲（以便交换氧气和氮气），随后进行液体预冲，但通常不这样预冲ECLS管路。

管路概览

ECLS循环管路可能看起来会令人心生恐惧，尤其是当人们发现血液以5 L/min的速度在管路中"狂奔"时。关于管路及其组件复杂性的系统性学习认识，可避免临床医生在实践中不知所措。因此，我们先从一个简短的浏览开启学习之旅。图2.1展示了一套完整的循环管路；图2.2则展示了一套简化管路，其几乎不含额外的组件。本书每一个实例中均展示了从引流管路开始，至氧合器膜进行气体交换，再经灌注管路至患者体内的过程。双腔导管可保证血液在同一置管部位进出，但为便于说明，本书在图中分别阐述。

从引流管置管处（颈内静脉、股静脉或右心房）开始，经置管远端流至大口径导管。这是个管路意外断开的重要位置，尤其是在ECLS开始后尚未稳妥固定时。此外，与管路发生湍流或血流淤滞的其他部位相似，该处也是血栓形成的常见部位。仔细检查各部件连接是否紧密，是日常管路检查中的必要环节（见第12章）。引流管应保持相对较短的长度，以减少血流阻力、管路接触血液的表面积及预冲液量。引流管的血液经由离心泵进入膜肺氧合器。由于血液流经循环管路期间会损失大量热量，因此需使用热交换器将血液重新加热至体温状态（热交换器一般嵌入氧合器中而无法直接观察）。如需使用独立热交换器，则需将其连接至氧合器近端。氧合器还接受氧供气流（通常为医用氧气），其一般通过混合器与壁式供氧接口连接或经流量表与E型氧气罐连接。动脉化的血液完成体外氧合过程之后，通过灌注导管将充氧和温热的血液输送回体内循环系统。

在静脉 – 动脉（VA）ECLS 中，常常通过引流管与灌注管之间的桥接管制造分流而进行撤机试验；而在静脉 – 静脉（VV）模式中桥接管不是必需的，撤机试验一般通过减少或停止向膜肺提供氧气实现，因为这样可以保证管路中流向患者的血流不受影响。

为监测管路功能及预防并发症，必须有压力和血流监测及气泡检测装置，其监测信息统一发送至 ECLS 控制台（图 2.3）。通常选择血泵静脉侧（"P_{INLET}"）测量血流压力，以了解引流管路血流所需的抽吸力的大小。另外两个压力传感器（"P_{PRE}"和"P_{POST}"）位于氧合器的两侧，以便可以计算跨膜压（ΔP）。此外，膜后压力（P_{POST}）表示驱动血流回输体内的压力。由于离心泵不能保证每分钟转数和所排流量之间的关系总是固定的，因此需使用超声流量探头监测管路中的血液流速，转子泵也是如此。流量探头整合在血泵内，也可作为售后

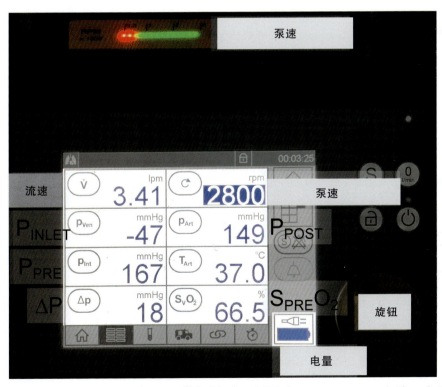

图 2.3　ECLS 控制面板显示了关于循环管路的相关压力指标（P_{INLET}、P_{PRE}、P_{POST}，如图 2.1 和图 2.2 中所示），此外，界面顶部显示了泵速（rpm）、流速（L/min），界面右下方所示为膜前氧饱和度（$S_{PRE}O_2$），电量图标在其下方。旋钮及按键位于屏幕右侧，以便调节参数，进一步补充触屏功能。界面顶部的彩色条栏使泵速可视化，便于快速了解

设备额外添加。超声探头也可检测气泡，因此在一些循环管路的设计中，使用同一传感器进行血流速和气泡监测。氧合器远端的气泡会导致全身性栓塞，这在 VA 模式下尤为危险；而 VV 模式下较少发生，因为肺脏可提供保护以避免空气栓塞。

分光光度传感器可对氧分压（PO_2）、二氧化碳分压（PCO_2）、pH 值、膜前饱和度（$S_{PRE}O_2$）、膜后饱和度（$S_{POST}O_2$）及血红蛋白浓度等指标进行实时监测。但传感器的精度需要定期校准，即将传感器显示的数值与通过传统实验室方法分析的即时血液样本数值进行比对。控制台可收集来自沿循环管路分布的各种设备的数据，可以显示泵速、流量、压力、温度及其他生理指标。控制台显示报警信号，协助使用者对血泵、热交换器及其他部件参数进行调整。控制台通常与电源和电池整合在一起。

管路会预留一些端口用于采集血液样本和输注药物。这些端口常常由包含一组鲁尔接头的分支管和用于控制血流的三通阀组成。分支管从氧合器后或离心泵与氧合器之间的区域引出（即断流"安全区"），随后重新进入血泵近端，以便利用氧合器来消除可能夹带的少量空气。在简易版管路中，血泵与氧合器整合在一起，分支管一般自氧合器后导出然后进入血泵前位置。各类药物或抗凝剂可经 ECMO 体外循环管路的端口输注，且因循环管路中血流量充足而可以同时进行 RRT 及气体交换，这样可避免专门因为血液净化而进行的额外操作，如中心静脉置管。一般通过分支管并连 RRT，如图 2.1 和图 2.2 所示，但也有其他变通的方式：保持整个系统都在离心泵前或只使用氧合器本身的端口。沿循环管路分布的各个端口，始于类似"猪尾巴"型的分支管，止于三通阀，该处断裂可以夹闭，但是鲁尔接头破损时则需更换整套管路。

管路各部件功能

套管与管路

单腔或双腔套管会在第 4 章详细介绍。套管自身通常为钢丝加固，可避免管路扭转及闭塞。套管通过接头和循环管路连接，并由绑带固定牢固。管路采用透明无色的医用级聚氯乙烯（PVC）材质，以便临床医生观察血液颜色（评估循环功能和再循环疗效的依据）并识别纤维蛋白、血栓及气泡。因氧合器故障需更换管路时，管路可被夹闭，也可在切断并重新连接后再次恢复管路血流。

离心泵

用于 ECLS 循环管路的泵分为两类：滚轴泵和离心泵。现代 ECLS 临床实践中，离心泵因为安全性更好而被作为首选。故本节只讨论离心泵功能。

这些泵越来越多地使用被螺旋外壳包裹的磁驱动叶轮。大部分叶轮完全为磁悬浮的，但仍有一些叶轮泵轴，而泵轴处会有纤维蛋白沉积从而导致溶血。泵运行时，叶轮向血流传递机械能，当血流从涡流中心流向外周时，血流速度提高、压力增加。叶轮外壳限制并引导血流沿圆周移动，并由此被排出泵。该原理与其他滚轴泵完全不同，自有一些优势和不足。当滚轴泵流速不依赖于后负荷（可持续工作至压力水平升高到能使管路破裂），离心泵则无法克服过大的后负荷阻力。相反，虽然泵速保持不变，但流量会随后负荷阻力增加而快速下降。在相似的血管，离心装置不太可能在引流管中发生空化现象，因为其无法产生足够大的负压。当然，这也意味着离心泵运转过程中，低血容量会导致管路流量不足。泵速与血流量没有必然联系，这就需要有一个流量表。如泵速与测得血流量差异过大，则强烈警示可能存在管路故障。

在断电的情况下，大部分泵可手摇驱动。内置电池在无外接电源的情况下可维持数小时续航，具体取决于系统及所需的泵速。有关 ECLS 危急情况处理将在第 13 章进一步讨论。

相比滚轴泵而言，离心泵的优势包括管路长度减少、安全性好，如无散裂（即管路耗材中的微粒释放入血）、无微栓子、无滚道破裂等风险，而且血泵无需置于机组底部，所以管路设计更具灵活性。当然离心泵也存在一定缺点，包括血泵需要一定预冲液量（虽然管路长度减小了）、血流量依赖前负荷和后负荷（需血流探头），但离心泵的缺点明显少于滚轴泵。早期报道了由于离心泵产热而导致的意外溶血，但这个问题随后因工程学方面的改良而得到解决[5]。目前 ECMO 设计在不断改进，以减少溶血和气体微栓子栓塞等风险[6-7]，优化了ECLS 管路外观，且促进了该技术在世界范围内普及[8-9]。

膜肺氧合器

理想膜肺对相关气体应有高度的通透性（即氧气和二氧化碳），同时可阻抗液体由血液向气体渗透（即血浆渗漏）。血液流经装置时应维持最小阻力状态，几乎无压力下保持高流速，避免血液成分的机械性破坏。与血液接触的膜肺表面应尽可能避免激活宿主凝血与免疫反应。此外，理想膜肺还应具备可靠性、耐久性和预冲液量小的特质。人体肺组织中，气血交换表面积很大，扩散距离极小，且气血分离明显。科学家和工程师一直在努力尝试模仿这些特性：ECLS

的非凡发展史充满了灵感、创新及坚持不懈。

PMP和聚丙烯中空纤维膜都有大量的毛细管路结构,当血流充分浸润时,可携带供氧气流。毛细管路外血液气体逆向流动,进一步增加了气体交换效率。膜肺氧合器与人体肺组织表面积存在鲜明对比：大部分PMP设备的膜肺气血交换表面积最多2 m^2,而人体肺组织向血流暴露的表面积高达70 m^2。而且即使在最好的膜肺中,供氧气流与血液之间的扩散距离也有150 μm,相比而言,人体肺组织中该距离仅有0.5 μm。但是上述缺点可通过增加膜肺中的血液有效停留时间来弥补。此外,所谓的"继发性血流",专门产生湍流使气血交换界面附近血液充分混合,进一步加强气体输送。血细胞有规律地进入附近注入了气体的中空纤维管,有效地缩短了扩散距离[10-11]。这样的布局使所需气血交换表面积减少了40%[12]。膜肺经典气血交换能力如图2.4（氧气）和图2.5（二氧化碳）

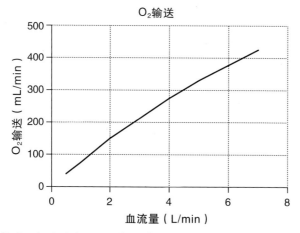

图2.4 单位氧（O_2）输送（mL/min）与单位血流量（L/min）关系示意图

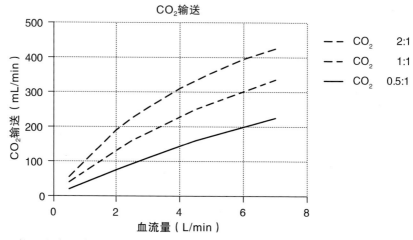

图2.5 单位二氧化碳（CO_2）输送（mL/min）与单位血流量（L/min）、供氧气流关系示意图

所示。约 4 L/min 的血流量可保证充足的氧输送（约 250 mL O_2/min）以满足机体代谢所需。相比之下，二氧化碳输送相对容易，所需血流量更低，尤其是在供氧气流速度很高时。例如，几乎所有代谢生成的二氧化碳均可被 1 L/min 的血流清除，尤其是在高气体流速下（见第 13 章）[13]。

PMP 氧合器常见外观呈四角均匀分布的扁方型（图 2.6）。在下角处，血流在膜前压（P_{PRE}）驱动下经血泵从该处进入氧合器，常见膜前压波动于 225~275 mmHg，通常小于 400 mmHg（表 2.1）。血液上升至对角处的最高点后，随即流向入口正对面的出口连接器，至此血液被氧合的同时二氧化碳被清除。此时，压力（膜后压 P_{POST}）小于膜前压（P_{PRE}），两者之差为"ΔP"，表示血流跨膜后在该血流下的阻力压降。在目前这一代 PMP 氧合器中，常见血流速下 ΔP 波动在十几至三十出头的范围内（见第 9 章）。

就通过压力及其相关趋势得到的信息而言，P_{PRE} 升高有不同意义，其取决于 P_{POST} 是否也相应升高。如果 P_{PRE} 和 P_{POST} 均升高（即 ΔP 不变），应检查循

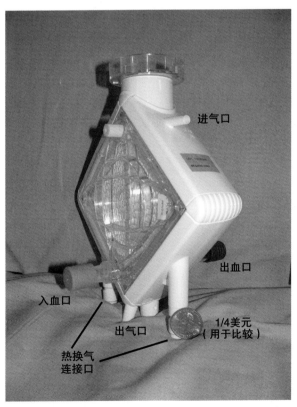

图 2.6 膜肺氧合器图（小型成人款）。该图标注了入血口、出血口、进气口、出气口、热换气连接口。以 1/4 美元硬币作为刻度尺

表 2.1　管路压力参数

管路中的位置	正常工作压力
泵近端：P_{INLET}	$-50\sim-200$ mmHg
膜前压：P_{PRE}	$225\sim275$ mmHg
膜后压：P_{POST}	$190\sim260$ mmHg
压力差 ΔP（$P_{PRE}-P_{POST}$）	$10\sim35$ mmHg

环管路而非氧合器，此时置管远端或管路自身可能存在扭结或血栓栓塞。当患者咳嗽、做 Valsalva 动作或呃吸时，也会导致瞬间发生上述类似结果。当 P_{PRE} 随 ΔP 增加而增加时，膜肺内部阻力过高，则需考虑血栓形成、肝素相关性血小板减少，或在氧合器透明的侧面观察纤维蛋白或是血细胞成分是否聚集在膜上。ΔP 增高伴有气血交换受损的证据，表现为在既定血流及氧供气流条件下，从氧合器后采集血液样本检测结果提示 PCO_2 升高而 PO_2 下降，这往往预示着膜肺功能障碍（见第 9 章）。

现代 PMP 膜肺氧合器的另一个优势是具备低血流阻力特性，这会带来其他重要益处。首先，这一特性开创了低压、后负荷敏感离心泵的时代，保证了前文所提到的安全性；其次，低压意味着体外循环管路更安全、管路寿命更持久，为避免灾难性的管路崩裂或功能障碍提供额外的保障。此外，低血流阻力特性推动了其他 ECLS 技术的创新发展，例如无泵式体外二氧化碳去除（AV ECCO$_2$R），该技术仅依赖动静脉之间的压力差驱动血流[14]（见第 3 章）。

在 ECLS 的新时代，PMP 氧合器是管路的核心，且已让此前几代人工肺黯然失色。当然其他材质的膜肺也偶尔可见。包括由 Kolobow 公司首次研发的硅胶膜（美敦力 1-4500-A2）及聚丙烯微孔中空纤维膜。硅胶膜氧合器使用塑料聚合物薄片包裹其聚碳酸酯核心。它们依旧是唯一的美国食品药品监督管理局（FDA）批准用于可长期使用的气体交换装置（定义为使用超过 6 h）。但是此类膜肺需较多预冲液量（665 毫升 / 个），具有很大的跨膜压，从而限制了离心泵的使用，且气体交换效率相对低下，每例患者至少需要 2 个大表面积膜。聚丙烯微孔中空纤维膜的气体交换效率很高，但易发生血浆渗漏（将在下文进一步阐述）。由于它们具有低血流阻力特性、预冲液量小，仍在心肺体外循环中使用，可提供较好的短期支持。

膜肺氧合器的其他局限性

额定流量：血液离开膜时通常已充分氧合，PO_2 一般超过 300 mmHg。血流量增加时，对弥散过中空纤维膜屏障的气体量的需求也将提高。从某种程度上而言，该需求与更多脱氧血液跨膜时所需单纯弥散氧气体积有关，也与更高流量下产生更快血流速度有关（血液停留时间减少）。在足够高的流量下，膜肺不能完全氧合血液。这种充分氧合的流量阈值被定义为额定流量。

血浆渗漏：中空纤维膜肺通透性良好，可以保证气体充分扩散，同时避免液体渗透。血浆渗漏指血浆磷脂从全血循环泄露至氧合器气室，然后再次促进血浆渗透的正反馈现象[17]。通常小至中量的透明液体可以透过膜，特别是在低流速供氧气流条件下，通过膜肺排液口引流凝结而出。冷凝液过多会降低膜肺氧合效率，从而降低膜后氧分压。当临床医生提高氧供气流速度（> 10 L/min）并敲击氧合器外壳促使膜肺"咳嗽"或"打嗝"时，可以纠正上述情况。若引流口可见大量血红素样或蛋白样液体，则表明膜肺失效，此时气体交换严重受损，并伴有 ΔP 升高，需更换膜肺。临床上，可通过分析出气口蛋白质成分来判断是否存在明显的血浆渗漏[18]。另外，蛋白质和免疫球蛋白丢失也会导致潜在的免疫学及营养学方面的显著变化。PMP 膜肺与既往材质膜肺相比而言，虽不易发生血浆渗漏，但也不能完全避免该并发症[19]。

肾脏替代治疗（RRT）

急性肾损伤（AKI）在接受 ECLS 治疗的患者中非常普遍，在某些病例系列中，高达 70% 左右的患者可发生 AKI[20-21]。液体过负荷是 RRT 的常见适应证，因为液体过负荷会妨碍自身的肺功能并干扰 ECLS 的治疗效果。利尿剂通常作为非少尿性肾衰竭的早期管理手段，首选持续输注利尿剂以避免容量状态的快速变化，而连续性肾脏替代治疗（CRRT）可实现容量控制和代谢平衡的精确化管理。除容量管理外，CRRT 可纠正严重的代谢性酸中毒，而代谢性酸中毒会增加呼吸驱动，影响 ECLS 减轻肺损伤的目标；CRRT 也可协助肾脏清除药物及可导致急性脑病的尿素氮。相应地，重症患者启动 CRRT 的时机应该个体化，这个问题将在第 12 章中讨论。

如在 ECLS 前已启动 CRRT，依照惯用协议使用标准透析导管。但是，由于更多患者会在 ECLS 期间并发 AKI，因此 CRRT 常常整合至体外循环管路中。有报道显示，ECLS 循环管路接入 CRRT 管路后可延长膜肺寿命，且可通过减少额外置管通路以便患者在 ECLS 下进行日常活动。但其也存在一定缺点，包括需要额外接口，这会增加空气栓塞、失血及感染等风险；而且如果 CRRT 和 ECLS 其中任意一个管路受损，则面临这两套管路均受损的风险。整合 CRRT 管路的方法众多，但其回路应在并入膜前消除夹带的空气。

常见 CRRT 管路整合方法（图 2.1）是在泵后接入 CRRT 管路，从膜后动脉侧或血泵与氧合器之间的位置均可（图2.1虚线位置所示）。虽然ECLS中泵产生的正压可能会自发驱动血液流经滤器，但这种被动情况并不常见，因为当呼吸支持需要调整循环血流时，临床医生就不能独立控制透析。相反，更常见的情形是，标准化CRRT系统通过小分流并联至体外循环管路中（通常分流量小于10%的CRRT流量），但这样需要频繁调整压力报警，以保证高于预期的常规CRRT的正压。另外，CRRT管路回流量也会增加P_{INLET}，有时甚至会导致压力变为正数。只要临床医生能识别微小分流且及时调整压力报警，其他管路组件趋于耐受性良好。

ECLS的抗凝足以满足CRRT。如因特殊原因（如围手术期止血或肺肾综合征等）不能使用抗凝药物，可考虑单独在CRRT管路中使用枸橼酸局部抗凝。ECLS使用血流速和抗凝程度高，这可延长CRRT管路寿命。一些中心可在更换透析滤器之间运行长达7~10 d。

管路表面涂层

血液-管路接触面会激活中性粒细胞,产生炎症介质,触发凝血级联反应[22]。从硅胶膜到PMP膜的转变，制造商得以使用肝素或蛋白质涂层结合到膜肺氧合器表面，这与在其他管路组件中所见类似。殊途同归的是，经过处理，分子附着到膜表面，而分子结合位点能与血液成分结合。实验室证据表明，通过测量终末补体复合物及中性粒细胞弹性蛋白浓度，证实在冠状动脉搭桥术中使用附着了肝素的体外循环管路可削弱炎症反应[23]。补体及血小板活化反应也得以抑制[23-24]。对患者的影响似乎仅限于抗凝剂使用量减少[25]，血浆游离血红蛋白下降，以及肿瘤坏死因子-α（TNF-α）浓度降低[26]。

尽管肝素涂层被普遍认为在临床中获益良多，但当以患者为中心的预后作为主要结局时，其相关数据并非一致支持获益。涂层可能对经试验检测出血可能性大或出血风险高的人群有益，但总体而言，关于肝素涂层的价值仍存在争议[27-28]。

肝素相关性血小板减少症（HIT）在重症监护病房（ICU）中并不常见，其预估发生率为0.3%~0.6%[29]，但在接受ECLS治疗的患者中有多例报道[30]。而且，因为血小板减少症在ECLS中很常见且病因众多，HIT诊断常令人担忧（见第8章）。当确诊为HIT时（如通过血清素释放试验），应停止肝素输注，换用直接凝血酶抑制剂（如阿加曲班[31]或比伐卢定[27]）以维持管路抗凝。临床上应注意循环管路组套常为肝素涂层，相关证据表明这是具有一定临床意义的[32]。制造商通常可为确诊HIT的患者提供无肝素涂层的产品。

热交换器与冷却器

在 ECLS 治疗中，患者血液暴露在外周环境，导致面临大量热量损耗，甚至体温过低的风险。若不进行处理，将会导致凝血病、循环衰竭及其他器官功能障碍。热交换器由外置电加热 – 冷却器构成，可将恒温水流通过管路送至热交换元件。热交换元件通过不锈钢、铝或聚丙烯材质的温度传导材料将水相与循环血液分离开来。这种材料表面通常涂有聚合物或其他表面涂层，以消除血液成分活化，后者可能刺激炎症反应或激活凝血。血流与恒温水流呈逆流传导，可最大限度地提升热传导效率。虽然目前倾向于缩小设备体积，但是热交换器越大，调节温度的效率越高，但也需要更多预冲液量并导致血液稀释。

热交换器可整合到膜肺中，也可添加为独立设备。当血液充分氧合后，升温可能会导致微气泡释放。因此，热交换器通常置于氧合器近端，以便其捕获任何释放的氧气。

当管路中血流量足够大时，热交换器可有效保持体温恒定。因此，临床医生应意识到发热症状容易因此被掩盖，需密切关注其他感染指标。在进行目标性体温管理心搏骤停的患者中，ECLS 的保温功能也可用于避免高体温。但是，使用较小的设备或更低流量时，热交换效率大打折扣，这样患者不仅会发热，也会导致水温高于既定温度。

热交换器相关并发症较为罕见。水流渗漏至血液侧会导致溶血，因此，当患者存在无法解释的溶血现象时，需与水流渗漏相鉴别。最后，热交换器中的水易藏纳微生物，需定期换水，亦有人建议对水行监测性培养，以检测潜在致病菌。

小 结

ECLS 管路可以是一套令人"望而生畏"的复杂设备，驱动患者体内超过一半的血液流经一系列陌生的组件。充分理解这些组件如何运转及共同完成气血交换，临床医生就可个体化地使用管路，最大程度地满足患者的需要，并在问题升级为临床危机前就做出预判。

致 谢

在此感谢以下临床顾问：Kristina L. Rudolph, B.S.N.; Jennifer Crumley, M.S.N.; Tom Rath, C.C.P.; Elizabeth Moore, M.S.N.。

（石秦东　沙莎　译，陈秀凯　李昊　审）

参考文献

[1] Khoshbin E, Dux AEW, Killer H, et al.A comparison of radiographic signs of pulmonary infammation during ECMO between silicon and polymethyl pentene oxygenators. Perfusion, 2007, 22:15–22.

[2] Peek GJ, Firmin RK.The infammatory and coagulative response to prolonged extracorporeal membrane oxygenation. ASAIO J, 1999, 45(4):250–263.

[3] Lehle K, Philipp A, Gleich O, et al. Effciency in extracorporeal membrane oxygenation cellular deposits on polymethylpentene membranes increase resistance to blood fow and reduce gas exchange capacity. ASAIO J, 2008, 54(6):612–617. https://doi.org/10.1097/MAT.0b013e318186a807.

[4] Wildschut ED, Ahsman MJ, Allegaert K, et al.Determinants of drug absorption in different ECMO circuits. Intensive Care Med, 2010, 36:2109–2116.

[5] Lawson DS, Ing R, Cheifetz IM, et al. Hemolytic characteristics of three commercially available centrifugal blood pumps. Pediatr Crit Care Med, 2005, 6(5):573–577. https://doi.org/10.1097/01.pcc.0000163282.63992.13.

[6] Burnside J, Gomez D, Preston TJ, et al.In-vitro quantifcation of gaseous microemboli in two extracorporeal life support circuits. J Extra Corpor Technol, 2011, 43:123–129.

[7] Yee S, Qiu F, Su X, et al. Evaluation of HL-20 roller pump and Rotafow centrifugal pump on perfusion quality and gaseous microemboli delivery. Artif Organs, 2010, 34(11):937–943. https://doi.org/10.1111/j.1525-1594.2010.01079.x.

[8] Lawson DS, Lawson AF, Walczak R, et al. North American neonatal extracorporeal membrane oxygenation (ECMO) devices and team roles: 2008 survey results of Extracorporeal Life Support Organization (ELSO) centers. J Extra Corpor Technol, 2008, 40(3):166–174.

[9] Lawson DS, Walczak R, Lawson AF, et al. North American neonatal extracorporeal membrane oxygenation (ECMO) devices: 2002 survey results. J Extra Corpor Technol, 2004, 36(1):16–21.

[10] Drinker PA, Bartlett RH, Rishon MB, et al. Augmentation of membrane gas transfer by induced secondary fows. Surgery, 1969, 66(4):775–781.

[11] Diller TE, Mikic BB, Drinker PA. Shear-induced augmentation of oxygen transfer in blood. J Biomech Eng, 1980, 102:67–72.

[12] Gaylor JDS. Membrane oxygenators: current developments in design and application. J Biomed Eng, 1988, 10:541–547.

[13] Mueller T, Lubnow M, Philipp A, et al. Extracorporeal pumpless interventional lung assist in clinical practice: determinants of effcacy. Eur Respir J, 2009, 33:551–359.

[14] Johnson P, Frohlich S, Westbrook A. Use of extracorporeal membrane lung assist device (Novalung) in H1N1 patients. J Card Surg, 2011, 26(4):449–452. https://doi.org/10.1111/j.1540-8191.2011.01261.x.

[15] Kolobow T, Bowman RL. Construction and evaluation of an alveolar membrane artifcial heart-lung. ASAIO J, 1963, 9:238–243.

[16] Khoshbin E, Roberts N, Harvey C, et al. Poly-methyl pentene oxygenators have improved gas exchange capability and reduced transfusion requirements in adult extracorporeal membrane oxygenation. ASAIO J, 2005, 51(3):281–287. https://doi.org/10.1097/01.mat.0000159741.33681.f1.

[17] Montoya JP, Shanley CJ, Merz SI, et al. Plasma leakage through microporous membranes: role of phospholipids. ASAIO J, 1992, 38(M399-M405):M399–405.

[18] Eash HJ, Jones HM, Hattler BG, et al. Evaluation of plasma resistant hollow fber membranes for artifcial lungs. ASAIO J, 2004, 50(5):491–497. https://doi.org/10.1097/01.

mat.0000138078.04558.fe.

[19] Puis L, Ampe L, Hertleer R.Case report: plasma leakage in a polymethylpentene oxygenator during extracorporeal life support. Perfusion, 2009, 24(1):51–52. https://doi.org/10.1177/0267659109106294.

[20] Antonucci E, Lamanna I, Fagnoul D, et al. The impact of renal failure and renal replacement therapy on outcome during extracorporeal membrane oxygenation therapy. Artif Organs, 2016, 40(8):746–754. https://doi.org/10.1111/aor.12695.

[21] Ostermann M, Connor M Jr, Kashani K. Continuous renal replacement therapy during extracorporeal membrane oxygenation: why, when and how? Curr Opin Crit Care, 2018, 24(6):493–503.https://doi.org/10.1097/MCC.0000000000000559.

[22] Fosse E, Moen O, Johnson E, et al. Reduced complement and granulocyte activation with heparin-coated cardiopulmonary bypass. Ann Thorac Surg, 1994, 58:472–477.

[23] Jansen PGM, Velthius H, Huybregts RAJM, et al. Reduced complement activation and improved postoperative performance after CPB with heparin-coated circuits. J Thorac Cardiovasc Surg, 1995, 110:829–834.

[24] Pekna M, Hagman L, Halden E, et al. Complement activation during cardiopulmonary bypass: effects of immobilized heparin. Ann Thorac Surg, 1994, 58:421–424.

[25] Gravlee GP. Heparin-coated cardiopulmonary bypass circuits. J Cardiothorac Vasc Anesth, 1994, 8(2):213–222.

[26] Gu YJ, van Oeveren W, Akkerman C, et al. Heparincoated circuits reduce the inflammatory response to cardiopulmonary bypass. Ann Thorac Surg, 1993, 55:917–922.

[27] Ranucci M, Ballotta A, Kandil H, et al. Bivalrudin-based versus conventional heparin anticoagulation for postcardiotomy extracorporeal membrane oxygenation. Crit Care, 2011, 15:R275.

[28] Silvetti S. Do we need heparin coating for extracorporeal membrane oxygenation? New concepts and controversial positions about coating surfaces of extracorporeal circuits. Artif Organs, 2015, 39:176–179.

[29] Cuker A. Clinical and laboratory diagnosis of heparin-induced thrombocytopenia: an integrated approach. Semin Thromb Hemost, 2014, 40:106–114.

[30] Pollak U, Yacobobich J, Tamary H, et al. Heparin-induced thrombocytopenia and extracorporeal membrane oxygenation: a case report and review of the literature. J Extra Corpor Technol, 2011, 43(1):5–12.

[31] Beiderlinden M, Treschan T, Gorlinger K, et al. Argatroban in extracorporeal membrane oxygenation. Artif Organs, 2007, 31(6):461–465.

[32] Pappalardo F, Maj G, Scandroglio A, et al. Bioline heparincoated ECMO with bivalirudin anticoagulation in a patient with acute heparin-induced thrombocytopenia: the immune reaction appeared to continue unabated. Perfusion, 2009, 24:135–137.

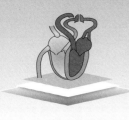

第3章
体外膜肺氧合（ECMO）模式

Jonathan Eaton, Christopher Trosclair, L.Keith Scott

理解与应用体外循环的能力已成为重症医学工作中的关键。体外生命支持（ECLS）集合了用于支持由于各类原因所导致心肺功能衰竭疾病中的一系列治疗手段，包括加强氧合、二氧化碳去除、循环支持或它们的联合。体外膜肺氧合（ECMO）通过体外循环管路实现体内氧气（O_2）和二氧化碳（CO_2）的交换。本章所有术语明确排除了外科手术中的体外循环支持。ECLS 已从挽救性治疗迅速发展为早期干预性治疗。上述变化主要源于我们对该技术的掌握愈加熟练、该技术自身的不断发展，以及在流感和新型冠状病毒肺炎（COVID-19）流行期间所积累的宝贵临床经验。

本章主要介绍成人 ECMO，尤其是与支持急性呼吸窘迫综合征（ARDS）相关的静脉-静脉 ECMO（VV-ECMO），因为这是该领域近年来发展的主要方向。然而，临床从业者同样也需明确静脉-动脉 ECMO（VA-ECMO）、体外心肺复

J. Eaton · L. K. Scott (✉)
ECLS Program, Critical Care Medicine, Louisiana State University Health Shreveport, Shreveport, LA, USA

Critical Care Medicine Division, LSU Health Shreveport, Shreveport, LA, USA
e-mail: jonathan.eaton@lsuhs.edu; keith.scott@lsuhs.edu

C. Trosclair
ECLS Program, Critical Care Medicine, Louisiana State University Health Shreveport, Shreveport, LA, USA

Critical Care Medicine, LSU Health Shreveport, Shreveport, LA, USA
e-mail: christopher.trosclair@lsuhs.edu

© The Author(s), under exclusive license to Springer Nature Switzerland AG 2022
G. A. Schmidt (ed.), *Extracorporeal Membrane Oxygenation for Adults*, Respiratory Medicine, https://doi.org/10.1007/978-3-031-05299-6_3

苏（eCPR）和体外二氧化碳去除（ECCO$_2$R）的启动指征和时机，这些内容会在本书第10章和第16章进行阐述。正中胸骨切开术的中心置管不在本章讨论范围内，本章重点介绍经颈动脉、股动脉或股静脉、颈内静脉、锁骨下静脉等进行外周置管。

相关术语

本节内容依据国际通识建议介绍有关ECLS的标准化术语[1]。通过全身动脉（A）、全身静脉（V）或肺动脉（P）的通路，分别用大写英文字母标注不同主要通路部位。用于防止肢体缺血的次要动脉通路简写为"a"。插管部位包括颈动脉（c）、股动静脉（f）、颈静脉（j）及锁骨下血管（s）（表3.1）。当使用双腔套管时，可以在前缀上标注"dl"以说明。例如，当VV-ECMO模式下使用经右股静脉引流套管和右颈静脉灌注套管时，可表达为"VV-ECMO，V_f-V_j配置"。

引流及灌注方式的选择多种多样，各有优缺点和不同的生理学影响。大多数成人ARDS患者选用VV-ECMO模式，该模式下引流端自大中心静脉或右心房起始，经循环系统的静脉侧灌注。如需循环支持选用VA-ECMO模式，则灌注端为主动脉（或其他大动脉）。偶尔使用混合模式，即血液自中心静脉端引流，经过膜氧合后，灌注至中心静脉和动脉循环，简称VVA-ECMO。当ECCO$_2$R作为首要目标时，患者自身血压差可驱动血流通过低阻膜肺实现引流灌注（AV ECCO$_2$R）。或者，在VV-ECCO$_2$R模式下，从大静脉端引流，泵入膜肺，再返回大静脉，实现二氧化碳交换清除。本章后文介绍了每种模式的管路方案、生理影响、患者个体化治疗模式及各模式的优势（表3.2，表3.3）。

表3.1 开展ECMO的中心使用的规范记录ECLS插管配置的正确术语

	简称	
通路（主要：大写；次要：小写）	A 或者 a	全身动脉
	V	全身静脉
	P	肺动脉
插管部位	c	颈动脉
	f	股血管
	j	颈静脉
	s	锁骨下静脉

表 3.2 可选模式：静脉 – 静脉（VV）、静脉 – 动脉（VA）或无泵式动静脉（AV）

模式	适应证
VV	ARDS
	重症肺炎
	COPD 加重
	哮喘持续状态
	终末期肺病备肺移植阶段
VA	ARDS 伴急性肺心病
	大面积肺栓塞
	心脏外科术后
	eCPR（ECMO 辅助下的心肺复苏）
无泵式 AV	COPD 加重
	哮喘发作
	ARDS 下超肺保护性通气策略

ARDS：急性呼吸窘迫综合征；COPD：慢性阻塞性肺疾病；eCPR：体外心肺复苏

表 3.3 静脉 – 静脉（VV）和静脉 – 动脉（VA）ECMO 的优缺点比较

因素	VV	VA
插管	1 根可以满足	需要 2 根
气体交换效率	较低	较高
PaO_2	较低	较高
再循环程度	中等	无
RV 负荷	影响小	下降
LV 负荷	无影响	上升
全身脉搏	正常	下降
全身栓塞风险	低	较高
循环压力	较低	较高

RV：右心室；LV：左心室；PaO_2：动脉氧分压

静脉 – 静脉 ECMO（VV-ECMO）

VV 循环管路

VV-ECMO 主要适用于孤立性、难治性呼吸衰竭的气体交换。由于该模式下，血液经静脉系统引出又回到静脉系统,并不提供直接的循环支持,足够的自身心功能是必要的[2]。

VV ECLS 插管可通过两根插管或单根双腔套管(即放置在一根血管腔内的单根双腔套管)实现。两根插管通路一般在紧急插管或透视下,经食管引导不可行时采用。通常,插管经股静脉和颈内静脉通路置于下腔静脉(IVC)和上腔静脉(SVC)内(图 3.1)。双腔套管兼具引流和灌注的通道,仅需 1 个置管位点(图 3.2)。双腔套管最终使引流端口均位于 SVC 和 IVC(跨越右心房),而灌注端口位于右心房内朝向三尖瓣瓣口。这两种管路配置,血流均从中心静脉导管通过外部管路流向血泵、膜肺、加热器及其他管路组件(见第 2 章),然后返回中心静脉或右心房。而在 VV 模式中,血液从中心静脉循环流出并返回,一些经 ECMO 充分氧合的灌注血流又立刻被引流至体外,该过程被称为"再循环"。再循环会产生一部分闭路血液循环,从而降低氧合效率。再循环程度很大程度上取决于插管位置,但也受血管内容量状态、全身循环血量和患者体位的影响。

单穿刺点双腔套管理论上具备一定优势,例如与双插管技术相比可减少再

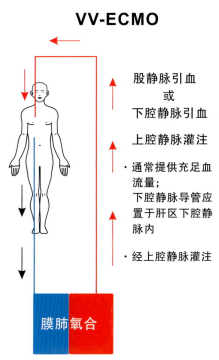

图 3.1　VV ECLS 双插管模式示意图。血液从静脉导管引出后灌注至上腔静脉;配置:Vf-Vj ECMO

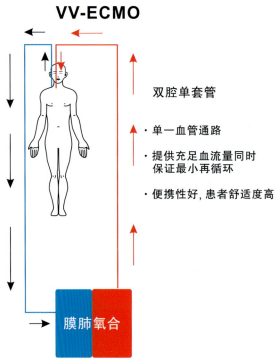

图 3.2 双腔单套管 ECMO 标准配置示意图。血液通过远端（下腔静脉）和近端（上腔静脉）端口引出，通过位于三尖瓣口端口返回；配置：(dl) V_j-V ECMO

循环程度[3]。但缺点包括成本增加、套管直径更大、风险更高，以及需连续可视化技术全程辅助插管（见第 4 章）。双腔套管与双插管相比，费用更昂贵，但随着医疗技术的发展和更多供应商进入市场，该成本可能会相应降低。成人 VV ECLS 双腔套管可选尺寸为 23~32 Fr。循环管路实际血流量与套管直径强相关，因此最好选用最大直径的套管。一般经验法则是，血管直径（单位：毫米；借助床旁实时超声测量）至少应为套管尺寸（单位：Fr）的 1/3。这可以在插管前使用床旁血管超声评估，同时还可以排除置管处的其他复杂情况，如大块血栓或狭窄等。双腔套管插管术比单腔双插管术更具挑战性和风险性。导丝置入 IVC 期间需明确尖端位置，且导管置入过程应连续性观察（经胸或经食管超声心动图或透视下引导），以防灾难性大血管及心脏损伤事件发生，因此也需要更多专业人员、空间和设备（见第 4 章）。

VV-ECMO 的生理意义

VV-ECMO 的生理学已在本书第 1 章详细阐述，但本节着重强调以下几点内容：第一，由于氧合后的血液灌注至静脉循环，其会与未被引流导管捕获的静脉血混合。这导致混合后的血氧饱和度（SO_2）常常在85%左右，即使膜后氧分压（PO_2）可能高达400 mmHg。由于上述混合血液通过衰竭的肺组织，其结果一般代表全身 PO_2 水平，但仍低于大多数临床医生的预期值，且正如下文所述，该值也低于 VA-ECMO 期间的 SO_2。然而，只要总心输出量足够，80% 的 SO_2（甚至70%）通常耐受良好。最重要的是，提高自身心输出量比例，可增加引流导管捕获的血流和流向膜的血流，从而升高动脉血氧饱和度（SaO_2）。因此，充分氧合通常要求循环血流速高达 3~5 L/min，但该流速会导致溶血、再循环或管路"颤动"（当套管周围的大静脉塌陷时）。如果 ECLS 的主要治疗目标为 $ECCO_2R$（见第10章），则可使用更低的流速及较小直径的套管。对于以高碳酸血症为主要特征的患者，如慢性阻塞性肺疾病（COPD）喘息症状持续恶化或因严重 ARDS 需超肺保护机械通气策略等，使用 VV 循环管路行 $ECCO_2R$ 模式也是有效的。

VV-ECMO 的第二个生理学影响是，该模式实际上对循环无直接影响，这是因为经静脉系统引流和灌注静脉系统的血液量相等。基于上述原理，当左右心功能和肺循环功能都相对完好时，VV-ECMO 才是合适的选择。因此，该模式主要用于孤立性、难治性呼吸衰竭患者。约 1/4 的重症 ARDS 患者存在右心室功能障碍，这与肺损伤、缺氧、血栓形成和机械通气等引起的肺血管效应有关。如有严重的肺心病，VA-ECMO 可能更适宜。另一方面，VV 模式具有二阶效应，能降低右心室负荷。例如，从某种程度上而言，膜肺可以部分取代机械通气，通常呼吸机参数会设定更小的潮气量和呼气末正压通气（PEEP），这导致右心室负荷降低。同样地，一旦肺循环灌注了高 PO_2、低 PCO_2 的血液，肺血管阻力则急剧下降。一项关于重症 ARDS 使用 ECMO 的 CESAR 临床试验研究结果表明，试验期间所有患者均使用 VV-ECMO 支持，且在研究中均未过渡至 VA-ECMO 模式。相对于 VV 模式而言，VA-ECMO 可以全面支持循环，因此更适用于大面积肺栓塞、ARDS 并发严重肺心病、eCPR 或心外术后状态等情况（表3.2）。血流动力学不稳定预期需要使用 ECLS 支持的患者，识别循环衰竭（如可使用超声心动图评估）很重要，因为这可能会影响 VV-ECMO 或 VA-ECMO 模式选择。

VV-ECMO 的优点

由于 VV 模式下，血液灌注至中心静脉而非动脉，其具备多种优势（表3.3），包括：全身性栓塞风险较低，例如灾难性脑栓塞或冠状动脉栓塞；无全身性动脉损伤，不会导致出血及肢端末梢缺血；管路压力降低，从而减少发生灾难性管路失功的风险；单插管即可实现体外循环支持，有助于患者日常活动（详见

第 4 章）。VV-ECMO 还可以维持全身体循环的脉动性，该特性在 VA 模式中存在一定程度的缺失。最后，VV 模式拔管可在床旁进行，无需手术修复或血管结扎。

VA-ECMO

VA-ECMO 可同时提供心脏和呼吸支持[4]。因此对于呼吸衰竭但心功能保留的成人患者，VV-ECMO 更适合，且避免了大口径动脉插管的相关风险。

VA 管路

在 VA ECLS 中，血液从静脉循环套管中引出，而套管一般直接通过右心房（RA）手术插管置入或使用静脉插管术置入，套管尖端一般位于 RA、SVC 或 IVC 中。新生儿和婴儿的血液一般通过颈动脉灌注（图 3.3），而大龄儿童和成人的血液一般通过降主动脉（经股动脉）灌注（图 3.4）。灌注套管放置部位取决于所需的血流量。如需完全循环支持 [如新生儿中为 100~125 mL/（kg·min）]，那么外周动脉阻力过高则不足以提供充足的血流量。由于血流量很大程度取决

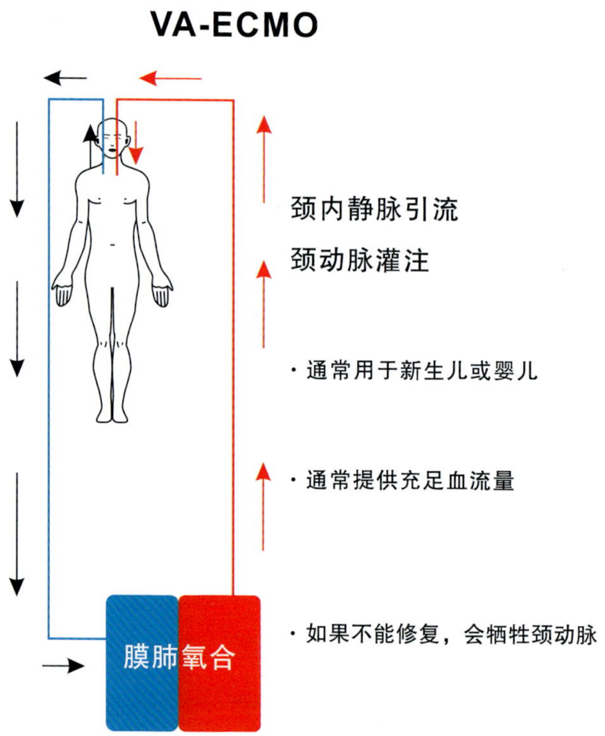

VA-ECMO

- 颈内静脉引流
- 颈动脉灌注

· 通常用于新生儿或婴儿

· 通常提供充足血流量

· 如果不能修复，会牺牲颈动脉

膜肺氧合

图 3.3 新生儿及婴幼儿静脉 – 动脉插管示意图。流出套管经颈内静脉插入，血液通过颈总动脉灌注管路返回。模式：V_j-Ac ECMO

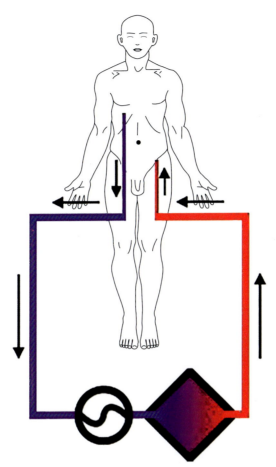

图 3.4 大龄儿童及成人插管示意图。引流套管经右股总静脉插入,血液通过左股总动脉灌注套管返回。模式:V_f-A_f ECMO

于插管直径,所以通常选用最大尺寸的插管。血管超声可以协助判断血管直径的大小,为选择插管提供依据,且协助避免阻塞其远端动脉血流。如果动脉插管累及或阻断了营养血流,则会严重影响下肢灌注,可再放置一个通向远端的小导管提供额外的血流(图 3.5)。右心房和升主动脉根部置管允许使用更大尺寸的插管,以提供更大的血流量及可靠地维持冠状动脉及脑灌注,但会造成手术伤口和胸骨处的出血,以及增加两次手术的风险和费用。

VA-ECMO 的生理意义

虽然 VA-ECMO 和 VV-ECMO 气体交换效果相似,但二者仍存在重要区别。首先,VA 模式下的动脉氧分压(PaO_2)值通常较高,因为大部分血液流经管路,而经过衰竭的自身循环的血液相对较少。相比之下,VV 模式中,大量静脉血

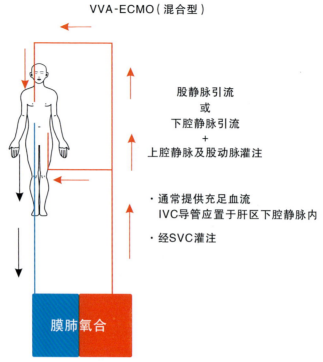

图 3.5 混合型 ECMO 插管示意图。起始配置为 VA（V_f-A_f），由于上半身缺氧，转换为 VVA 模式。该配置（V_f-V_j-A_f）ECMO 也用于 VV 支持时需进一步循环支持，添加 VA 部件时

液（去氧合血液）不会被引流导管捕获，而是流经病肺，形成静脉混合血，导致较低的 PaO_2 值。其次，VA-ECMO 中插管位置避免了发生再循环的可能性，从而使气体交换效率更高。最后，PaO_2 通常存在梯度，这与从降主动脉逆行回流的氧饱和血及来自机体自身心输出量并通过主动脉顺行的氧未饱和血的竞争有关。

自身心输出量越高，肺部病变越多，近端主动脉 PO_2 就越低，且远端 PO_2 梯度效应就越明显。通常，右上肢 PaO_2（脉搏 SO_2 与之类似）低于左上肢或双下肢。而且冠状动脉和颈动脉由近端主动脉供血，动脉血氧值的波动可能会进一步影响循环或神经系统。

虽然 VV-ECMO 和 VA-ECMO 气体交换差异不大，但各自的循环生理完全不同。VV-ECMO 本质上无任何循环作用，但 VA-ECMO 的基本功能是提供循环支持，将氧合后的血液在生理灌注压下泵回动脉循环。由于血液从腔静脉或右心房抽吸，因此 VA-ECMO 会减少右心室负荷，比如该模式可用于大面积肺栓塞情况。但是，左心室负荷并没有相同获益。尽管左心室接受更少的肺部血液，但衰竭的左心室的每搏输出量很小，尤其是当体外支持将血压升高至正常水平时。与机体自身心输出量下降相关的是，主动脉根部的血流速度可能因血液淤

滞而变得缓慢。这会促进血栓形成、增加卒中或全身性栓塞等风险。此外，心最小静脉和其他来源血流汇入左心室，这导致心室扩张发生相关并发症，如肺水肿和右心室过负荷。因此，需增强左心室收缩力，监测左心房及左心室大小，尽可能减轻左心室压力。此类措施应包含在 VA ECLS 管理路径中。减少左心室张力的一种方法是排空左心房。中心插管的患者可通过直接手术实施。而经外周插管的患者，排空左心房则更具挑战性。这其中包括经皮房间隔成形术、经小型开胸术插入排血管或主动脉内球囊反搏（IABP）。IABP 可能阻碍 ECLS 中血流通过降主动脉返回，或者来自股动脉插管的血流可能与 IABP 的充气状态形成竞争状态[3]。然而，一些研究表明，IABP 可以通过减轻左心室负荷而增加大脑和冠状动脉血流灌注。

VV-ECMO 和 VA-ECMO 的另一区别是对全身脉搏的影响。由于泵血流是非脉冲性的，因此全身血压往往缺乏变异性，这可能与自身循环也有一定关系。尽管平均动脉压处于正常范围，但与正常生理情况相比，VA-ECMO 时的收缩压显著降低（舒张压升高）。虽然非搏动性全身血压被认为可能会导致肾功能障碍，但这未在实践中得到证实。平均血压与总循环血流、自身心输出量和全身血管阻力相关。通过评估平均血压、中心静脉氧合血红蛋白饱和度、乳酸水平和末端器官功能，可判断灌注的充分性，但与脉搏轮廓分析相关的指标则是无效的（包括许多现代微创心输出量测量技术）。然而，外周动脉换能器上脉动波形的恢复可作为评估心脏康复的一个有效指标。

VA-ECMO 的优点

与 VV-ECMO 相比，VA 模式具有更高效的气体交换效率，且无再循环发生可能。全身 PO_2 通常比 VV 模式高得多，尽管如上文所述，但有时在脑血流、冠状动脉或右上肢中并非如此。最重要的是，正如此前讨论的，VA 的血流动力学效应允许完全的循环支持，包括减轻右心室负荷，但 VV 模式并不能。因此，eCPR 即使在完全心搏骤停的患者中也是可行的。

混合 ECMO 配置

传统 ECMO 配置存在一定的局限性。例如，VA-ECMO，尤其是经外周插管时，不能为心脑氧合提供充足支持。同样对于心功能恶化的患者，使用 VV-ECMO 时，可能需要一定的血流动力学支持。因此，混合型 ECMO 应运而生。在过去的几年里，大量不同配置已被报道。我们重点关注那些数据表现最好的模式（图 3.5）。

VVA-ECMO

在此配置下,一个静脉引流套管通向血泵和人工膜肺,然后血液灌注右心房(或腔静脉)及全身动脉(图3.5)。当患者使用VA-ECMO但伴随持续性上肢、心脏或大脑缺氧时,可启动该模式。通常面临肺功能恶化和进入左心房的血液逐渐低氧。可在IVC、SVC或右心房中放置第二个静脉套管(引流套管,通过"Y"形连接器接入动脉灌注管),得以允许完全氧合的血液流经肺脏组织,提高通过左心和进入主动脉近端的SO_2。缺点在于血流直接从动脉系统分流,可能会减少氧输送。增加管路流速可弥补这一点,但也会受套管尺寸和静脉引流充分性的限制。此外,静脉引流套管接触管路的动脉分支后,大部分血液会优先流向压力较低的静脉系统。这可能对平均动脉压产生负面影响,但在流向肢体的静脉分支管路上应用部分夹闭可补救这一点(图3.6)。

或者,当患者在VV-ECMO治疗期间合并心功能障碍时(如进展性肺心病),可启动该混合模式。如今,增加动脉引流套管可减轻右心室负荷并直接支持循环。这种配置通常伴随对循环的显著正性肌力支持作用。

其他混合模式包括联合VV-ECMO及IABP支持,或实施房间隔成形术以减

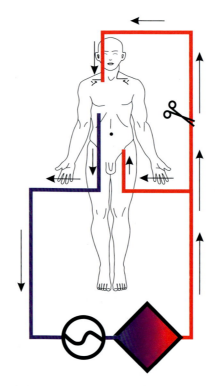

图3.6 VVA插管示意图,其中静脉流入侧部分使用管路阻断钳夹闭

轻具有严重静脉闭塞性疾病的患者的右心室负荷。这些混合模式及其对 ECMO 持续时间、并发症或生存预期的影响的相关研究数据很少。一个小型系列研究表明，ARDS 患者起始使用或过渡至 VVA 模式后，其存活率似乎更高。然而，从 VV 过渡至 VVA 的基本理由不太明确，但似乎与机械性问题相关（如静脉引流不良），而不是提高心输出量。

$ECCO_2R$ 模式

以 $ECCO_2R$ 为主要目标可通过以下 3 种方式实现：①静脉 – 静脉插管通路（VV $ECCO_2R$）使用低流量和标准 ECMO 管路，调整为针对去除 CO_2 或使用 CO_2 去除专用膜；②动静脉无泵系统（AV $ECCO_2R$）；③改造连续性肾脏替代治疗（CRRT）管路系统，整合入 CO_2 去除膜。下面我们将详细讨论每个模式的优缺点。

VV $ECCO_2R$

Gattinoni 及其同事是第一批使用体外装置进行有效 CO_2 清除的团队之一[5]。具体方法是使用血泵从静脉系统抽吸血液，经气体交换器后，再返回静脉系统。由于 CO_2 比 O_2 更易扩散通过膜肺，因此管路中仅要求较低的血流量，这也意味着可选用更小尺寸的套管、更细的管路管及更低的泵速。理论上讲，这可以减少溶血及插管相关并发症等风险，同时提供充分呼吸支持以便下调呼吸机参数[6]。虽然通过更粗的管路也可实现 CO_2 去除，但并无潜在优势。

VV $ECCO_2R$ 可用于以阻塞性生理障碍为主的疾病，如 COPD 恶化或哮喘持续状态（以预防插管或快速缓解症状），如第 10 章所述。最近，VV $ECCO_2R$ 已被应用于 ARDS 的超肺保护通气策略中，其允许低至 2~4 mL/kg 的潮气量。

VV $ECCO_2R$ 已成功应用于救治 COVID-19 相关高碳酸血症的呼吸衰竭。一个系列病例报道，29 例 COVID-19 患者接受了 $ECCO_2R$ 治疗，该 CO_2 去除装置充分控制了患者体内的 CO_2 及 pH 水平[7]。该模式的并发症主要由插管引起，而无明显出血、溶血或装置失效等。其他研究也报告了类似经历[8]。图 3.7 展示了一种 VV $ECCO_2R$ 装置，其目前仍在接受美国食品药品监督管理局（FDA）的审查。

AV $ECCO_2R$

AV $ECCO_2R$ 是一种无泵式动静脉二氧化碳去除装置。体内 CO_2 去除通过低阻中空纤维氧合器和简化体外管路，依靠自身血压驱动。该体外支持模式已被证实对主要合并高碳酸血症和呼吸性酸中毒的成人急性肺损伤患者安全有效[9]。

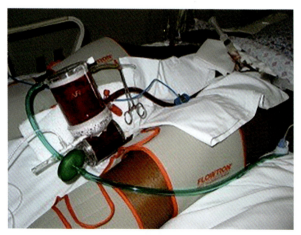

图 3.7 A_f-V_f 配置的 AV ECCO$_2$R 图示。该简易无泵系统将动静脉插管连接到中空纤维氧合器中,通过氧供气流去除二氧化碳

数学模型表明,使用仅占心输出量 10%~15% 的体外循环分流量,且氧供气流/血流比为 5 或更高,就能实现全部 CO_2 清除[10]。一项临床试验结果表明,血流速度大于 500 mL/min 时,CO_2 平均去除率为 112 mL/min。管路中的血流量主要与动脉插管尺寸(管路中阻力最高的部件)以及动静脉系统之间的压力梯度相关。

管路通常比较简单。使用 Selding 技术插入 12~14 Fr 的动脉插管。随后使用大尺寸 F 型导管插入静脉套管,以确保血流低阻力且以最大流速通过氧合器。氧气作为清扫气体,改变其流量可改变 CO_2 去除量。该装置在危及生命的哮喘、COPD 加重及 ARDS 治疗方面已显现一定的效果[12]。

CVVRRT

肾脏替代治疗(RRT)期间发生呼吸衰竭的患者也许可以使用 CVVRRT。该模式中,在 RRT 回路中插入了一个气体交换膜。总体而言,该系统可处理高达 450 L/min 的血流,但由于插管和管路压力限制,流速大多被限制在 200~300 mL/min[13]。该模式的应用尚处于起步阶段,仍存在许多局限性,其推广使用仍需进一步的研究。

(石秦东 沙莎 译,陈秀凯 李昊 审)

参考文献

[1] Conrad SA, Broman LM, Taccone FS, et al, The extracorporeal life support organization

[2] Brodie D, Bacchetta M. Extracorporeal membrane oxygenation for ARDS in adults, N Engl J Med, 2011, 365(20):1905–1914.

[3] Schroeter T, Vollroth M, Höbartner M, et al. Extracorporeal Membrane Oxygenation and Intra-Aortic Ballon Pum–an appropriate combination or useless battle of materials? Thorac Cardiovasc Surg, 2013, 61(S 01):OP19.

[4] Nguyen DQ, Kulick DM, Bolman RM III, et al, Temporary ECMO support following lung and heart-lung transplantation, J Heart Lung Transplant, 2000, 19(3):313–316.

[5] Gattinoni L, Kolobow T, Tomlinson T, et al. Low-Frequency positive pressure ventilation with exfracorporeal carbon dioxide removal (LFPPV-ECCO$_2$R): An experimental study. Anesthesia & Analgesia(2014-05-20）.http://journals.lww.com/anesthesia-analgesia/Fulltext/1978/07000/Low_Frequency_Positive_Pressure_Ventilation_with.18.aspx,

[6] Fanelli V, Costamagna A, Terragni PP, et al, Low-fow ECMO and CO2 removal//Sangalli F, Patroniti N, Pesenti A, editors, ECMO-extracorporeal life support in adults. Milan: Springer, 2014：303–315.

[7] Akkanti B, Jagpal S, Darwish R, et al. Physiologic improvement in respiratory acidosis using extracorporeal Co2 removal with hemolung respiratory assist system in the management of severe respiratory failure from coronavirus disease 2019. Crit Care Explor, 2021, 3(3):e0372.

[8] Boparai S, Keith Scott L, Conrad S, et al. Extra-corporeal carbon dioxide removal in COVID-19 ARDS. Chest, 2020, 158(4):A1029.

[9] Brunston RL Jr, Tao W, Bidani A, et al. Prolonged hemodynamic stability during arteriovenous carbon dioxide removal for severe respiratory failure. J Thorac Cardiovasc Surg, 1997, 114(6):1107–1114.

[10] Conrad SA, Brown EG, Grier LR, et al. Arteriovenous extracorporeal carbon dioxide removal a mathematical model and experimental evaluation. ASAIO J, 1998, 44(4):267–227(2014-05-16). http://journals.lww.com/asaiojournal/Fulltext/1998/07000/ Arteriovenous_Extracorporeal_Carbon_Dioxide.7.aspx,

[11] Conrad SA, Zwischenberger JB, Grier LR, et al. Total extracorporeal arteriovenous carbon dioxide removal in acute respiratory failure: a phase I clinical study. I. Intensive Care Med, 2001, 27:1340–1351.

[12] Mauri T, Zanella A, Pesenti A. Extracorporeal gas exchange: present and future//Jean-Louis VP, editor, Annual update in intensive care and emergency medicine 2013.Berlin Heidelberg: Springer, 2013：609–619.

[13] Grant AA, Hart VJ, Lineen EB, et al. Rescue therapy for hypercapnia due to high PEEP mechanical ventilation in patients with ARDS and renal failure. Artif Organs, 2019, 43:599–604.

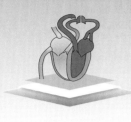

第 4 章

血管通路

Steven A. Conrad

引 言

体外膜肺氧合（ECMO）需要与心输出量相当的高体外流量。进入中心循环提供和维持足够气体交换所需的血流量，是体外支持成功最重要的方面之一。体外流量不足可能导致无法提供足够的支持，并限制 ECMO 的所有潜在益处。插管和插管插入技术的差异很大，每种方法的选择取决于支持的目标和模式、插管配置、患者的体型、血管的尺寸，以及机构和后勤问题。

了解插管设计、血流动力学和插管技术，是安全有效地应用体外支持的基础。本章中的术语和缩写符合体外生命支持（ECLS）组织制定的《马斯特里赫特条约体外生命支持术语》[1-2]。

体外支持套管

长期以来短期套管主要用于体外循环，现在市面上的套管主要是专门针对 ECMO 长期生命支持而设计和销售的。市场上有多种用于外周血管通路的套管。

S. A. Conrad (✉)
Departments of Medicine, Emergency Medicine, Pediatrics and Surgery, Louisiana State University Health Sciences Center, Shreveport, LA, USA

Ochsner LSU Health Academic Medical Center, Shreveport, LA, USA

LSU Health Shreveport, Shreveport, LA, USA
e-mail: steven.conrad@lsuhs.edu

© The Author(s), under exclusive license to Springer Nature Switzerland AG 2022
G. A. Schmidt (ed.), Extracorporeal Membrane Oxygenation for Adults, Respiratory Medicine, https://doi.org/10.1007/978-3-031-05299-6_4

这些套管插入技术（经皮或外科）、血流方向（引流血液或灌注血液）和管壁加固方面有所不同，并且有不同的长度和直径，以适应不同入路的血管选择。经皮外周置管的套管与外科置管的套管在特征上有一些细微差异。经皮插管配备的初级扩张器（或者称为 ECMO 套管的"内芯"），其末端为一段较长的锥形结构，扩张器设计为中空的以便于指引导丝的插入和撤离，而外科插管配备一个末端较短且非中空的钝性扩张器。经皮套管的尖端被设计成锥形并紧贴初级扩张器，便于通过组织插入，而这一特性在外科套管中是可选的。

钢丝强化套管包含一层螺旋缠绕的金属钢丝，嵌在套管壁内。这种加固使套管可以弯曲而不扭曲，防止外部压力使其变扁，并防止管腔受到负压时发生塌陷。由于这些问题可能导致难以进行体外循环支持，因此强化套管是首选。

单腔设计

单腔套管是静脉-动脉（VA）和动静脉血管通路所必需的，也是静脉-静脉（VV）通路的可选方法。有两种基本设计，用于引流或灌注（通常分别称为静脉插管和动脉插管）。引流套管的特点是长度较长（最长可达 50 cm），可用直径较大（最大可达 29 Fr），远端段较长，有多个侧孔，便于引流。长度较长可以使导管尽可能深地插入中心静脉以获得更好的血流，如上腔静脉（SVC）或下腔静脉（IVC）（图 4.1a）。引流套管的设计有不同的位置和侧孔配置。灌注套管设计的特点是长度较短，末端较短，侧孔数量有限，因为不需要插入更深的位置，并且流量不像引流套管那样依赖于侧孔（图 4.1b）。过多的侧孔会增加引流套管内血液溶血的风险。

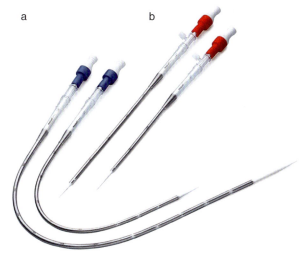

图 4.1 经皮插管的单腔套管。（a）引流套管长度较长，沿远段多处分布多个侧孔。（b）灌注套管，其长度较短，且靠近套管尖端的侧孔有限（经 Gettinge 许可使用）

最近市场上推出了可扩展、金属丝加强的、远端为无壁钢丝网型的套管。这些套管可以在血管内扩张到更大的直径以减少流动阻力,远端钢丝网保持血管通畅以改善引流[3]。

双腔设计

包含两个管腔的单根双腔套管是一种较新的设计,有助于VV支持在呼吸衰竭患者中的应用。虽然套管是为经皮插入设计的,但也可通过手术置入。目前有两种基本设计,具有支持不同需求的功能。

双腔静脉设计需要通过颈内静脉插入,套管穿过右心房,尖端位于IVC(Avalon Elite,Maquet Cardiopulmonary,Rastatt,Germany and Crescent,Medtronic,Bloomington,MN,USA)[4-5](图4.2)。引流管腔的长度几乎和整根套管的长度相近,有两个引流开口,分别位于IVC和SVC。灌注管腔长度有限,止于右心房,灌注管腔开口指向三尖瓣。这种双腔静脉导管设计有效地分隔了IVC和SVC的回流,从而实现了更有效的全身氧输送和更低的再循环。与两个部位的单腔插管可出现20%~30%的再循环分数不同,单根血管内的双腔静脉套管的再循环分数为2%~3%,这是这种套管特有的低再循环分数[4]。这些套管的尺寸涵盖从新生儿到成人的VV支持需求。

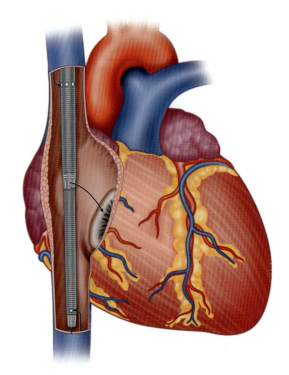

图4.2 双腔静脉套管的总体设计,用于下腔静脉(IVC)和上腔静脉(SVC)联合引流,并将血液回输至右心房,用于静脉–静脉(VV)体外支持

第二种设计类似于血液透析导管，有一个单一的近端引流端口和一个远端灌注端口。这种设计有两种类型。一种较长、直径较大的型号（Protek Duo，LivaNova PLC）旨在通过右颈内静脉插入主肺动脉，其近端引流管开口位于右心房，灌注管开口位于肺动脉。用于高流量 VV 支持，其附加优势是可以支持右心功能。由于肺动脉瓣阻止氧合血到达引流管开口，因此再循环极少，甚至没有。一种直径为 15.5 Fr 的更短、更小的类型可插入颈内静脉或股静脉（用于血液透析），用于体外二氧化碳去除（ECCO$_2$R）的低流量（500~800 mL/min）体外回路[6-7]（见第 10 章）。套管流量不得超过插入血管的流量，或再循环会限制有效的血液流量。通过颈内静脉置入 SVC 或通过股静脉置入髂静脉，通常可确保足够的血流。

插管血流量的决定因素

通过血管套管的血流，由套管根部的压力和套管尖端的血管内压力之间的差异驱动。虽然 ECMO 套管呈圆柱形，在层流存在的情况下，流量和压力之间的关系预计是线性的，但这种关系仅在层流占主导地位的流量范围的低端是线性的。流量（$\dot{Q}$）与压力梯度（ΔP）之间的层流关系可以用 Hagen-Poiseuille 方程来描述：

$$\dot{Q} = \frac{\Delta P \cdot r^4}{\mu \cdot L}$$

式中 r 为半径，L 为长度，μ 为血液黏度。最大限度地增加套管血流量需要可安全插入的最大直径套管，并保持尽可能短的长度。

在整个血流范围内，实际的压力 – 流量关系是非线性的，这很可能是由于随着流量的增加，管腔内和侧孔处的过渡流和湍流的发展。湍流增加了维持固定流量水平所需的压力梯度。这种非线性关系在图 4.3 所示的典型压力 – 流量图中展示。请注意，制造商使用水作为流体为他们的套管提供压力 – 流量数据，而产生流量所需的实际压力在血液中会更高。

患者准备

血管尺寸的测定

在手术插管时，暴露血管，根据目测尺寸选择插管。但在经皮插管之前确定套管直径则需要行影像学检查，以最大限度地减少并发症。在不确定血管尺寸的情况下，使用过大的套管可能导致静脉阻塞、插管失败或其他并发症，如血管撕裂或横断。套管过小可导致血流欠佳和无效支持。

床旁超声可提供颈部和腹股沟处的高质量图像。血管尺寸可通过使用内置测量工具确定（图4.4），并转换为用于测量套管尺寸的法国Joseph-Frédéric-Benoît Charrière描述的测量系统[8]。对于圆形的血管，血管直径（以毫米为单位）可以通过以下简单公式转换为法国尺寸：

$$Fr = D_{(mm)} \cdot 3$$

对于非圆形血管，Fr大小近似等于周长（mm）。用床旁超声仪器测量血管

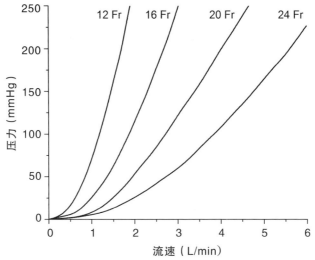

图4.3 不同尺寸单腔灌注套管的代表性压力–流量关系。图中呈现了由于套管复杂的几何结构引起的层流、过渡流和湍流的组合导致的流量和压力之间的非线性关系

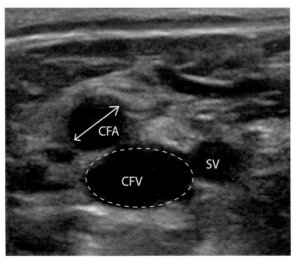

图4.4 股血管的超声图像。双头箭头表示股总动脉（CFA）的直径，椭圆表示大隐静脉（SV）插入处股总静脉（CFV）的周长。血管大小的计算方法为直径（mm）×3，或用周长（mm）

的直径和周长都很容易。选择的套管应比测量的血管小 10%~20%，以确保成功置入并防止血流完全阻塞。

感染控制

在长期体外支持治疗期间，感染并非少见风险[9]。由于体外支持可能需要数周时间，因此有必要采取措施以预防感染，并且在插管期间必须严格注意皮肤的无菌状态。完全的手术皮肤准备可使用含水和含醇的氯己定溶液完成，并应按照制造商的建议使用。例如，使用 4% 的氯己定时，推荐的方法是先擦洗 2 min，待皮肤干燥，然后重复擦洗。

对于未接受抗生素治疗的患者，可考虑采用抗生素静脉给药以进行围手术期预防，并根据机构指南选择抗生素和给药时间。除治疗基础感染所需的抗生素外，不建议在 ECLS 治疗期间继续预防性使用抗生素[10]。插入套管后，必须采用严格的无菌技术来预防插管相关感染。由于接受 ECLS 治疗的患者可能在数周内完全依赖支持系统，因此应采用积极的方法取代简单的纠正和观察感染，例如，每 24~48 h 重复使用 4% 氯己定水溶液对患处进行 2 min 的擦洗。

插管的技巧

常用插管技术有 3 种。曾经，所有插管都是由外科医生使用开放手术进行的。现在虽然一些血管仍需要开放插管，但在大多数情况下，外科插管已被经皮插管所取代，由外科医生、重症监护医生、介入医生和急诊医生实施。

经 皮

经皮插管已成功用于 VV 和外周 VA 支持[11]。它是首选技术，因为插管部位的出血和感染发生率较低[12-13]。该方法也可以是非阻塞性的，在插管后允许血液在插管周围流动，以避免缺血和充血性并发症。经皮插管可用于任何外周动脉通路和静脉通路，但在颈动脉插管方面的经验有限。

用于较小血管建立通路导管的 Seldinger 技术也用于 ECLS 插管，但使用多个 Fr 增量不超过 4 的扩张器（通常为 8、12、16、20、24、28 和 30~32 Fr 增量），最大的扩张器约等于要插入的套管大小。在插入前通过超声确定血管的尺寸，并选择合适的套管。如果将套管置入胸腔内的腔静脉，应给予患者足够的镇静和神经肌肉阻滞剂，以防止吸气费力和空气栓塞。无菌条件下，在局部麻醉药浸润后，可通过超声识别血管，并选择一种避免损伤邻近血管的方法，因为血管可能相互重叠。使用超声引导穿刺针通过血管中心插入，采用 0.35″ 或 0.38″

指引导丝。透视检查对于防止导丝在推进过程中发生意外是非常重要的，推荐用于双腔插管时使用（如 Avalon Elite 插管），以确保导丝直接通过与右心房连接的 IVC 和 SVC。

置入导丝后，做一个皮肤切口，切口要刚好足够容纳套管，以便在置入套管时皮肤可以绷紧。当开始抗凝治疗时，较大的切口更容易出血。然后将血管依次扩张至套管大小或稍小（1~2 Fr）。将套管置于其锥形初级扩张器（或者称为 ECMO 套管的"内芯"）上，并推至导丝上方。使用导管钳控制回血，取出导丝和扩张器，用肝素化盐水（2 U/mL）冲洗套管以保持通畅，直至连接到 ECLS 回路并开始体外循环。用缝线固定套管以防止管脱出，同时要注意避免压弯套管或为套管扭曲提供枢轴点。

进入股静脉的位置应在大隐静脉插入点的上方，因为在这一层面的血管直径较大。对于股动脉插管，应瞄准股总动脉（股深动脉和股浅动脉起始上方）。

经皮股总动脉插管可能导致远端灌注不足，进而发展为下肢缺血。通过经皮向股浅动脉置入顺行远端灌注管（6~8 Fr），或通过外科手术解剖胫后动脉进行逆行插管，以确保肢体的充分灌注，可以减轻这种情况。根据需要，该套管通过鲁尔接头或 1/4 英寸（1 英寸约为 2.54 厘米）连接器连接到回路的灌注端。如果首次插管时未放置顺行插管，则必须密切监测肢体缺血体征。同侧和对侧小腿肌肉之间的近红外光谱差异增大[14]，多普勒超声获得的足背动脉血压低于 50 mmHg 是留置二级管路（各种远端灌注管）的适应证[15]。

半开放式

一些人倾向于一种改造的经皮插管术技术，即一种在直视下通过血管入口点上的切口将经皮和血管插入结合起来的技术。在镇静、神经肌肉阻滞、备皮及麻醉浸润之后，在预期的血管进入点上做一个切口，并在直视下进行分离以暴露血管的前壁。在切口远端通过皮肤进行穿刺，然后用导丝和扩张器形成通道，在直视下通过导丝将套管插入血管。然后闭合皮下组织和皮肤。这样避免了血管结扎和切口，可闭合皮肤而不让套管从切口穿出，减少了出血和感染并发症。

开放手术

当需要颈动脉或锁骨下动脉插管时，或经皮插管失败后需要其他外周动静脉插管时，首选开放手术。在镇静、神经肌肉阻滞和备皮后，垂直于血管轴线做一个切口并向下分离以暴露血管。可通过目测血管直径来确定套管的尺寸。

将血管与周围组织分离，并在近端和远端阻断以控制出血。进行动脉切开术（和静脉切开术），将带有钝头初级扩张器的套管插入血管，同时松开近端阻断，使套管进入血管。插入适当深度后固定结扎线，通常使用棉条防止血管损伤。闭合皮下组织和皮肤，注意紧密缝合套管周围的皮肤。以上描述是通用的，可根据术者的偏好和经验适当调整。

如果对无侧支循环的股总动脉进行开放插管，则在股浅动脉主要插管的远端放置一个较小的顺行二级管路以维持远端灌注，使用 6~8 Fr 套管即可，并与经皮插管一样连接到体外循环管路上。

将套管插入动脉的另一种方法是将桥血管缝合到动脉（端到侧），并将套管置入桥血管中。然后，动脉保持完全开放以避免远端缺血，可以使用更大的套管。这种方法通常用于预期需要长时间支持的情况，例如移植前的桥接。

插管的配置

关于体外循环管路，最重要的决策是由支持方式（呼吸、心脏或混合）所确定的，这决定了插管的配置。既往使用 VA 配置对呼吸衰竭和心力衰竭进行 ECLS。虽然 VA 配置仍然是心力衰竭的首选，但更适合其他类型支持的配置也已经开发出来。这些配置已在第 2 章中介绍，下面将重点介绍与每种配置相关的套管尺寸和血管通路。

静脉-动脉(VA)配置

VA 套管的构成负责将血液从中心静脉循环中引流出来，然后灌注到动脉循环。颈部入路用于新生儿、婴儿和幼儿，因为在不能走路的年龄段，股动静脉较为细小，置管难度大。

颈部血管双侧均有侧支循环，因此可以结扎单侧颈动脉和颈内静脉。动脉灌注套管（通常为 8~10 Fr）置入颈总动脉，并推至无名动脉近端。静脉引流套管（通常为 10~14 Fr）一般被置入颈内静脉，并进入右心房。这种配置向近端主动脉提供氧合血，但如果存在肺功能障碍，则左心室射血，冠状动脉和右上肢的血液可能饱和度较低（见第 16 章）。

股动脉插管可用于成人和大龄儿童的 VA 心脏支持。长引流套管 [通常为 27~29 Fr（译者注：在临床实践中，这个尺寸对于亚洲人，尤其是中国人来说太大了，我们中心选择使用的引流管型号一般是 21~22 Fr，灌注管型号为 15~17 Fr）] 插入股总静脉并推至右心房，短灌注套管（通常为 17~19 Fr）置入股总动脉。或者，短引流套管（通常 23~24 Fr）可通过颈内静脉置入右心房，取代长股静脉套管。如果自体肺能够提供足够的血液饱和度，则这些方法是合适的，因为在心脏射血的情况下，身体的上半部分由自体心肺供血，下半部分由体外回路供血。

静脉－静脉（VV）配置

VV插管较VA插管引入较晚，适用于有充分心血管功能的呼吸衰竭患者。它在依靠自身心脏供血的同时，向静脉系统提供氧合血，使氧合血可用于包括心肌在内的所有组织。经皮插管进行VV支持已取代外科插管成为首选方法。

将VV插管模式引入体外支持，使用两个单腔套管，一个经股静脉置入IVC近端引流，典型尺寸为27~29 Fr；第二个灌注套管，典型尺寸为23~24 Fr（译者注：同前文，实际临床工作中，我们中心选择使用的引流管型号一般是22 Fr，灌注管型号为15~17 Fr），经右或左颈内静脉置入SVC回流。这一血流方向（股－颈静脉）已被证明比颈－股方向的再循环更少[16-17]。可导致更高流量甚至更低再循环的另一种配置是放置3个套管，一个经颈内静脉置入SVC，一个经股静脉置入IVC近端，灌注套管经股静脉或颈静脉入路置入右心房[18]。这种分离静脉回流的方法可将再循环降至低于双腔静脉插管的水平。

VV支持的一个显著进展是引入了用于呼吸支持的双腔静脉插管（见上文"双腔设计"）。双腔静脉插管最初是为新生儿开发的[19]，现在也可用于儿童和成人患者。这种插管设计允许通过右颈内静脉的单血管通路。插管的方法是进入右颈内静脉，在透视成像下将导丝穿过心房进入IVC，两个引流开口，分别位于IVC和SVC，灌注开口位于右心房，指向三尖瓣。在特定患者中，导管可经左颈内静脉置入，但不支持其他入路点。

静脉－肺（VP）配置

用于呼吸支持的单管双腔和双管双腔插管的替代方法是心房－肺插管，在右心室衰竭的情况下尤其有效。插入过程包括进入右颈内静脉，然后置入鞘管。将球囊导管穿过鞘，在X线透视引导下进入肺循环。然后将导丝通过该导管推到肺动脉。在直视下取出导管，使导丝留在原位。扩张颈内通路部位以接受套管，然后将其初级扩张器推进到位，尖端插入肺动脉，引流孔位于右心房。

静脉－静脉－动脉（VVA）配置

VVA构型是同时提供VV和VA支持的混合插管结构。该配置从静脉引流套管引流血液，并将血液灌注至静脉系统和动脉系统。这种方法的插管通常是将长单腔引流套管（27~29 Fr）经股静脉置入 IVC 近端，并将短单腔灌注套管经颈内静脉和股总动脉置入 SVC。如果需要心脏和呼吸支持，可以在开始支持时进行 VVA 插管，或者可以分阶段进行。首先对呼吸衰竭进行 VV 支持，如果发生心力衰竭，则增加 VA 支持，或者对心力衰竭从 VA 支持开始，如果随后发生呼吸衰竭，则增加 VV 支持。

低流量静脉配置

VV 支持可靶向二氧化碳去除（体外二氧化碳去除，VV ECCO$_2$R），以支持可通过机械通气充分提供氧合的患者进行肺保护性通气（见第 6 章和第 10 章）。由于 ECCO$_2$R 只需要 0.5~1 L/min 的血流，VV ECCO$_2$R 的插管可以通过将两个更小的单腔插管（如 14~16 Fr）置于股静脉和颈静脉，或将双腔插管（15~16 Fr）置于股静脉或颈静脉，类似于血液透析导管。

动静脉（AV）配置

另一种 ECCO$_2$R 方法是无泵动静脉体外二氧化碳去除（AV ECCO$_2$R），以前称为介入肺辅助（ILA）或动静脉二氧化碳去除（AVCO$_2$R）。这种配置包括股动脉和静脉插管，使用小套管，提供 800~1000 mL/min 的血流。12 Fr 动脉插管和 16 Fr 静脉插管可以保证这种血流。插管技术与任何其他单腔插管相同。患者的动脉血压为血流提供了压力梯度。主要的风险是需要动脉插管，但上述套管尺寸有非常低的肢体缺血风险。随着商用 VV ECCO$_2$R 系统进入市场，它们可能会取代 AV ECCO$_2$R，连续静脉静脉血液过滤（CVVH）已经取代了连续动静脉血液过滤（CAVH）。

经胸（中央）插管

尽管侵入性更大，但通过胸骨正中切口直接进行右心房和主动脉根插管部仍然是体外循环支持治疗过程中血管通路建立的重要方法。最常见的情况是体外循环（CPB）撤机失败后的支持，即将 CPB 回路替换为 ECLS 回路，直接连接右心房引流套管和主动脉根部[20]。通常情况下，胸骨保持开放，并用封闭敷料覆盖。CPB 动脉和静脉插管较大，支持的流量超过外周通路。

经胸入路与更多的出血和更大的感染风险相关，因此通常用于有望快速恢复心功能的患者。如果需要长期支持，患者可能会转为外周插管或心室辅助装置。这一方法也被用于为严重脓毒症患者提供高流量支持[21]。

拔 管

当不再需要体外支持并且撤机成功（见第 15 章）时，患者可以停止抗凝，使凝血功能恢复接近正常的水平，从而为拔管做好准备。在经皮静脉插管的情况下，继续抗凝可能会降低静脉血栓形成的风险。插管部位用抗菌消毒液消毒。停止回路流动，并通过钳夹套管附近的回路将患者从支持系统中移除。如果因任何原因导致延迟移除管路，都应钳夹套管，并将其从体外循环管路上切下，用肝素冲洗盐水冲洗动静脉套管以防止血栓形成。

拔除经皮静脉套管的方法是，首先在套管周围的切口放置水平褥式缝线，撤出套管并固定缝线。不需要局部压迫，因为静脉压力低，而压迫可能导致静脉血栓形成。可考虑全剂量抗凝 72~96 h 及阿司匹林抗血小板治疗，进一步降低血栓形成的风险。采用半开放技术放置的静脉套管可以像经皮穿刺一样拔除。

经皮动脉插管的拔除取决于插管的尺寸和放置的时间。可将 14~16 Fr 的导管取出，方法是抽出套管，用指尖按压直至止血，同时监测远端脉搏，以免完全压迫动脉。直接在动脉入路部位手动加压，使压力保持 30 min。不建议使用机械加压装置，因为难以正确放置，并且施加的压力范围较大，可能无法防止外渗。≥ 16 Fr 的套管可使用动脉穿刺闭合装置，较大的套管可能需要两种装置。对于经皮放置的套管，开放手术拔管是一种选择，因为在长时间支持下，动脉可能已经失去了部分完整性和弹性。

通过开放技术拔除手术放置的套管：重新打开皮肤切口，放置临时血管阻断装置，并移除套管；修复或结扎血管，关闭切口。

插管并发症

血管损伤

插管期间靶血管或邻近血管损伤，可导致无法建立血管通路、出血进入腹膜后间隙等区域、血管横断、出血和死亡。可以尝试立即进行手术探查以完成插管或修复损伤的血管，但可能不会成功。由于无法直接看到血管，经皮插管的风险较高。在经皮插管前和插管期间使用超声可以通过以下方式降低这些风险：选择合适的套管尺寸、识别邻近血管、选择避免覆盖血管的方法，以及在中心引导血管穿刺，以确保正确进入血管并降低损伤风险。

流量不足

如果不能达到预期的回路流量，则会导致患者在 VA-ECMO 期间无法获得充分的心脏支持，或者在 VV 支持期间出现持续性低氧血症，无法实现肺保护设置，从而降低患者的生存率。通常导致流量不足的 3 种情况是插管长度小于所需长度，插管不当导致静脉引流受损，以及血容量不足。

应根据充分支持所需的流量来选择套管尺寸，成人患者的流量通常为 50~80 mL/（kg·min），儿童患者的流量更高。使用单个尺寸合适的引流套管几乎都可以实现引流。在特殊情况下，可能需要两个引流套管。灌注套管通常比引流套管小，因为血液流动由血泵产生的压力梯度驱动，所以很少发生灌注套管血流不足的情况。放置不当可通过 X 线或超声心动图检查发现，随后予以纠正。

血容量不足是血流不足最常见的一过性原因。它可导致静脉线"抖动"或发出"突突"的声音，即血管结构在插管周围周期性塌陷，导致间歇性血流。在血流突然停止期间，泵处产生的负压会导致溶血，必须加以纠正。首先降低泵速，直到胶体或血液可以进行容量扩张，然后恢复流量，问题就解决了。

肢体缺血

股动脉完全或接近完全阻塞引起的下肢缺血，是与股动脉插管相关的主要风险之一。外科插管需要放置远端顺行灌注导管，因为股动脉是手术结扎的一部分。将远端灌注导管（6~8 Fr）置入股浅动脉或胫后动脉，可提供所需的 200 mL/min 血流，以维持肢体活性。经皮穿刺置管时，应将股总动脉作为首选的逆行置管部位。另一种经皮置管策略是在每条股动脉各放置两个较小的动脉套管，共同提供单个较大套管的总流量，但可降低双下肢缺血的风险。这种方法的缺点是使血管损伤的风险增加了一倍。

如果没有及时发现肢体缺血，就会发生严重的肌肉坏死，可能需要筋膜切开减压术，甚至截肢。仔细的临床检查、多普勒监测远端血压并评估近红外光谱，可以帮助早期发现这种情况。许多做插管的医生会在所有患者插管时常规放置逆行灌注导管，以最大限度地降低这种风险。

插入部位出血

插管部位出血是最常见的出血并发症。在大多数情况下，出血是轻微的，但仍可能需要干预。最初的治疗方法是维持合适的抗凝水平、足够的血小板计数、正常的凝血酶原时间和足够的纤维蛋白原水平。血栓弹力图（TEG）或旋转血栓弹力图（ROTEM）的使用，有助于了解传统实验室测定值可能无法检出的凝血功能异常。降低抗凝靶点和局部止血药物的应用可能会有所帮助。通过限制皮肤切口的大小，插入套管时紧绷皮肤，可以最大限度地减少出血。如果较保守的措施失败，则电凝术可能会导致出血。然而，在手术插管的情况下，如果保守的措施失败可能需要重新探查插管部位。

再循环

在 VV 支持期间，一些回输的血液直接被吸入静脉引流套管，而不是被输送到患者的循环系统，从而减少有效的体外流量，发生再循环。使用单腔套管时不可避免会出现再循环，此时再循环分数可达到 30% 或更高。再循环表现为氧供减少和体循环动脉血氧饱和度下降，引流管血液的血氧饱和度增加，引流管和灌注管的血氧饱和度差减小。再循环增加可能随着套管移位而发生，可能需要 X 线检查才能发现。再循环也会随着流量的增加而增加，因此更高的流量可能会减少氧输送。在单腔插管中，将引流套管放置在 IVC 近端而不是右心房，以及将灌注套管放置在腔-心房交界上方的 SVC，可使再循环程度最低[22]。

双腔插管的再循环范围较小。双腔静脉设计的再循环程度最低，通常低于 3%。VP 支持再循环率也比较低或无再循环。VA 插管不存在再循环，因为回血返回动脉系统。

感染性并发症

插管插入部位的感染是一个具有挑战性的问题，因为患者可能完全依赖体外支持，并且重新插管可能有风险或无法实现。预防方法是在插管时和体外支持期间确保良好的皮肤无菌状态。如果感染已经发生且似乎只局限于皮肤，那么使用适当的抗生素就能成功地根除感染。

如果发生菌血症，则应考虑在抗生素初始治疗期后更换体外回路，因为 CPB 管路大面积带菌可导致持续性菌血症。如果单独使用抗生素治疗对插管部位感染无效，则可能需要在其他部位重新插管。

（刘昱　马红叶　译，李卿　李昊　审）

参考文献

[1] Conrad SA, Broman LM, Taccone FS, et al. The extracorporeal life support organization Maastricht treaty for nomenclature in extracorporeal life support. A position paper of the extracorporeal life support organization. Am J Respir Crit Care Med, 2018, 198(4):447–451.

[2] Broman LM, Taccone FS, Lorusso R, et al. The ELSO Maastricht treaty for ECLS nomenclature: abbreviations for cannulation configuration in extracorporeal life support—a position paper of the extracorporeal life support organization. Crit Care, 2019, 23(1):36.

[3] von Segesser LK, Berdajs D, Abdel-Sayed S, et al. New, optimized, dual-lumen cannula for venovenous ECMO. Perfusion, 2018, 33(1_suppl):18–23.
[4] Wang D, Zhou X, Liu X, et al. Wang-Zwische double lumen cannula-toward a percutaneous and ambulatory paracorporeal artificial lung. ASAIO J, 2008, 54(6):606–611.
[5] Bermudez CA, Rocha RV, Sappington PL, et al. Initial expe- rience with single cannulation for venovenous extracorporeal oxygenation in adults. Ann Thorac Surg, 2010, 90(3):991–995.
[6] Batchinsky AI, Jordan BS, Regn D, et al. Respiratory dialysis: reduction in dependence on mechanical ventilation by venovenous extracorporeal CO_2 removal. Crit Care Med, 2011, 39(6):1382–1387.
[7] Morimont P, Batchinsky A, Lambermont B. Update on the role of extracorporeal CO(2) removal as an adjunct to mechanical ventilation in ARDS. Crit Care, 2015, 19:117.
[8] Iserson KV. J.-F.-B. Charriere: the man behind the "French" gauge. J Emerg Med, 1987, 5(6):545–548.
[9] Bizzarro MJ, Conrad SA, Kaufman DA, et al; Extracorporeal Life Support Organization Task Force on Infections EMO. Infections acquired during extracorporeal membrane oxygenation in neonates, children, and adults. Pediatr Crit Care Med, 2011, 12(3):277–281.
[10] Extracorporeal Life Support Organization Task Force on Infections. Infection control and extracorporeal life support. 2010. http://elso.org/downloads/resources/committees/ infectious-disease-and-antibiotic/Infection-Control-and-Extracorporeal-Life-Support.pdf.
[11] Pranikoff T, Hirschl RB, Remenapp R, et al. Venovenous extracorporeal life support via percutaneous cannulation in 94 patients. Chest, 1999, 115(3):818–822.
[12] Conrad SA, Grier LR, Scott LK, et al. Percutaneous cannulation for extracorporeal membrane oxygenation by intensivists: a retrospective single-institution case series. Crit Care Med, 2015, 43(5):1010–1015.
[13] Burrell AJ, Pellegrino VA, Sheldrake J, et al. Percutaneous cannulation in predominantly venoarterial extracorporeal membrane oxygenation by intensivists. Crit Care Med, 2015, 43(12):e595.
[14] Kim DJ, Cho YJ, Park SH, et al. Near-infrared spectroscopy monitoring for early detection of limb ischemia in patients on veno-arterial extracorporeal membrane oxygenation. ASAIO J, 2017, 63(5):613–617.
[15] Breeding J, Hamp T, Grealy R, et al. Effects of extracorporeal membrane oxygenation pump flow, backflow cannulae, mean arterial blood pressure, and pulse pressure on Doppler-derived flow velocities of the lower limbs in patients on peripheral veno-arterial extracorporeal membrane oxygenation: a pilot study. Aust Crit Care, 2019, 32(3):206–212.
[16] Lee JH, Won JY, Han JU, et al. Differences in recirculation: differences according to different methods of cannulation in veno-venous extracorporeal membrane oxygenation. Perfusion, 2018, 33(1 Suppl):1420143.
[17] Conrad SA, Wang D. Evaluation of recirculation during venovenous extracorporeal membrane oxygenation using computational fluid dynamics incorporating fluid-structure interaction. ASAIO J, 2021, 67(8):943–953.
[18] Ichiba S, Peek GJ, Sosnowski AW, et al. Modifying a venovenous extracorporeal membrane oxygenation circuit to reduce recirculation. Ann Thorac Surg, 2000, 69(1):298–299.
[19] Anderson HL 3rd, Otsu T, Chapman RA, et al. Venovenous extracorporeal life support in neonates using a double lumen catheter. ASAIO Trans, 1989, 35(3):650–653.
[20] Field ML, Al-Alao B, Mediratta N, et al. Open and closed chest extrathoracic cannulation for cardiopulmonary bypass and extracorporeal life support: methods, indications, and outcomes. Postgrad Med J, 2006, 82(967):323–331.
[21] Maclaren G, Butt W, Best D, et al.Taylor A. Extracorporeal membrane oxygenation for refractory septic shock in children: one institution's experience. Pediatr Crit Care Med, 2007, 8(5):447–451.
[22] Conrad SA. Computational simulation of recirculation during venovenous extracorporeal membrane oxygenation. Perfusion, 2018, 33(1 Suppl):142–143.

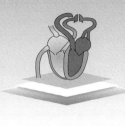

第 5 章

低氧性呼吸衰竭：
证据、适应证和禁忌证

Kathleen E. Melville, Cara Agerstrand, Daniel Brodie, Darryl Abrams

缩写词

ARDS	急性呼吸窘迫综合征
ECMO	体外膜肺氧合
PaO_2	动脉血氧分压
$PaCO_2$	动脉血二氧化碳分压
FiO_2	吸入氧浓度
PEEP	呼气末正压
VILI	呼吸机相关性肺损伤

证 据

ECMO 越来越多地被用于治疗 ARDS，特别是那些尽管接受了最大程度常规机械通气支持，仍存在危及生命的低氧血症或高碳酸血症的重度 ARDS 患者[1-2]。另外，一些患者虽然使用正压通气后能够改善危及生命的气体交换异常，但会产生过高的吸气压力，此时 ECMO 有助于实施肺保护性通气，最大限度地减轻 VILI。几十年来，研究者发现了一些支持 ECMO 治疗 ARDS 益处的高水平证据，一项大型随机对照试验及其随后的研究分析获得了令人信服的数据，这将有助于更好地指导 ECMO 的临床应用[3-7]。

ECMO 在 ARDS 中的首次成功应用可以追溯到 20 世纪 70 年代初[8]。在随后几十年中，人们热衷于使用 ECMO 治疗 ARDS，但一系列小的案例报道显示出较高的死亡率。有两项随机对照试验，一项使用 ECMO，另一项使用体外二氧化碳去除（$ECCO_2R$），都没有显示出益处[9-10]。当时因为受早期 ECMO 技术条件限制以及各医疗中心的经验不足，导致了一些严重并发症，所以似乎抵消了患者从 ECMO 治疗中的可能获益。

2009 年前后，由于在甲型 H1N1 流感大流行期间使用 ECMO 治疗呼吸衰竭患者的增加，以及一项常规机械通气与 ECMO 治疗严重成人呼吸衰竭的大型随机对照试验的发表，让 ECMO 治疗 ARDS 再次成为焦点[11]。一项观察性研究显示 ECMO 治疗确诊或疑似 H1N1 相关 ARDS 患者 68 例，其生存率为 75%[12-13]。然而，另一项未使用 ECMO 治疗相似患者群体的研究也显示出几乎相同的结果。因此，对于 H1N1 相关 ARDS 患者，有学者提出了 ECMO 是否比传统医疗管理更具有生存优势的问题[14]。为了尝试解决这一问题，一项针对确诊或疑似 H1N1 相关 ARDS 患者的研究，比较了应用 ECMO 和未应用 ECMO 治疗的临床结局[15]。在匹配适当变量后，意向治疗分析结果显示，ECMO 治疗组的死亡率为非 ECMO 治疗组的一半[倾向性评分匹配为 24% $vs.$ 47%，RR= 0.51，95% CI（0.31，0.84），P=0.008]。

在一些观察性研究中，接受 ECMO 治疗的患者的生存率高于早期随机试验中的患者（无论是否接受 ECMO 治疗）。这可能一方面由于非随机研究本身存在偏倚，另一方面临床管理策略随着时代的进步也发生相应改变，从而影响了患者的生存率。同样，还有 ECMO 技术显著进步的因素，包括膜肺更加高效，出现了离心泵，可耐受低抗凝水平的肝素涂层管路降低了出血风险，以及最大可能降低再循环率的单根血管腔内的双腔置管应用于临床。

自 2009 年流感大流行后 ECMO 的应用越来越广泛，为进一步评价现代

ECMO 技术在 ARDS 治疗中的作用，一项多中心随机对照试验（CESAR）评估了严重成人呼吸衰竭患者使用常规机械通气或 ECMO 的疗效和经济效益[11]。在这项前瞻性随机对照试验中，纳入标准为重度具有可逆可能的呼吸衰竭患者，年龄在 18~65 岁，伴有 Murray 肺损伤评分 ≥ 3 分或经最优化的常规治疗后仍不能改善的高碳酸血症（pH < 7.2）。研究共纳入了 180 例患者，随机分配到常规机械通气治疗组和被转诊到独立的 ECMO 中心接受静脉 – 静脉（VV）ECMO 治疗组。随机分配到 ECMO 转诊组的血流动力学稳定患者初始采用标准化管理方案，包括压力限制性通气策略、利尿和俯卧位，对血流动力学不稳定或经该策略治疗 12 h 无效的患者，给予 ECMO 治疗。最终分配到 ECMO 转诊组的患者，实际接受 ECMO 治疗的比例仅占 76%，所有接受 ECMO 治疗的患者都实施了肺保护性通气策略。最终结果显示，在 ECMO 转诊组中 93% 的患者接受了小潮气量肺保护通气策略，而常规治疗组患者由于没有强制要求采取肺保护通气策略或因许多患者的机械通气参数难以调整，因此在研究期间仅有 70% 采取了肺保护通气策略。该研究主要结局为患者 6 个月死亡率或重度残疾率，在 ECMO 转诊组中为 37%，而常规治疗组为 53%，ECMO 治疗组相对危险度为 0.69[95%CI（0.05，0.97），P=0.03]。

CESAR 研究结果提示，作为标准化管理方案的一部分，将重度 ARDS 患者转诊到能够实施 ECMO 的医疗中心是合理的。然而，该试验并非将 ECMO 治疗与常规机械通气治疗进行比较的随机对照试验。ECMO 转诊组较高的生存率也可能是由于组间存在治疗差异造成的，其中最重要的差异在于是否实施了小潮气量肺保护通气策略。

2018 年发表的重度 ARDS 实施 ECMO 挽救治疗的试验（EOLIA），试图解决 CESAR 试验没有回答的问题[3]。在这项国际性、前瞻性、随机对照试验中，259 例重度 ARDS 患者被随机分为 VV-ECMO 治疗组和常规治疗组。纳入标准为符合欧美共识会议的 ARDS 定义，同时接受有创机械通气时间 < 7 d，$FiO_2 \geq 0.8$，且 PEEP 至少为 10 cmH_2O。严重程度标准包括 $PaO_2 : FiO_2 < 50$ mmHg 且超过 3 h，或 $PaO_2 : FiO_2 < 80$ mmHg 且超过 6 h，或者动脉血 pH < 7.25 且 $PaCO_2$ 至少为 60 mmHg、保持呼吸频率在 35 次 / 分以试图达到平台压 33 cmH_2O 以下（表 5.1）。

EOLIA 试验因未达到主要终点指标（随机分配到 ECMO 治疗组中的患者预期绝对死亡率降低 20%）而提前终止。比较两组患者的 60 天死亡率，ECMO 治疗组为 35%（44/124），常规治疗组为 46%（57/125），虽然有差异但无统计学

表 5.1 CESAR 和 EOLIA 试验的纳入标准

CESAR, 2009[11]
年龄 18~65 岁
严重但有可逆可能的呼吸衰竭
肺损伤（Murray）评分 a ≥ 3 分
采用最佳通气策略仍不能改善的高碳酸血症（pH < 7.2）
EOLIA, 2018[3]
年龄 ≥ 18 岁
严重 ARDS b
PaO_2 ∶ FiO_2 < 50 mmHg 且超过 3 h
PaO_2 ∶ FiO_2 < 80 mmHg 且超过 6 h
pH < 7.25 且 $PaCO_2$ ≥ 60 c
机械通气时间 < 7 d

EOLIA：体外膜肺氧合（ECMO）治疗严重急性呼吸窘迫综合征（ARDS）；CESAR：常规通气支持与 ECMO 治疗严重成人呼吸衰竭的疗效和经济评价；PaO_2：动脉血氧分压；$PaCO_2$：动脉血二氧化碳分压；FiO_2：吸入氧浓度。

a：综合评分包括 PaO_2 ∶ FiO_2、PEEP、呼吸系统顺应性和影像学表现。b：小潮气量通气时，FiO_2 ≥ 0.8，PEEP ≥ 10 cmH_2O。c：保持呼吸频率 35 次 / 分，试图使平台压 ≤ 32 cmH_2O

意义。ECMO 治疗组死亡相对危险度为 0.76[95%CI（0.55，1.04），P=0.09]。

严格按照试验设计方案，对严重难治性低氧血症患者需要给予 ECMO 治疗，结果显示对照组中共有 28% 的患者（35/125）接受了 VV-ECMO 治疗。与整个研究队列的患者相比，这些患者有更严重的 ARDS 和多器官功能障碍，包括循环系统衰竭。虽然该亚组患者的 60 天死亡率为 57%（20/35），但如果不接受 ECMO 治疗，显然这组患者的死亡率更高。因此，在意向治疗分析中，EOLIA 试验中对照组的死亡率有可能被低估了。如果将"治疗失败"率（定义为 ECMO 组和对照组死亡患者以及对照组中转至 ECMO 治疗的患者）作为一个重要的次要终点，则 ECMO 组 35% vs. 对照组 58%，两组间的差异具有统计学意义。

相比 CESAR 试验和其他早期试验，EOLIA 试验中的对照组患者接受了严格标准的肺保护性通气策略，这与目前的 ARDS 治疗标准一致。对照组 90% 的患者采用俯卧位通气，ECMO 组中 56% 的患者在 ECMO 开始前采用俯卧位（在 ECMO 治疗期间又有 10% 的患者采用了俯卧位）。ECMO 治疗组的呼吸机参数（包括潮气量、平台压和驱动压）降低幅度较大，而事后分析表明，根据第三项与肺顺应性差相关纳入标准入组试验的患者获益最大。因此，有理由认为，观察到的大部分获益源自在某种程度上最大限度地减少了VILI。两组患者在并发症和不良事件方面的总体比较无显著统计学差异，但是ECMO组需要输血的出血事件和重度血小板减少病例较多，而较少发生缺血性脑卒中。

通过传统的频率分布法进行统计分析，EOLIA试验结果是阴性的，没有证明ECMO组和对照组之间患者的死亡率有显著统计学差异。然而，考虑到组间死亡率的差异，使用贝叶斯分析对数据进行重新评估，以进一步解释该研究结果[5]。使用传统频率分析评估的临床试验中，如果拒绝原假设，则有可能犯阳性错误。相比之下，贝叶斯方法在假设检验中应用概率分布，在建模中使用了一系列主观先验参考，从"强烈质疑"到"强烈热衷"，以及基于先前ECMO相关研究的数据派生出的先验分布主观信念。结合这些先验概率后，研究发现早期ECMO的死亡率获益（RR＜1）概率很高，达88%~99%。对于死亡率绝对风险下降（ARR）2%或以上，后验概率为78%~98%，而对于ARR至少为20%（如预期死亡率降低）的，后验概率降低至0~2%。与频率分布法相比，这种方法能够更直接、更全面地解释EOLIA试验的数据结果。它说明了ECMO在这种情况下降低死亡率的高概率，正如编辑部社论所述，剩下的关键问题[16]是"ECMO起多大作用，对谁起作用，以及成本有多大？"。

EOLIA研究纳入患者困难，其部分原因是缺乏临床均势性，而自EOLIA研究结果公布以来，在实施ECMO的患者中临床均势性得以增加，因此很可能不会再进行ECMO治疗ARDS的大型随机试验。在EOLIA试验发表后，一些meta分析试图合并和更好地解释所有已知数据，以量化ECMO的总体效益。Munshi等的一项meta分析纳入5项研究，共773例患者，并首次纳入ECMO治疗重度急性呼吸衰竭的两项现代随机对照试验（CESAR和EOLIA）的数据[6]。纳入的其他研究均为采用匹配技术的观察性研究。使用来自随机对照试验（429例患者）的汇总数据，ECMO治疗组的主要结局——60天死亡率，显著低于非ECMO组[RR=0.73，95%CI（0.58，0.92）]。将所有5项研究的数据一起分析时，ECMO组的30天死亡率也显著降低[RR=0.69；95%CI（0.5，0.95）]。由于各研究报告的不一致，meta分析没有汇总不良事件。

如前所述，随着这些试验的开展，呼吸机治疗管理也有所改进，为限制VILI，使用低潮气量、低气道压、高PEEP和俯卧位的策略在不同程度上已成为标准流程。鉴于其中许多研究和其他ARDS治疗的随机对照试验并没有直接比较ARDS治疗中常用的所有可能治疗模式，因此，网络meta分析有助于量化不同治疗策略与死亡率的相关性。Sud 等比较了低潮气量通气、俯卧位、高 PEEP 和 VV-ECMO 等对 ARDS 患者住院死亡率的影响[7]，共纳入 34 项随机对照试验，包括 9085 例患者，结果发现俯卧位联合低潮气量通气效果最好 [RR=0.74，95%CI（0.6，0.92）]；但与低潮气量通气相比，VV-ECMO 治疗评分也很高 [RR=0.78，95% CI（0.58，1.05）]，这一项比较使用的数据来自 EOLIA 试验，仅包括重度 ARDS 患者[3]。

随后，将 EOLIA 和 CESAR 试验的 429 例患者的数据合并到一项个体患者数据 meta 分析中，以寻找常规治疗和 VV-ECMO 之间的 90 天死亡率差异[4]。ECMO 组死亡的相对危险度为 0.75 [95%CI（0.6，0.94），P=0.013]，ECMO 组的死亡率为 36%，而对照组死亡率为 48%。治疗失败（定义为 ECMO 组死亡和对照组死亡或转至 ECMO 组的患者）的相对危险度为 0.65[95%CI（0.52，0.8）]。此外，与对照组相比，随机分配到 ECMO 治疗组的患者有更多的无呼吸机天数、离开 ICU 天数，以及无血管活性药、无肾脏替代治疗和无神经系统衰竭的天数。

综上所述，可靠的证据表明，与常规治疗相比，早期开始 VV-ECMO 治疗严重 ARDS 可降低死亡率。ECMO 中"超肺保护"通气策略的实施和最小化 VILI 可能是 ECMO 治疗改善患者预后的主要原因[17]。

在新发传染性疾病相关的 ARDS 治疗中，ECMO 的作用越来越重要。如前所述，2009 年甲型 H1N1 流感大流行期间，重度 ARDS 病例数量相对激增，大大增加了 ECMO 治疗呼吸衰竭的应用和关注度。2012 年中东呼吸综合征（MERS）暴发期间，ECMO 也用于 ARDS 重症病例，但数据较为有限，特别是对比研究的病例较少。在 2020 年疫情暴发前后，ECMO 中心开始使用 ECMO 治疗由新型冠状病毒肺炎（COVID-19）引起的重度 ARDS。2021 年发表的一项系统综述和 meta 分析，使用了在大流行的第一年对 COVID-19 相关 ARDS 成人患者进行 ECMO 治疗的观察性研究[18]，共纳入了 22 项研究，包括 1896 例患者，几乎所有病例（98.6%）都使用 VV-ECMO 治疗。关注的主要结局是住院死亡率，次要结局包括 ECMO 和机械通气的持续时间、ECMO 撤机率及治疗期间的并发症。研究结果显示 ECMO 治疗前 PaO_2：FiO_2 平均值为 67.8（1344 例患者）。ECMO 治疗前俯卧位的比例为 85.3%，96.3% 的患者接受过神经肌肉阻滞药治疗。接受 VV-ECMO 治疗的患者住院死亡率为 35.7%[95%CI（30.7，40.7）]。meta 回归分析显示，年龄和 ECMO 应用时间都与死亡率增加相关，而升高的体重指数（BMI）似乎具有保护作用。在整个队列中，ECMO 的平均治疗时间为 15.1 d（包括 18 项研究，1844 例患者），平均重症监护病房（ICU）时间为 29 d，67.6% 的病例能够撤离 ECMO 治疗。该分析中有两项研究比较了 ECMO 治疗和常规机械通气治疗的患者死亡率，ECMO 组的死亡率分别为 46.2% 和 57.1%，对照组即常规机械通气组死亡率分别为 47.8% 和 63.2%。随着我们对适应证方面的经验增加，合适的患者选择标准也可能被重新定义。在潜在医疗资源紧张和有限的环境中，例如在流感大流行期间使用 ECMO，也会引发伦理和协调安排的问题，需要仔细斟酌是否使用 ECMO[19-23]。

适应证

启动 ECMO 是一个复杂的决定，理想情况下应基于风险 – 收益分析，包括使用或不使用体外生命支持的死亡风险，同时考虑使用其导致的并发症风险。ECMO 治疗 ARDS 的最可靠数据来自 EOLIA 试验，因此，其纳入标准可以帮助指导患者选择[3]。在经过优化的常规治疗后，患者满足以下标准时应考虑使用 ECMO[24]：PaO_2 ：FiO_2 < 80 mmHg 且持续 6 h，或 < 50 mmHg 且持续 3 h，或给予 ≥ 80% 的 FiO_2 和 10 cmH_2O PEEP 的条件下动脉血 pH < 7.25 伴有 $PaCO_2$ 至少为 60 mmHg 且持续 6 h。

禁忌证

VV-ECMO 治疗低氧血症性呼吸衰竭应作为疾病康复的桥梁或肺移植的桥梁（在别处详细讨论）。因此，VV-ECMO 治疗低氧血症性呼吸衰竭的唯一绝对禁忌证是无法选择肺移植的晚期不可逆肺部疾病。VV-ECMO 有许多相对禁忌证，启动 ECMO 的决定始终基于个体患者的风险和收益平衡。在开始 ECMO 治疗前，应仔细考虑无法耐受抗凝，以及先前存在的严重凝血功能障碍和不能接受血液制品的情况。理想情况下，患者在接受体外循环治疗时应进行全身性抗凝（但并非所有病例都需要进行抗凝），这些问题可能会显著引起管理复杂化或导致不良事件发生，从而降低 ECMO 干预治疗的潜在益处。对长期暴露于高气道压力和高 FiO_2 环境的严重 ARDS 患者，ECMO 治疗的益处也可能减弱。一般而言，在上述条件下机械通气超过 7 d 被认为是启动 ECMO 的相对禁忌证，但需谨慎对待这一禁忌证。其他相对禁忌证包括血管通路受限导致无法留置导管，以及 ECMO 治疗不太可能改变患者总体预后的任何情况，包括但不限于晚期恶性肿瘤或严重且不可逆的脑损伤（表 5.2）。

表 5.2　ARDS ECMO 禁忌证

绝对禁忌证
严重、不可逆的肺部疾病，无法进行肺移植
相对禁忌证
不能耐受抗凝治疗
高 FiO_2 以及高气道压力下有创机械通气 > 7 d
血管通路的局限性
并发的严重不可逆器官衰竭或合并症

ARDS：急性呼吸窘迫综合征；ECMO：体外膜肺氧合；FiO_2：吸入氧浓度

小　结

目前，已有高水平的证据支持 VV-ECMO 作为严重 ARDS 患者的一种治疗方法[3-7]。随着 ECMO 使用经验的增加和技术的改进，加上选择合适患者和更好地了解获益机制，将有助于改善患者的结局。

（刘昱　马红叶　译，张东　李昊　审）

参考文献

[1] Brodie D, Slutsky AS, Combes A. Extracorporeal life support for adults with respiratory failure and related indications: a review. JAMA, 2019, 322(6):557–568.

[2] Combes A, Schmidt M, Hodgson CL, et al. Extracorporeal life support for adults with acute respiratory distress syndrome. Intensive Care Med, 2020, 46(12):2464–2476.

[3] Combes A, Hajage D, Capellier G, et al. Extracorporeal membrane oxygenation for severe acute respiratory distress syndrome. N Engl J Med, 2018, 378(21):1965–1975.

[4] Combes A, Peek GJ, Hajage D, et al. ECMO for severe ARDS: systematic review and individual patient data meta-analysis. Intensive Care Med, 2020, 46(11):2048–2057.

[5] Goligher EC, Tomlinson G, Hajage D, et al. Extracorporeal membrane oxygenation for severe acute respiratory distress syndrome and posterior probability of mortality benefit in a post hoc Bayesian analysis of a randomized clinical trial. JAMA, 2018, 320(21):2251–2259.

[6] Munshi L, Walkey A, Goligher E, et al. Venovenous extracorporeal membrane oxygenation for acute respiratory distress syndrome: a systematic review and meta- analysis. Lancet Respir Med, 2019, 7(2):163–172.

[7] Sud S, Friedrich JO, Adhikari NKJ, et al. Comparative effectiveness of protective ventilation strategies for moderate and severe acute respiratory distress syndrome. A network meta-analysis. Am J Respir Crit Care Med, 2021, 203(11):1366–1377.

[8] Hill JD, O'Brien TG, Murray JJ, et al. Prolonged extracorporeal oxygenation for acute post-traumatic respiratory failure (shock-lung syndrome). Use of the Bramson membrane lung. N Engl J Med, 1972, 286(12):629–634.

[9] Zapol WM, Snider MT, Hill JD, et al. Extracorporeal membrane oxygenation in severe acute

respiratory failure. A randomized prospective study. JAMA, 1979, 242(20):2193–2196.

[10] Morris AH, Wallace CJ, Menlove RL, et al. Randomized clinical trial of pressure-controlled inverse ratio ventilation and extracorporeal CO2 removal for adult respiratory distress syndrome. Am J Respir Crit Care Med, 1994, 149(2 Pt 1):295–305.

[11] Peek GJ, Mugford M, Tiruvoipati R, et al. Efficacy and economic assessment of conventional ventilatory support versus extracorporeal membrane oxygenation for severe adult respiratory failure (CESAR): a multicentrerandomised con- trolled trial. Lancet, 2009, 374(9698):1351–1363.

[12] Davies A, Jones D, Bailey M, et al. Extracorporeal membrane oxygenation for 2009 influenza a(H1N1) acute respiratory distress syndrome. JAMA, 2009, 302(17):1888–1895.

[13] Davies A, Jones D, Gattas D. Extracorporeal membrane oxygenation for ARDS due to 2009 influenza a(H1N1)—reply. JAMA, 2010, 303(10):941–942.

[14] Miller RR 3rd, Markewitz BA, Rolfs RT, et al. Clinical findings and demographic factors associated with ICU admission in Utah due to novel 2009 influenza A(H1N1) infection. Chest, 2010, 137(4):752–758.

[15] Noah MA, Peek GJ, Finney SJ, et al. Referral to an extracorporeal membrane oxygenation center and mortality among patients with severe 2009 influenza A(H1N1). JAMA, 2011, 306(15):1659–1668.

[16] Lewis RJ, Angus DC. Time for clinicians to embrace their inner Bayesian? reanalysis of results of a clinical trial of extracorporeal membrane oxygenation. JAMA, 2018, 320(21):2208–2210.

[17] Abrams D, Schmidt M, Pham T, et al. Mechanical ventilation for ARDS during extracorporeal life support: research and practice. Am J Respir Crit Care Med, 2019, 201(5):514–525.

[18] Ramanathan K, Shekar K, Ling RR, et al. Extracorporeal membrane oxygenation for COVID-19: a systematic review and meta-analysis. Crit Care, 2021, 25(1):211.

[19] Supady A, Badulak J, Evans L, et al. Should we ration extracorporeal membrane oxygenation during the COVID-19 pandemic? Lancet Respir Med, 2021, 9(4):326–328.

[20] Supady A, Brodie D, Curtis JR. Ten things to consider when implementing rationing guidelines during a pandemic. Intensive Care Med, 2021, 47(5):605–608.

[21] Supady A, Curtis JR, Abrams D, et al. Allocating scarce intensive care resources during the COVID-19 pandemic: practical challenges to theoretical frameworks. Lancet Respir Med, 2021, 9(4):430–434.

[22] Abrams D, Lorusso R, Vincent JL, et al. ECMO during the COVID-19 pandemic: when is it unjustified? Crit Care, 2020, 24(1):507.

[23] BadulakJ, AntoniniMV, SteadCM, et al.Extracorporeal membrane oxygenation for COVID-19: updated 2021 guidelines from the extracorporeal life support organization. ASAIO J, 2021, 67(5):485–495.

[24] Abrams D, Ferguson ND, Brochard L, et al. ECMO for ARDS: from salvage to standard of care? Lancet Respir Med, 2019, 7(2):108–110.

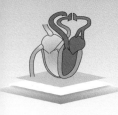

第 6 章

ECLS 期间的通气管理

Antonio Pesenti, Giacomo Bellani, Giacomo Grasselli, Tommaso Mauri

> 关于老年人的智慧，他们并不是越来越聪明，只是变得越来越谨慎。
>
> 《永别了，武器》（*Farewell to arms*）
> ——欧内斯特·海明威（Ernest Hemingway）

引 言

本章将讨论体外生命支持（ECLS）期间的通气管理。我们将只侧重于关注急性低氧性呼吸衰竭，但所应用的治疗经验和原则大体上也适用于高碳酸血症型呼吸衰竭。有时我们也会引用一些概念，尽管这些概念来自慢性呼吸衰竭患者的 ECLS 管理经验，但我们认为这些经验同样适用于急性呼吸衰竭患者。

首先我们一起回顾下发展史。1974 年，美国国立卫生研究院（NIH）资助了首个针对急性呼吸窘迫综合征（ARDS）的前瞻性随机对照临床研究，使体外膜肺氧合（ECMO）进入了临床医学的阶段[1]。本研究旨在比较静脉-动脉（VA）ECMO 与常规机械通气（MV）治疗重症急性呼吸衰竭患者的疗效，其研究结果令人非常沮丧，两组显示出了相同的高死亡率（均超过 90%）[1]。在讨论这个结果时，Zapol 及其同事发现研究失败的两个可能原因是：① VA 模式可能增加了肺血管血栓形成的发生率；② ECMO 组中的绝大多数研究者降低了呼吸机呼吸频率及潮气量，而这种通气模式的改变可能是有害的。然而，在实施体外循环后，潮气量仅略有下降，从约 800 mL 下降到平均约 600 mL。而且，这种下降与持续较高的平台压有关，范围在 40~50 cmH_2O[2]。事实上，当时推荐的潮气量为 10~15 mL/kg，甚至更高，因为潮气量是氧合作用的主要决定因素之一[3-4]。在 1981 年，持有相反立场的 Ted Kolobow 写了一篇令人深思的社论——"为什么 ECMO 失败了？"，他在文章中提出[5]："只有在环境有利于肺部病变愈合的情况下，严重病变的肺部才有机会得到愈合。这种环境不包括高气道压力、高潮气量、高呼气末正压（PEEP）、高吸入氧浓度（FiO_2），或严重的肺灌注不足伴重度且致命的碱中毒。"他在 NIH 的实验室开发了一种模型，成了第一个商业化膜肺。Ted Kolobow 是这个领域最有经验的科学家之一，他指出通过体外方法提供血液中所需的气体对促进肺部愈合是不够的。因此通气治疗策略应该被重新思考，肺部基本管理策略不再是需要最大限度地进行气体交换。通过使肺脏进行充分气体交换的高气道压力和高潮气量，后来被认为是呼吸机相关性肺损伤（VILI）的主要原因[7]。

ECMO 的目标从"为肺愈合争取时间"[8]到被重新定义为"让肺休息"[9]。同年，Gattinoni 等在临床应用中引入了一种被称为 LFPPV $ECCO_2R$（体外去除二氧化碳的低频正压通气）的新型 ECLS 技术[10]。在 ECLS 管理中，这项技术成为患者通气管理的一种新方法。

ECLS 从单纯的低氧抢救手段演变为一种策略，通过利用体外气体交换提供的生理优势来促进肺愈合和预防 VILI，同时避免系统性生物创伤和多器官衰竭[9]。

因此，在过去的 30 年里，ECLS 治疗 ARDS 的重点转移到了 ECLS 期间的最佳通气管理策略。然而，关于如何为接受 ECLS 治疗的 ARDS 患者进行最佳通气的数据仍然很少，其主要来自观察性研究或生理学方面的研究。

ECLS 期间气体交换的病理生理学

我们将在这一章单纯讨论静脉-静脉（VV）ECMO 支持中体外气体交换的病理生理学，但也会提及静脉-动脉（VA）或动脉-静脉（AV）ECMO 支持技术的一些重要方面。

氧 合

ECLS 诞生于 ECMO[11]，氧合仍然是该技术的主要关注点。膜肺的氧输送（到体外血液）主要取决于血液流速、血红蛋白浓度和氧合器入口的血红蛋白氧饱和度。对于任何给定的（固定的）肺内分流（通过肺部的血液与混合静脉血氧含量相同，进入心脏的比例），VV-ECMO通过改变混合静脉血氧含量的变化而增加动脉血氧含量。如果患者肺内分流率为50%，混合静脉血氧饱和度（SvO_2）为50%，则动脉血氧饱和度（SaO_2）粗略估计为75%（动、静脉血氧饱和度差异为25%）。如果通过ECMO能够氧合大量的静脉血（如50%），可以将SvO_2提高到75%，那么SaO_2将在75%~100%，即大约87.5%（粗略估计这个值是由于没有考虑溶解的O_2）。显而易见，体外血流量/心输出量的比值越高，对混合静脉血的影响就越大，从而对动脉氧合影响也就越大（这是在某些VV通路模式中提倡β受体阻滞剂的原因之一）[12]。

现实情况远比这复杂得多，主要是因为旁路再循环的负面影响（它随着血流量的增加而增加），以及肺内分流不是固定的，而是随着SvO_2的大幅增加而大幅增加，部分原因是残余的缺氧血管收缩。

事实上我们能够给患者提供的氧气是非常有限的，因为受血红蛋白的影响，只能增加血液中有限的氧气，而且患者通常情况下需要的是70%左右的混合SvO_2。

第1章中详细描述了一个基本原理：氧合主要依赖于血流量，并且需要体外血液流量与正常心输出量非常接近。

二氧化碳（CO_2）

相比之下，去除CO_2所需的血流量要小得多。这是由于血液中的CO_2含量非常高（主要以碳酸氢盐离子的形式携带）。我们可以预计，正常静脉血中的CO_2含量约为600 mL/L，而代偿性慢性高碳酸血症患者的CO_2含量比正常值高约50%以上。这意味着，1 L血液中所含的CO_2是人体1 min新陈代谢所产生的CO_2总量的2~3倍。因此，我们可以假设仅用0.5 L/min的血流量即可以实现总的CO_2去除（即去除每分钟产生的CO_2），而提供250 mL/min的生理氧耗氧所需血流量高达5 L/min。

在20世纪70年代后半期，Kolobow和Gattinoni的开创性工作为体外二氧化碳去除（$ECCO_2R$）技术可能的临床作用提供了基本的病理生理学基础。

这对非凡的科学家-发明家和科学家-临床医生意识到膜氧合器实际上是一个膜肺，可以交换氧气（O_2）和CO_2。在一年多的时间里，他们首先描述了一种用于去除二氧化碳的膜肺（所谓的CDML：二氧化碳膜肺）[14]，随后他们表明，通过以递增的速度去除CO_2，可以控制清醒绵羊的通气[15]，直到完全呼吸暂停[16],并且开发了在非常低的呼吸频率下尚能保持肺容量的一种通气模式[17]。他们阐明,在窒息的氧合中,肺泡 PO_2 是肺泡氮气分压(PN_2)的一个函数,而肺泡 PN_2 又与膜肺通气气体的 PN_2 保持平衡。另一个非常重要的研究是以自主呼吸患者为观察对象,研究强调,自然肺去除的 CO_2 量与氧消耗量即呼吸商(RQ)决定了肺泡 PO_2 的变化。研究者强调,根据肺泡气体方程,当 RQ 远低于 1 时,需要增加 FiO_2 以维持恒定的 PaO_2;这种情况就像自然肺去除一部分 CO_2 从而使膜肺去除 CO_2 的量减少一样(图 6.1)。例如,当自然肺去除的 CO_2 量导致膜肺去除的 CO_2 量减少时,即自然肺没有 CO_2 交换时(即呼吸暂停时),PaO_2 只能通过 FiO_2 的增加以维持恒定,而此时膜肺 PN_2 变成占主导作用地位。

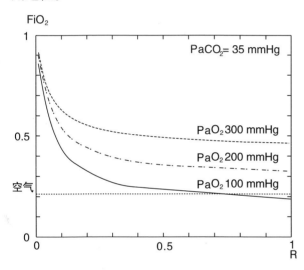

图 6.1 在自主呼吸受试者中,当肺泡气体方程面临 RQ 远低于 1 的情况时,必须增加 FiO_2 以维持恒定的 PaO_2。这种情况就像自然肺去除一部分 CO_2 从而使膜肺去除 CO_2 的量减少一样(改编自参考文献 [13])

急性 ARDS 阶段:控制性机械通气

尽管 ECLS 被认为是难治性低氧血症的主要抢救治疗手段[11],但通过人工肺去除大量 CO_2 可以显著减轻机械通气对自然肺进行机械通气的压力,达到实施真正的保护性通气策略(基于其降低压力、潮气量和呼吸频率)[19]。在大多数情况下,这些调整将导致平均气道压降低,并可能导致肺泡塌陷;如果认为有必要,则可以通过适当增加 PEEP 来避免。

对于在 ECMO 治疗的早期氧合挽救阶段如何设置呼吸机,目前尚无共识或正式证据(表 6.1)[20-23]。

在"肺复张"和"肺休息"之间选择平衡点

在治疗严重低氧性 ARDS 患者时,有 3 个非常重要的主要目标:拯救低氧

表 6.1　不同 ECMO 中心提出的指导 ECMO 早期通气设置的指南

指南	通气模式	潮气量（mL/kg）	RR（次/分）	PEEP（cmH$_2$O）	FiO$_2$
ELSO[20]	PCV	气道峰压达到 20 cmH$_2$O	4~5	10	未报道
GESAR 试验[21]	PCV	气道峰压达到 20~25 cmH$_2$O	10	10~15	0.3
Karolinska[22]	PCV 或 PSV	气道峰压达到 20~25 cmH$_2$O	未报道	5~10	0.4
EOLIA 试验[23]	PCV 或 VCV 辅助控制	平台压小于 20 cmH$_2$O	15~30	≥ 10	0.3~0.6

RR：呼吸频率；PEEP：呼气末正压；FiO$_2$：吸入氧浓度；PCV：压力控制通气；PSV：压力支持通气；VCV：容积控制通气；ELSO：体外生命支持组织

血症，肺复张（肺开放策略）和预防 VILI（肺休息）。在常规机械通气过程中，为了维持可生存的动脉氧合，需要在气道压力方面（PEEP、平台压和平均气道压）付出高昂的代价，同时必须维持足够的肺泡通气量用以去除 CO_2。VV-ECMO 能够提供全部耗氧量，即使在自然肺内氧交换为零（100% 肺内分流）的情况下也是如此。然而，在这种情况下，血流量必须最大化，SaO_2 相对较低，有时在 80% 左右都是可以接受的。虽然这些氧合水平可能不会优于上机前达到的水平，但 ECMO 的好处是，当肺在"保护性"通气设置下管理时氧合可以维持。然而，我们通常推荐一种折中的方案（表 6.1），主要是因为存在一些不确定因素，即复张肺是否真的比塌陷的肺愈合得更快？将气道压力设置为较为折中的数值，目的是维持合理的复张状态，有利于自然肺的氧合功能，从而最大限度地提高 SaO_2。部分人持有与众不同的观点，其中以 Karolinska ECMO 中心应用的指南为典型代表[22]。

我们认为这一替代策略的一个主要方面在于，人们可接受的 SaO_2。在一系列关于接受 ECMO 支持的严重 H1N1 ARDS 患者中，作者接受了低于 ECMO 前观察到的 SaO_2，以换取极低的气道压力和微创通气（在这些系列研究中早期使用压力支持通气而不是控制机械通气）[22]。

显然，在 ECLS 过程中应该如何设置呼吸机尚无普遍共识。自 20 世纪 80 年代初以来，我们一直提倡使用限制性平台压力的低频率通气（4~6 次/分）[9]，但除了这些一般性的适应证外，我们一直无法制定规则或建议。最近，我们报道潮气量最低至 1.9 mL/kg[24]，而 Bein 等人在一系列 ARDS 患者中应用了超保护性通气，潮气量为 3 mL/kg[25]。其他也有报道偶尔使用高频通气联合 ECMO 的治疗策略。由于无法区分因果关系，Pham 等人的研究报道，在 ECMO 治疗的第 1 天，根据他们观察到的最高死亡率判断，病情较重的患者的平台压最高[26]。

PEEP 的设置目前也没有统一的指导方针。个人认为，在 ECMO 开始时可以降低平台压和呼吸频率，但调整 PEEP 以避免平均气道压突然下降。许多严重的 ARDS 患者的平均气道压在 22~26 cmH$_2$O 甚至更高时，会被推荐使用 ECMO 治疗。当该类患者的平均气道压突然降至 15 cmH$_2$O 时，极有可能引起相对突发性的高血容量，并有"肺水肿"的危险。当然，在确定 PEEP 水平时，我们要在两个截然相反的情况下进行选择：要么增加肺容量，避免肺不张；要么尽量减少肺泡张力。大多数情况下会达成平衡，现在主要由体外血液流动来满足完全独立的氧供需求。

表 6.2 呈现了 ECMO 早期阶段 3 个不同组的呼吸机管理数据[27-29]，再次表明目前在 ECMO 管理治疗期间如何设置通气方面仍然缺乏一致共识。

表 6.2 来自 3 个不同病例系列的主要呼吸机设置：在 ECMO 早期阶段缺乏共识

		潮气量（mL/kg）	RR（次/分）	PEEP（cmH$_2$O）	FiO$_2$
Brogan 等[27]	ECLS 前	未报道	20 [15；25]	12 [10；17]	1 [1；1]
	ECLS 24 h	未报道	10 [10；15]	10 [8；14]	0.5 [0.4；0.5]
Zimmermann 等[28]	ECLS 前	6.6 [5.3；7.2]	25 [22；27]	17 [14；20]	1 [0.8；1]
	ECLS 24 h	4.4 [3.4；5.4]	21 [18；26]	17 [14；20]	0.7 [0.6；0.9]
Patroniti 等[29]	ECLS 前	6.2 [4.7；7.7]	28 [20；33]	16 [14；19]	1 [1；1]
	ECLS 24 h	4.6 [3.0；6.3]	10 [8；12]	16 [14；19]	0.6 [0.4；0.8]

RR：呼吸频率；PEEP：呼气末正压；FiO$_2$：吸入氧浓度；ECLS：体外生命支持

ECLS 期间持续性低氧血症的补救治疗

术语"挽救性疗法"主要包括一组非传统治疗方法，可用于那些尽管采用了最优呼吸机设置但仍然存在持续气体交换障碍的 ARDS 患者[30-31]。最常用的挽救性疗法是肺复张、俯卧位，以及应用吸入性一氧化氮和高频振荡通气（HFOV）。ECMO 与一种或多种其他挽救性治疗相结合，可能有一些潜在的价值[32]。接下来，我们将简要回顾不同挽救性疗法的作用机制，以及它们应用于 ECMO 患者中的临床数据。

俯卧位

俯卧位作为儿科患者的一种呼吸物理治疗，最早是在 1974 年提出的[33]。从那时起，它的使用逐渐增加，现在被推荐作为严重低氧血症患者传统机械通气的补充治疗[34]。在 60%~70% 的患者中可以观察到氧合增加[35]，这可能是通过不同的病理生理机制联合获得的：更均匀的通气分布，靠近背侧段肺泡的复张，改善通气/血流比[36]。这可能最终会实现在给定的 PEEP 水平下进行最佳复张,同时降低 VILI 的风险[37]。

实际上,俯卧位可以使用专用的旋转床或简单地使用床单和额外的护理人员来实现。在这两种情况下,必须有足够的衬垫和皮肤保护,以防止压力性皮肤破裂/损伤。

在 PROSEVA 试验发表之前[34],俯卧位状态所获得的氧合持续增加并不能使死亡率显著降低。然而,这些试验大多证据不足,包括不同严重程度的患者,并且在俯卧位的时长和呼吸机设置上存在差异。许多 meta 分析支持俯卧位是降低最严重 ARDS 患者死亡率的有效治疗方法,而在较轻患者亚组中观察到较高的并发症发生率[38]。Abroug 等人发表的 meta 分析包括来自 7 个随机试验的 1675 例患者,并调查了亚组严重程度(ALI 与 ARDS 患者)和俯卧持续时间的影响,研究结果显示俯卧位仅在 ARDS 患者中显著降低死亡率,并建议其进行更长时间的俯卧位通气[39]。

PROSEVA 试验最终证明,在重度 ARDS 患者中每天进行足够长时间的有效俯卧位通气,可以有效降低死亡率[34]。

俯卧位存在多种众所周知的并发症,如压疮、气管内导管脱出或阻塞、血管套管或其他管路移位,以及血流动力学不稳定。不难理解,这些并发症在 ECMO 患者中可能特别重要,在这些患者中,血管套管受压或移位均可能导致体外支持的降低或者中断。

很少有研究提供有关俯卧位在体外循环中应用的信息。2004 年,Hemmila 等人报道了密歇根大学的应用经验,描述了 255 例严重 ARDS 患者接受体外支持治疗的系列研究[40]。这些患者常规采用俯卧位 12~18 h/d,但没有关于因体位变化引起的并发症的严重程度、种类和数量的信息。

Haefner 等人描述了 63 例儿童患者(中位年龄为 12 月龄,中位体重为 9.8 kg),在进行 ECMO 治疗呼吸衰竭时接受间歇性俯卧位治疗[41]。唯一可归因于俯卧位的并发症是插管部位出血(18%)和胸腔导管脱位(2 例);未观察到计划外拔管、设备移位、皮肤溃疡或角膜擦伤。然而很明显,由于体重较轻,儿童患者更容易发生体位变化。

Goettler 等人对 10 例 ECMO 支持患者和 42 例连续性肾脏替代治疗(CRRT)患者进行了回顾性分析,以具体评估插管相关并发症的风险[42]:没有患者在翻身过程中发生意外管路移位,只有 2 例发生体外循环血流量减少;插管的位置(颈静脉或股静脉)不影响故障风险。

最后,Litmathe 等人在 2011 年报道了 2 例病态肥胖的 ARDS 患者(体重指数分别为 61 kg/m² 和 51 kg/m²），在 ECMO 期间应用俯卧位：没有观察到重大并发症，2 例患者在俯卧位后都有显著的临床改善并成功出院[43]。

综上所述，在 ECMO 期间进行俯卧位治疗的基本原理是在不进一步增加气道压力的情况下优化肺泡再灌注和改善通气/血流比，并尽可能降低 VILI 的风险。必须记住，俯卧位对氧合的影响在个体患者中很难预测；此外，氧合的改善可能需要几个小时，所以长时间俯卧位似乎是可取的[34]。根据现有数据，ECMO 患者采取俯卧位似乎是可行和安全的，但由于潜在的严重并发症的风险，该方法可能只应在具有丰富经验的中心进行。

吸入性肺血管扩张剂

通过静脉途径给予肺血管扩张剂可导致全身性低血压及肺内分流增加，这是由于低氧性肺血管收缩丧失所导致的；相反，吸入短效肺血管扩张剂给药，如一氧化氮（NO）或前列环素，选择性地仅增加通气肺单位的肺血流量，从而改善通气/血流比[44]。在分流分数较高的患者中，这可能与动脉氧合的显著改善和肺动脉压的降低有关[45]。

吸入性一氧化氮（iNO）是研究最多的选择性肺血管扩张剂，多项试验已证明其在改善 ARDS 患者的氧合和肺血管阻力方面有效。这些影响是短暂的，并不能改善预后。一项包含 1237 例患者的 12 项随机对照试验（RCT）的 meta 分析证实，iNO 改善了 24 h 的氧合（PaO_2/FiO_2 比值增加 13%），但增加了肾功能障碍的风险（相对风险为 1.5），对生存没有好处[46]。

到目前为止，还没有发表关于在 ECMO 期间使用 iNO 的研究：Ullrich 等人将 iNO 和 ECMO 的使用描述为 ARDS 综合方法的一部分[32]，但没有提供关于这些抢救治疗联合使用的信息。然而，由于 iNO 可以迅速升高 PO_2，而急性毒性作用可以忽略不计，对于在 ECMO 支持下仍患严重低氧血症的患者，特别是对于那些同时存在肺动脉高压的患者，可以尝试 iNO（剂量范围 5~40 ppm）。

吸入式前列环素雾化剂（iAP）对肺血管的影响与 iNO 相似[47]，但很少有研究调查其在 ARDS 患者中的应用[48-50]。据我们所知，没有关于 ECMO 患者使用 iAP 的数据报道。

高频振荡通气（HFOV）

HFOV 结合了偏流和活塞式，在非常高的振荡频率（成人通常为 3~6 Hz）下提供低于解剖无效腔的潮气量（1~2 mL/kg）[51]。快速振荡的气体输送高于或低于恒定的平均气道压（Paw），通常设置比常规通气期间达到的水平高 5 cmH_2O。HFOV 过程中的氧合取决于 Paw 和 FiO_2 的设定水平，而 CO_2 的去除取决于振荡的压力幅值和频率[51]。与常规机械通气相比，小潮气量的输送能限制肺泡过度膨胀，而较高 Paw 的应用应能促进肺泡复张，同时避免肺泡周期性塌陷，从而改善气体交换，维持肺保护的目标。

HFOV 被广泛用于新生儿呼吸窘迫综合征[52]，而成人 ARDS 患者的治疗经验非常有限且更具争议性。

最近，两个大型、多中心、随机试验比较 HFOV 和常规呼吸机作为成人 ARDS 患者一线呼吸机策略的结果已经发表。急性呼吸窘迫的振荡早期综合征治疗（OSCILLATE）试验在纳入 548 例后停止（计划纳入约 1200 例患者），因为接受 HFOV 治疗的患者的死亡率显著高于对照组（47% *vs.* 35%）；此外，HFOV 组患者接受了更高剂量的镇静剂、神经肌肉阻滞剂和血管活性药物[53]。ARDS 振荡（OSCAR）试验共纳入了 795 例患者，其结果未能显示 HFOV 和常规通气在 30 天死亡率方面有任何差异（41.7% *vs.* 41.1%）[54]。尽管有一些重要的方法差异，但是这些试验的结果不支持 HFOV 在 ARDS 患者中的广泛应用。但是，这两项研究招募的患者的氧合水平远未达到使他们有资格进行各种对氧合的挽救性操作（如实施 HFOV），因此关于是否应该取消 HFOV 作为可能的氧合挽救性操作的资格尚存争议。

有关 ECMO 期间应用 HFOV 的文献很少，而且仅限于少数病例报告。Banach 等人描述了一例患有大叶性肺炎的 35 岁男性患者接受 ECMO 治疗难治性低氧血症，由于出血并发症需要停止体外支持；ECMO 随后被 HFOV 联合无泵动静脉体外肺辅助（PECLA）取代，其目的是用于 CO_2 去除[55]。

最后，Muellenbach 等人在动物模型[56]和创伤后 ARDS 的人类病例[57]中证明，动静脉体外肺辅助（AV-ECLA）与 HFOV 相结合，允许使用比通常应用更高的振荡频率（高达 10~15 Hz），从而将气压伤和容积伤的风险降至最低。

气胸的处理

最后，我们想讨论一下在特殊情况下 ECMO 期间的机械通气，也就是有气压伤（气胸或纵隔气肿、皮下气肿）的患者。在这种情况下，我们了解到，与其他患者一样，处理 ECMO 患者气胸的最好方法可能是进一步减少通气量，尽可能降低呼吸道压力并等待气体被重新吸收[23]。然而，当气胸引起血流动力学不稳定时，就必须进行胸腔引流。

ECLS 期间辅助通气

在初始 ECMO 应用阶段后，当患者病情较为稳定时，机械通气从最初控制通气模式切换到辅助通气模式。目的是逐渐降低支持，停止 ECLS，直到最后患者成功顺利拔管。特别是，早期切换到保护性通气可改善患者的呼吸肌功能和气体交换，减少不必要的镇静，帮助脱离呼吸机[58]。尽管这些变化主要取决于患者个体的情况（一些患者只需要保持上机运转支持几天，但也有一些患者需要保持上机运转支持几个月），但针对不同的群体应在不同的时间观察这些变化。近年来，重要技术的进步大大提高了 ECLS 体外循环管路的使用安全性。许多研究人员因此改变了策略，有时先将患者从呼吸机中解放出来，然后再将患者从体外循环上机运转支持中解放出来，这样患者就有可能在仍处于体外循环上机运转支持（清醒 ECMO）时拔管[59]。我们还没有采用过这种方法，但建议在确保患者安全和舒适的情况下尽快脱机（即辅助呼吸而不是控制呼吸）。虽然大多数研究组延迟了辅助通气的应用，直到患者自己肺的功能显著改善，但其他组几乎立即将呼吸机切换到压力支持模式[60]。Karolinska 小组报告了他们在 1995—1999 年期间接受 ECLS 治疗的 17 例成年 ARDS 患者的经验。他们在开始 ECLS 后立即停止肌松，并将机械通气（MV）设置为压力支持通气（PSV）。镇静目标被提高，患者在几个小时内只被轻度镇静。他们报告，患者在白天保持清醒，能够与工作人员和家人互动并参与安静的活动，如看电视。当需要时，通过向膜肺气体中添加 5% 的 CO_2 来增强和维持自发辅助呼吸。所有患者的辅助机械通气方式均为 PSV；没有数据表明在 ECLS 期间 PSV 是如何动态调整的。我们知道，体外治疗期间，潮气量从 ECLS 开始前的 450~947 mL 下降到 122~662 mL。尽管如此，即使针对初始病情非常重的患者，其低死亡率（24%）也令人惊讶。因此，从这项研究中我们可以得出结论，在重症 ARDS 患者中，ECLS 治疗结合最小镇静剂量和小潮气量的 PSV 可能与高生存率相关。

我们小组先前指出，在呼吸系统顺应性（Crs）非常低的 ARDS 患者中，PSV 可能难以实施，这可能是因为迅速达到吸气峰流速且患者仍在吸气时，基于流量的 PSV 呼气相就开始了（过早呼气循环）[61]。

因此，这些患者存在人机不协调的高风险。不同步是一种严重的威胁，因为较高的不同步性与医源性损伤和延迟脱离呼吸机有关。为此，我们在一组接受 VV-ECMO 和低潮气量（即 3~4 mL/kg）PSV 的重症 ARDS 患者中比较了 PSV 与神经调节呼吸机辅助（NAVA）[62]。这些患者的 Crs 在 7~31 mL/cmH_2O。我们可以证明，在这组选定的患者中，低 Crs 值加上短吸气时间导致过早呼气循环和高度人机不同步。与 PSV 相比，NAVA 与人机交互改善有关，在 Crs 值最低的患者中更是如此。最近，我们还评估了重症 ARDS 患者在增加气体流量（即增加 $ECCO_2R$ 率）时根据临床决定转为辅助呼吸机的呼吸模式[63]。在较高的气体流速下，呼吸驱动和呼吸努力得到有效控制，这表明在转为辅助通气后，仔细滴定 ECCO$_2$R 率可能是成功的关键。

ECMO 期间还应用了其他辅助通气模式。除了 CPAP，我们认为应该提到气道压力释放通气，因为这种特殊的通气模式，在固定的吸气/呼气时间交替两个压力水平，允许在呼吸周期中的任何时候进行自主呼吸，从而避免呼吸肌萎缩，有利于吸入潮气量的最佳分配。

能否实现 ECMO 后避免插管？

使用 ECMO 来避免插管是 ECLS 期间辅助/自主呼吸最先进的技术。在等待肺移植的患者（其中少数人已受到严重 ARDS 的影响）中，这种方法的报道非常多，以至于可以将其视为标准管理。例如，Fuehner 等人最近发表了一项对 26 例等待肺移植的终末期呼吸衰竭患者在插管前接受 ECLS 治疗的回顾性分析[64]。其中，16 例患者不需要插管，在 ECMO 支持下中位时间为 11 d 后进行肺移植，有 2 例患者在肺移植后死于脓毒症多器官功能衰竭，1 例患者在移植后 60 d 死于肺癌，其余 13 例患者于移植后 20~87 d 出院，随访 7~39 个月，这 13 例患者均存活。这些作者还选择了一组患者，他们在等待移植期间接受了插管和机械通气，但没有使用 ECMO。其中，那些存活到出院的患者需要更多的呼吸机天数，在重症监护病房（ICU）的时间更长，出院时间更晚[64]。在移植后 6 个月，意向性治疗的人群在清醒 ECMO 组和 MV 组的总存活率分别为 62% 和 35%（P=0.05）。仅考虑移植成功的患者，清醒 ECMO 组和 MV 组移植后 6 个月的存活率分别为 80% 和 50%（P=0.02）。因此，作者得出结论，对于等待肺移植的终末期呼吸衰竭患者，应考虑在插管前使用 ECMO，但仅限于高度专业化且有专业工作人员的中心。

清醒 ECMO 方法对重症 ARDS 患者可行吗？Hoeper 博士及其同事报告了一项单中心、非对照、试点试验的结果，该试验旨在评估 VV-ECMO 对清醒、未插管、自主呼吸的 ARDS 患者可行性[65]。他们招募了 6 例患者，其中 4 例免疫功能低下；3 例患者未插管即脱离 ECMO，随后出院，而其他 3 例患者需要插管和有创 MV（其中 2 例在医院死亡）。作者得出结论，"清醒 ECMO"策略似乎对某些 ARDS 患者可行，值得进一步评估以作为插管和机械通气的潜在替代方案。最近，另一项临床研究表明，在重症 ARDS 患者中，在 ECMO 期间早期拔管策略的成功率为 50%（即无需再次插管即可脱离 ECMO）[66]。有趣的是，清醒 ECMO 治疗成功的患者行 CT 扫描肺重量较高（这是通过将 CT 扫描断层图像的每个轮廓区域分成两半，对肺部的依赖区域和非依赖区域进行区域定量分析，以测量总肺重量和区域肺重量的一种方法）。随后的生理学研究证实了 ECMO 控制呼吸驱动困难与较高的肺重量之间的相关性[67]。

避免插管可能成为 ECMO 的主要目标，特别是在特定情况下，如免疫损伤的 ARDS 患者。需要仔细选择候选人，以个体化应用 ECMO 技术和最佳通气管理。该领域前景广阔，但仍然缺乏系统的临床经验。

ECLS 期间监测自主呼吸患者的呼吸力学

$ECCO_2R$ 的生理反应是分钟通气量减少，以维持恒定的 $PaCO_2$，尽管通过自然肺清除 CO_2 的需求减少[66]。在接受 ECMO 支持的严重 ARDS 患者中，这种控制呼吸驱动力与努力的生理机制几乎消失，患者的病情越重，这种机制被抑制的情况越严重。在接受 ECLS 的患者中，无法控制呼吸努力可能是导致尝试从控制呼吸转为辅助呼吸失败的一个具体机制。尽管 $ECCO_2R$ 的效率很高，但呼吸努力较大可能是潜在严重程度的指标[67]，以及患者出现自发肺损伤（P-SILI）的主要决定因素，这两者都可能导致自主呼吸策略的失败。呼吸频率不是衡量呼吸努力的可靠指标[68]，但常被用作替代指标，因为它易于评估。当然，尽管有最大限度的 ECMO 支持，但呼吸频率＞ 30 次 / 分的患者仍应仔细评估是否需要使用镇静剂和控制通气。尽管进行了最大程度的 ECMO 支持和最小的气道压力支持，呼出潮气量＞ 6 mL/kg PBW 可能表明呼吸努力依旧没有得到缓解，并且可能提示未能有效降低 P-SILI 促进 ARDS 恶化以及呼吸衰竭的风险[69]。气道闭合压（P0.1）是指是在吸气时对阻塞气道的前 100 ms 内气道产生的压力，P0.1 数值超过 4 cmH_2O 时是判断呼吸驱动过度的简单且准确的指标[70]。大多数市售呼吸机都可以使用无创性方法测量 P0.1。但是，需要指出的是，食管压监测是评估呼吸驱动和努力的金标准。吸气时负压（ΔPes）超过 10 cmH_2O 可能会增加肺（通过高跨肺压）和膈肌（通过损伤性水肿）损伤的风险[69]。最后，气道阻断压（$\Delta Pocc$，即患者呼气末短暂而随机地阻断时的气道压力变化，可以用来评估患者单次吸气努力所带来的胸膜腔内压改变及其大小）和吸气暂停期间测量的平台压与峰值压之间的差异（PMI）是利用标准呼吸机波形估计 ΔPes 的有效替代方法[71-72]。通过评估呼吸驱动和呼吸努力，以用来微调 ECLS 和呼吸机支持之间的相互作用，这对于充分利用辅助通气的优点（减少镇静、增加静脉回流及肌肉活动性）和降低风险（肺和膈肌损伤）至关重要。

ECLS 的撤机

关于何时从患者身上撤离 ECMO 目前尚未达成共识，关于其更详细的讨论见

第 15 章。在 ECMO 撤机之前，应在保护性肺通气呼吸机设置条件下评估气体交换和呼吸功能。我们认为 Palmer 提出的指南非常有用。在膜肺气流关闭的情况下进行至少 4 h 的试验；呼吸机设置为 PSV 模式，FiO_2 为 0.5 或更低，平均气道压在 10~15 cmH_2O，吸气峰值压不超过 25 cmH_2O，PEEP 在 5~10 cmH_2O。通过试验的患者在局部麻醉下结合轻度镇静的情况下进行 ECMO 撤机[60]。

部分体外二氧化碳去除 (PECOR) 和呼吸机管理

现代 $ECCO_2R$ 技术的特点是血流速度很低（< 500 mL/min）或中等血流速（< 1.5 L/min）。但是相关的临床经验和数据非常缺乏，在撰写本文时，完全不足以提供任何指南或建议。$ECCO_2R$ 领域仍处于试验阶段。然而，重要的是回顾 $ECCO_2R$ 的生理学基础，了解其不良反应并评估潜在优势和内在局限性。

正如引言中描述的，$ECCO_2R$ 的临床应用始于 1979 年的米兰研究[10]，这是根据前几年 NIH Kolobow 的实验室开展的工作提供的试验证据[73]。这项技术实际上是 ECMO 和纯 $ECCO_2R$ 的杂交产物。它以 1.5~2.5 L/min 血流速度的 VV 旁路术为基础，主要通过患者的自然肺进行氧合，通过 PEEP 保持肺膨胀，持续氧流量和极低的机械呼吸频率（4~6 次/分）和有限的平台压。当时我们提出，该技术似乎可以克服肺通气分布不均导致的通气/血流失衡，并避免了传统机械通气引起的肺气压损伤和肺外功能障碍[9]。当时的技术仍处于起步阶段，但目标已经非常明确。

真正的低流速 PECOR 技术第一次应用于一例双侧胸膜切除术后严重气胸并接受控制机械通气的患者[74]。由于 $ECCO_2R$ 减少了对呼吸机的需求，在几天内，患者可以切换到持续气道正压通气（CPAP），最终在完全解决气胸的情况下拔管。在本例中，体外循环管路的建立方式为经皮插管，血流速在 0.4~0.6 L/min，CO_2 去除率为患者总 VCO_2 的 22%~40%（图 6.2）。

如前所述，Kolobow 和 Gattinoni 展示了 $ECCO_2R$ 如何控制绵羊的自主呼吸和对机械通气的需求[15,18]。当我们回顾第一批使用 ECLS 中从严重 ARDS 恢复的患者时发现，在 ECLS 时进行 CPAP 的 ARDS 患者可以根据膜肺去除 CO_2 的量来减少通气量[75]。最近在一些接受 ECMO 支持治疗同时使用 NAVA 通气的 ARDS 患者中，也观察到了同样的效果[76]。

然而，这些数据虽然支持针对 ARDS 患者的通气需求和呼吸驱动的可能性，但解读时应谨慎。经验表明，在急性间质水肿早期，ARDS 患者的呼吸驱动非常高，并且有严重的呼吸困难和呼吸急促表现。在重度 ARDS 的早期阶段，血

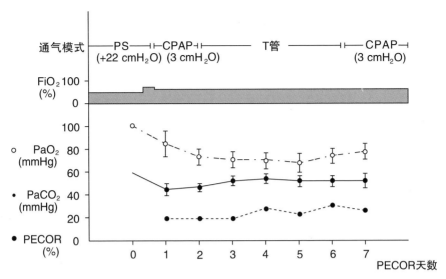

图 6.2 来自第一例低流速部分体外二氧化碳去除（PECOR）临床病例的数据：一例双侧严重气胸的患者，在实施 PECOR 后可以迅速从高水平的 PSV 转为 CPAP，最后拔管，并完全解决气胸问题。在这个案例中，体外循环管路的建立方式为经皮穿刺建立，血流速为 0.4~0.6 L/min，而 CO_2 去除率为患者总 VCO_2 的 22%~40%（改编自参考文献 [74]）

气（血液中的 PaO_2、$PaCO_2$ 等指标）仅能代表呼吸驱动的一小部分。重度 ARDS 患者在临床接受 ECMO 治疗时，即使 $PaCO_2$ 降到很低的水平（25~28 mmHg），呼吸频率仍然很快，吸气努力仍然可能产生很高的胸腔内负压和跨肺压，尽管进行 $ECCO_2R$，仍有很高的气压伤和 VILI 风险（图 6.3）。这些观察结果与急性失代偿期慢性阻塞性肺疾病（COPD）患者报道的情况形成对比，在急性失代偿期 COPD 患者中，$ECCO_2R$ 可有效控制呼吸驱动（以及插管需求）[77-78]。

$ECCO_2R$ 在 ARDS 患者中可能发挥什么作用？目前最重要的是 Terragni 等人在 2009 年提出的肺保护性通气方法[79]。研究人员发现，尽管有 25%~30% 的 ARDS 患者按照 NIH 的肺保护性通气策略设置了呼吸机参数，但 CT 扫描仍显示患者存在严重的肺过度膨胀[80]。他们推断，可以通过将潮气量从 6 mL/kg 降至 4 mL/kg，同时通过由改良血液滤过机（血滤机上连接具有 CO_2 去除功能的膜肺）进行低血流速（250~400 mL/min）体外循环以维持几乎正常的动脉 pH 值和 $PaCO_2$，从而降低 VILI 的风险。他们的研究并非旨在提供有关预后的数据，但是提供了足够的生理和生化证据来支持这种方法的可行性。迄今为止已经发表了两个独立的病例报告，表明使用超肺保护性通气方法（降至 2 mL/kg）来实现接受体外气体交换的 ARDS 患者存活的可能性（参考文献 [23,81] 的病例报告 2）。Xtravent 研究报道了一组重度 ARDS 患者应用 3 mL/kg 潮气量与 $ECCO_2R$ 的效

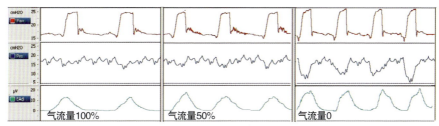

图 6.3 一例比较典型的患者，接受 ECMO 支持治疗的同时进行 PSV，描记了患者的气道压（Paw）、食道压（Pes）和横膈膜电活动（EAdi）。ECMO 气流量（GF）从 4 L/min（100%）逐渐减少到 2 L/min，再到 0。在 GF 为 0 时，Pes 波动越来越大（Bellani，Grasselli，Mauri，Pesenti：未发表的数据）

果[25]。这是一项随机对照研究，主要研究结局是死亡率。该研究因纳入研究对象速度太慢而终止，未能证明可以降低死亡率，但显示了可行性，减少了镇静剂使用，并降低了血清炎症指标。一项事后分析表明，在低氧血症最严重的亚组中应尽早脱离呼吸机。目前最大规模的临床试验由 REST 研究人员发表，试验一共招募了 412 例低氧性呼吸衰竭的成年患者，他们被随机分为常规肺保护性通气组（推荐 6 mL/kg PBW）或 $ECCO_2R$ 和降低潮气量组（目标为 ≤ 3 mL/kg PBW）[82]。主要终点事件是 90 天全因死亡率，结果显示没有差异性。此外，$ECCO_2R$ 组脱离呼吸机的时间显著减少，严重不良事件增多。

我们可以预见，在 ARDS 的早期阶段，人们将使用微创、低流量 $ECCO_2R$ 设备以避免或延迟插管，或扩大无创机械通气（NIV）或 CPAP 的应用范围。即使肌肉麻痹和控制机械通气在 ARDS 管理中肯定会发挥作用，但合理地应用 $ECCO_2R$ 可能会实现早期辅助呼吸、早期脱机和拔管，或许还会延长 NIV 的应用时间。减少镇静、缩短不插管时间或不插管，以及改善与周围环境的接触和交流的可能性当然非常有吸引力。减少插管率和插管时间也可能降低呼吸机相关肺炎的发病率。然而，低流速 $ECCO_2R$ 最有前途的应用似乎与 ARDS 的超肺保护性通气概念[75]和 COPD 患者的治疗[83]有关。

小 结

VILI 的概念和保护性通气的必要性已获得广泛认可，并已在临床领域被明确验证。尽管这些概念在接受 ECLS 的患者中的实际应用基于坚实的病理生理学基础，但缺乏证据来制定指南或给出建议。临床经验表明，两种替代方法可能适用于同一患者的不同时间：一种是通过提高 PEEP 水平来寻找最佳的肺复张；另一种是尽管存在严重肺泡塌陷的风险，但仍优先考虑肺休息。这两种治疗方法都需要第 3 个基本要素：等待肺恢复所需的时间和耐心。

（刘红娟　吴永兴　弋锐田　译，苏斌虓　李昊　审）

参考文献

[1] Zapol WM, Snider MT, Hill JD, et al. Extracorporeal membrane oxygenation in severe acute respiratory failure. A randomized prospective study.JAMA, 1979, 242(20):2193–2196.

[2] National Heart, Lung, and Blood Institute: Division of Lung Disease. Section four: hemodynamics, gas exchange and mechanics//Extracorporeal support for respiratory insuffciency. A collaborative study in response to RFP-NHLI-73-20. Ed. US Department of Health, Education and Welfare. Washington, DC, 1979.

[3] Pontoppidan H, Geffn B, Lowenstein E. Acute respiratory failure in the adult. 3. N Engl J Med, 1972, 287(16):799–806.

[4] Suter PM, Fairley HB, Isenberg MD. Effect of tidal volume and positive end-expiratory pressure on compliance during mechanical ventilation. Chest, 1978, 73(2):158–162.

[5] Kolobow T, Solca M, Gattinoni L, et al. Adult respiratory distress syndrome (ARDS): why did ECMO fail? Int J Artif Organs, 1981, 4(2):58–59.

[6] Kolobow T, Bowman RL. Construction and evaluation of an alveolar membrane artifcial heart-lung. Trans Am Soc Artif Intern Organs, 1963, 9:238–243.

[7] Dreyfuss D, Saumon G. Ventilator-induced lung injury: lessons from experimental studies. Am J Respir Crit Care Med, 1998, 157(1):294–323.

[8] Zapol WM, Kitz RJ. Buying time with artifcial lungs. N Engl J Med, 1972, 286(12):657–658.

[9] Gattinoni L, Agostoni A, Pesenti A, et al. Treatment of acute respiratory failure with low-frequency positive-pressure ventilation and extracorporeal removal of CO2. Lancet, 1980, 2(8189):292–294.

[10] Gattinoni L, Kolobow T, Agostoni A, et al. Clinical application of low frequency positive pressure ventilation with extracorporeal CO2 removal (LFPPV-ECCO2R) in treatment of adult respiratory distress syndrome (ARDS). Int J Artif Organs, 1979, 2(6):282–283.

[11] Hill JD, O'Brien TG, Murray JJ, et al. Prolonged extracorporeal oxygenation for acute post-traumatic respiratory failure (shock-lung syndrome). Use of the Bramson membrane lung. N Engl J Med, 1972, 286(12):629–634.

[12] Guarracino F, Zangrillo A, Ruggeri L, et al. β-Blockers to optimize peripheral oxygenation during extracorporeal membrane oxygenation: a case series. J Cardiothorac Vasc Anesth, 2012, 26(1):58–63.

[13] Gattinoni L, Pesenti A, Kolobow T, et al. A new look at therapy of the adult respiratory distress syndrome: motionless lungs. Int Anesthesiol Clin, 1983, 21(2):97–117.

[14] Kolobow T, Gattinoni L, Tomlinson T, et al. The carbon dioxide membrane lung (CDML): a new concept. Trans Am Soc Artif Intern Organs, 1977, 23:17–21.

[15] Kolobow T, Gattinoni L, Tomlinson TA, et al. Control of breathing using an extracorporeal membrane lung. Anesthesiology, 1977, 46(2):138–141.

[16] Kolobow T, Gattinoni L, Tomlinson T, et al.An alternative to breathing. J Thorac Cardiovasc Surg, 1978, 75(2):261–266.

[17] Gattinoni L, Kolobow T, Tomlinson T, et al. Low-frequency positive pressure ventilation with extracorporeal carbon dioxide removal (LFPPV-ECCO2R): an experimental study. Anesth Analg,

1978, 57(4):470–477.

[18] Gattinoni L, Kolobow T, Tomlinson T, et al. Control of intermittent positive pressure breathing (IPPB) by extracorporeal removal of carbon dioxide. Br J Anaesth, 1978, 50(8):753–758.

[19] Brodie D, Bacchetta M. Extracorporeal membrane oxygenation for ARDS in adults. N Engl J Med, 2011, 365(20):1905–1914.

[20] ELSO Patient Specifc guidelines. http://www.elsonet.org/index. php?option=com_phocadownload&view=category&id=4&Itemid=627.

[21] Peek GJ, Mugford M, Tiruvoipati R, et al; CESAR trial collaboration. Effcacy and economic assessment of conventional ventilator support versus extracorporeal membrane oxygenation for severe adult respiratory failure (CESAR): a multicentre randomised controlled trial. Lancet, 2009, 374(9698):1351–1363.

[22] Holzgraefe B, Broomé M, Kalzén H, et al. Extracorporeal membrane oxygenation for pandemic H1N1 2009 respiratory failure. Minerva Anestesiol, 2010, 76(12):1043–1051.

[23] Combes A, Hajage D, Capellier G, et al;EOLIA Trial Group, REVA, and ECMONet. Extracorporeal membrane oxygenation for severe acute respiratory distress syndrome. N Engl J Med, 2018, 378(21):1965–1975.

[24] Mauri T, Bellani G, Foti G, et al. Successful use of neurally adjusted ventilatory assist in a patient with extremely low respiratory system compliance undergoing ECMO. Intensive Care Med, 2011, 37(1):166–167.

[25] Bein T, Weber-Carstens S, Goldmann A, et al. Lower tidal volume strategy (≈3 ml/kg) combined with extracorporeal CO2 removal versus 'conventional' protective ventilation (6 ml/kg) in severe ARDS: the prospective randomized Xtravent-study. Intensive Care Med, 2013, 39(5):847–856.

[26] Pham T, Combes A, Roze H, et al. Extracorporeal membrane oxygenation for pandemic infuenza A(H1N1)-induced acute respiratory distress syndrome: a cohort study and propensity matched analysis. Am J Respir Crit Care Med, 2013, 187(3):276–285.

[27] Brogan TV, Thiagarajan RR, Rycus PT, et al. Extracorporeal membrane oxygenation in adults with severe respiratory failure: a multi-center database. Intensive Care Med, 2009, 35(12):2105–2114.

[28] Zimmermann M, Bein T, Arlt M, et al. Pumpless extracorporeal interventional lung assist in patients with acute respiratory distress syndrome: a prospective pilot study. Crit Care, 2009, 13(1):R10.

[29] Patroniti N, Zangrillo A, Pappalardo F, et al. The Italian ECMO network experience during the 2009 infuenza A(H1N1) pandemic: preparation for severe respiratory emergency outbreaks. Intensive Care Med, 2011, 37(9):1447–1457.

[30] Pipeling MR, Fan E. Therapies for refractory hypoxemia in acute respiratory distress syndrome. JAMA, 2010, 304(22):2521–2527.

[31] Patroniti N, Isgrò S, Zanella A. Clinical management of severely hypoxemic patients. Curr Opin Crit Care, 2011, 17(1):50–56.

[32] Ullrich R, Lorber C, Röder G, et al. Controlled airway pressure therapy, nitric oxide inhalation, prone position, and extracorporeal membrane oxygenation (ECMO) as components of an integrated approach to ARDS. Anesthesiology, 1999, 91(6):1577–1586.

[33] Bryan AC. Conference on the scientifc basis of respiratory therapy. Pulmonary physiotherapy in the pediatric age group. Comments of a devil's advocate. Am Rev Respir Dis, 1974, 110(6 Pt 2):143–144.

[34] Guérin C, Reignier J, Richard JC, et al;PROSEVA Study Group. Prone positioning in severe acute respiratory distress syndrome. N Engl J Med, 2013, 368(23):2159–2168.

[35] Hemmila MR, Napolitano LM. Severe respiratory failure: advanced treatment options. Crit Care

Med, 2006, 34(9 Suppl):S278-290.
[36] Pelosi P, Brazzi L, Gattinoni L. Prone position in acute respiratory distress syndrome. Eur Respir J, 2002, 20(4):1017-1028.
[37] Galiatsou E, Kostanti E, Svarna E, et al. Prone position augments recruitment and prevents alveolar overinfation in acute lung injury. Am J Respir Crit Care Med, 2006, 174(2):187-197.
[38] Sud S, Friedrich JO, Taccone P, et al. Prone ventilation reduces mortality in patients with acute respiratory failure and severe hypoxemia: systematic review and meta-analysis. Intensive Care Med, 2010, 36(4):585-599.
[39] Abroug F, Ouanes-Besbes L, Dachraoui F, et al. An updated study-level meta-analysis of randomized controlled trials on proning in ARDS and acute lung injury. Crit Care, 2011, 15(1):R6.
[40] Hemmila MR, Rowe SA, Boules TN, et al. Extracorporeal life support for severe acute respiratory distress syndrome in adults. Ann Surg, 2004, 240(4):595-607.
[41] Haefner SM, Bratton SL, Annich GM, et al. Complications of intermittent prone positioning in pediatric patients receiving extracorporeal membrane oxygenation for respiratory failure. Chest, 2003, 123(5):1589-1594.
[42] Goettler CE, Pryor JP, Hoey BA, et al. Prone positioning does not affect cannula function during extracorporeal membrane oxygenation or continuous renal replacement therapy. Crit Care, 2002, 6(5):452-455.
[43] Litmathe J, Sucker C, Easo J, et al. Prone and ECMO—a contradiction perse?Perfusion, 2012, 27(1):78-82.
[44] Griffths MJ, Evans TW. Inhaled nitric oxide therapy in adults. N Engl J Med, 2005, 353(25):2683-2695.
[45] Rossaint R, Falke KJ, López F, et al. Inhaled nitric oxide for the adult respiratory distress syndrome. N Engl J Med, 1993, 328(6):399-405.
[46] Adhikari NK, Burns KE, Friedrich JO, et al. Effect of nitric oxide on oxygenation and mortality in acute lung injury: systematic review and meta-analysis.BMJ, 2007, 334(7597):779.
[47] Haraldsson A, Kieler-Jensen N, Nathorst-Westfelt U, et al. Comparison of inhaled nitric oxide and inhaled aerosolized prostacyclin in the evaluation of heart transplant candidates with elevated pulmonary vascular resistance. Chest, 1998, 114(3):780-786.
[48] Walmrath D, Schneider T, Schermuly R, et al. Direct comparison of inhaled nitric oxide and aerosolized prostacyclin in acute respiratory distress syndrome. Am J Respir Crit Care Med, 1996, 153(3):991-996.
[49] Walmrath D, Schneider T, Pilch J, et al. Aerosolised prostacyclin in adult respiratory distress syndrome. Lancet, 1993, 342(8877):961-962.
[50] van Heerden PV, Barden A, Michalopoulos N, et al. Dose-response to inhaled aerosolized prostacyclin for hypoxemia due to ARDS. Chest, 2000, 117(3):819-827.
[51] Hager DN. High-frequency oscillatory ventilation in adults with acute respiratory distress syndrome. Curr Opin Anaesthesiol, 2012, 25(1):17-23.
[52] Courtney SE, Durand DJ, Asselin JM, et al;Neonatal Ventilation Study Group. High-frequency oscillatory ventilation versus conventional mechanical ventilation for very-low-birth-weight infants. N Engl J Med, 2002, 347(9):643-652.
[53] Ferguson ND, Cook DJ, Guyatt GH, et al; OSCILLATE Trial Investigators; Canadian Critical Care Trials Group. High-frequency oscillation in early acute respiratory distress syndrome. N Engl J Med, 2013, 368(9):795-805.
[54] Young D, Lamb SE, Shah S, et al;OSCAR Study Group. High-frequency oscillation for acute respiratory distress syndrome. N Engl J Med, 2013, 368(9):806-813.

[55] Banach M, Soukup J, Bucher M, et al. High frequency oscillation, extracorporeal membrane oxygenation and pumpless arteriovenous lung assist in the management of severe ARDS. Anestezjol Intens Ter, 2010, 42(4):201–205.

[56] Muellenbach RM, Kuestermann J, Kredel M, et al. Arteriovenous extracorporeal lung assist allows for maximization of oscillatory frequencies: a large-animal model of respiratory distress. BMC Anesthesiol, 2008, 8:7.

[57] Muellenbach RM, Wunder C, Nuechter DC, et al. Early treatment with arteriovenous extracorporeal lung assist and high-frequency oscillatory ventilation in a case of severe acute respiratory distress syndrome. Acta Anaesthesiol Scand, 2007, 51(6):766–769.

[58] Putensen C, Muders T, Varelmann D, et al. The impact of spontaneous breathing during mechanical ventilation. Curr Opin Crit Care, 2006, 12(1):13–18.

[59] Xia J, Gu S, Li M, et al. Spontaneous breathing in patients with severe acute respiratory distress syndrome receiving prolonged extracorporeal membrane oxygenation. BMC Pulm Med, 2019, 19(1):237.

[60] Lindén V, Palmér K, Reinhard J, et al. High survival in adult patients with acute respiratory distress syndrome treated by extracorporeal membrane oxygenation, minimal sedation, and pressure supported ventilation. Intensive Care Med, 2000, 26(11):1630–1637.

[61] Cereda M, Foti G, Marcora B, et al. Pressure support ventilation in patients with acute lung injury. Crit Care Med, 2000, 28(5):1269–1275.

[62] Mauri T, Bellani G, Grasselli G, et al. Patient-ventilator interaction in ARDS patients with extremely low compliance undergoing ECMO: a novel approach based on diaphragm electrical activity. Intensive Care Med, 2013, 39(2):282–291.

[63] Mauri T, Grasselli G, Suriano G, et al. Control of respiratory drive and effort in extracorporeal membrane oxygenation patients recovering from severe acute respiratory distress syndrome. Anesthesiology, 2016, 125(1):159–167.

[64] Fuehner T, Kuehn C, Hadem J, et al. Extracorporeal membrane oxygenation in awake patients as bridge to lung transplantation. Am J Respir Crit Care Med, 2012, 185(7):763–768.

[65] Hoeper MM, Wiesner O, Hadem J, et al. Extracorporeal membrane oxygenation instead of invasive mechanical ventilation in patients with acute respiratory distress syndrome. Intensive Care Med, 2013, 39(11):2056–2057.

[66] Crotti S, Bottino N, Ruggeri GM, et al. Spontaneous breathing during extracorporeal membrane oxygenation in acute respiratory failure. Anesthesiology, 2017, 126(4):678–687.

[67] Spinelli E, Mauri T, Lissoni A, et al. Spontaneous Breathing Patterns During Maximum Extracorporeal CO2 Removal in Subjects With Early Severe ARDS. Respir Care, 2020, 65(7):911–919.

[68] Akoumianaki E, Vaporidi K, Georgopoulos D. The Injurious Effects of Elevated or Nonelevated Respiratory Rate during Mechanical Ventilation. Am J Respir Crit Care Med, 2019, 199:149–157.

[69] Goligher EC, Jonkman AH, Dianti J, et al. Clinical strategies for implementing lung and diaphragm-protective ventilation: avoiding insufficent and excessive effort.Intensive Care Med, 2020, 46(12):2314–2326. https://doi.org/10.1007/s00134-020-06288-9.

[70] Telias I, Junhasavasdikul D, Rittayamai N, et al. Airway Occlusion Pressure As an Estimate of Respiratory Drive and Inspiratory Effort during Assisted Ventilation. Am J Respir Crit Care Med, 2020, 201(9):1086–1098.

[71] Bertoni M, Telias I, Urner M, et al. A novel non-invasive method to detect excessively high respiratory effort and dynamic transpulmonary driving pressure during mechanical ventilation. Crit Care, 2019, 23(1):346.

[72] Foti G, Cereda M, Banf G, et al. End-inspiratory airway occlusion: a method to assess the

pressure developed by inspiratory muscles in patients with acute lung injury undergoing pressure support. Am J Respir Crit Care Med, 1997, 156(4 Pt 1):1210–1216.

[73] Gattinoni L, Kolobow T, Damia G, et al.Extracorporeal carbon dioxide removal (ECCO2R): a new form of respiratory assistance. Int J Artif Organs, 1979, 2(4):183–185.

[74] Pesenti A, Rossi GP, Pelosi P, et al. Percutaneous extracorporeal CO2 removal in a patient with bullous emphysema with recurrent bilateral pneumothoraces and respiratory failure. Anesthesiology, 1990, 72(3):571–573.

[75] Marcolin R, Mascheroni D, Pesenti A, et al. Ventilatory impact of partial extracorporeal CO2 removal (PECOR) in ARF patients. ASAIO Trans, 1986, 32(1):508–510.

[76] Karagiannidis C, Lubnow M, Philipp A, et al. Autoregulation of ventilation with neurally adjusted ventilatory assist on extracorporeal lung support. Intensive Care Med, 2010, 36(12):2038–2044.

[77] Burki NK, Mani RK, Herth FJ, et al. A novel extracorporeal CO2 removal system: results of a pilot study of hypercapnic respiratory failure in patients with COPD. Chest, 2013, 143(3):678–686.

[78] Cardenas VJ Jr, Lynch JE, Ates R, et al. Venovenous carbon dioxide removal in chronic obstructive pulmonary disease: experience in one patient. ASAIO J, 2009, 55(4):420–422.

[79] Terragni PP, Del Sorbo L, Mascia L, et al. Tidal volume lower than 6 ml/kg enhances lung protection: role of extracorporeal carbon dioxide removal. Anesthesiology, 2009, 111(4):826–835.

[80] Terragni PP, Rosboch G, Tealdi A, et al. Tidal hyperinfation during low tidal volume ventilation in acute respiratory distress syndrome. Am J Respir Crit Care Med, 2007, 175(2):160–166.

[81] Bein T, Osborn E, Hofmann HS, et al. Successful treatment of a severely injured soldier from Afghanistan with pumpless extracorporeal lung assist and neurally adjusted ventilatory support. Int J Emerg Med, 2010, 3(3):177–179.

[82] McNamee JJ, Gillies MA, Barrett NA, et al. Effect of lower tidal volume ventilation facilitated by extracorporeal carbon dioxide removal vs standard care ventilation on 90-day mortality in patients with acute hypoxemic respiratory failure: the REST randomized clinical trial. JAMA, 2021, 326(11):1013–1023.

[83] Kluge S, Braune SA, Engel M, et al. Avoiding invasive mechanical ventilation by extracorporeal carbon dioxide removal in patients failing noninvasive ventilation. Intensive Care Med, 2012, 38(10):1632–1639.

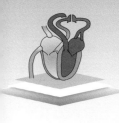

第 **7** 章

全身循环的管理：容量状态和右心功能

Sundar Krishnan, Gregory A. Schmidt

在急性、严重呼吸衰竭的患者中，肺实质损伤过程往往与严重的肺动脉高压和右心室功能不全有关，这也称为急性肺源性心脏病。重症监护治疗，如液体管理、机械通气和血管活性药物的使用，也会加剧右心室功能不全和休克。对于这类患者，当需要体外支持时，血流动力学的监测和管理会更加复杂。因此，重症医学专科医生必须对使用体外膜肺氧合（ECMO）患者独特的液体管理和右心室功能不全处理非常熟悉[1]。

本章将回顾静脉-静脉（VV）ECMO 支持的严重呼吸衰竭患者中，各种血流动力学参数在评估容量状态和右心功能方面的有效性。我们将讨论这些患者液体管理的细微差别，描述在体外支持的患者中监测右心功能和心输出量方面的挑战，以及在这类患者中右心支持的普遍原则。在整个章节中，我们着重强调了超声心动图在指导床旁管理方面的作用。本章主要关注 VV-ECMO 患者的管理。在相关的部分，我们还针对静脉-动脉（VA）ECMO 患者做了一些补充说明。

S. Krishnan (✉)
Department of Anesthesiology, Duke University School of Medicine, Duke University Medical Center, Durham, NC, USA
e-mail: sundar.krishnan@duke.edu

G. A. Schmidt
Division of Pulmonary Diseases, Critical Care, and Occupational Medicine, Department of Internal Medicine, University of Iowa, Iowa City, IA, USA
e-mail: gregory-a-schmidt@uiowa.edu

© The Author(s), under exclusive license to Springer Nature Switzerland AG 2022
G. A. Schmidt (ed.), Extracorporeal Membrane Oxygenation for Adults, Respiratory Medicine, https://doi.org/10.1007/978-3-031-05299-6_7

容量负荷状态

与所有危重患者一样，为了维持器官灌注的原始心输出量，需要维持足够的血管内液体容量。在体外支持的患者中，保持足够血管内容量的另一个重要原因是：低血容量会导致体外支持能力降低，尤其是在 VV-ECMO 的患者中会导致体外气体交换减少，从而引起低氧血症。同时，液体正平衡与危重病的不良预后密切相关。在这个阶段，大多数患者都会从减轻液体负荷以缓解肺部和全身水肿中受益。

因此，容量状态的目标是双重的——既需要足够的前负荷来优化心输出量及 ECMO 流量，同时也要避免液体过负荷。通常情况下，维持 ECMO 流量的目标可以作为容量复苏的驱动因素。

监测方法

·体外循环管路负压和插管抖动

静脉引流不足的一个早期表现是静脉引流插管上的负压进行性升高（译者注：例如从 –23 mmHg 升高至 –86 mmHg），这一点可通过 ECMO 循环监测发现。在一般的流量下（2~4 L/min），正常体型的成人使用标准尺寸的插管，负压指标低于 –80~–100 mmHg，常提示低血容量。在严重低血容量的患者中，ECMO 引流管经常会出现抖动（俗称"抖管"），这是因为引流泵工作时，下腔静脉（IVC）容量不足，从而出现引流管静脉管腔塌陷。与负压值一样，抖动也取决于 ECMO 泵的参数设置，当在静脉回流不足的情况下尝试高 ECMO 流量时，更容易出现引流管抖动，而在较低的流量设置下，插管抖动可能不太明显。

·中心静脉压（CVP）

在危重患者中，公认的心脏前负荷的评估参数包括中心静脉压（CVP）和肺动脉楔压。在使用机械通气的重症 ARDS 患者中，尽管血管内血容量低，但由于右心功能不全或胸膜腔压力升高，CVP 可能会升高。此外，中心静脉导管相对于 ECMO 插管的位置可以进一步影响 CVP。

·脉压变异度（PPV）

脉压变异度（PPV）在可控情况下是评价液体反应性的一个准确指标。然而，在接受 ECMO 支持的急性呼吸窘迫综合征（ARDS）患者中，PPV 在预测心输出量对补液反应性上的准确性受到低潮气量及超低潮气量机械通气和右心室功能不全的影响。

同样，在行 ECMO 治疗的患者中，通过脉搏轮廓分析或生物电抗测量的机械通气引起的每搏输出量变化也是不准确的，不应将其用于此目的。在使用 VA-ECMO 的患者中，动脉波形中原有心搏的减少使 PPV 的准确性进一步降低。

·被动抬腿试验

被动抬腿试验（PLR）不依赖于胸膜腔压力的变化，因此在评估 VV-ECMO 患者的液体反应性时是有效的，通常认为 PLR 引起的每搏输出量增加大于 10%（使用经胸超声心动图）提示存在液体反应性。PLR 相关的呼气末二氧化碳变化通常是没有意义的，因为大部分二氧化碳是通过 ECMO 去除的。俯卧位通气的患者无法使用 PLR 来预测液体反应性，一种替代方法是在 1 min 内静脉输入少量液体（100 mL 晶体液），然后使用脉冲轮廓分析的方法来判断效果[2]。

·床旁即时超声（POCUS）

静脉插管的存在使 IVC 的测量意义不明确。然而，在 POCUS 检查中，ECMO 引流管周围的 IVC 塌陷通常提示低血容量。此外，在对 VV-ECMO 患者进行通气管理时，通常采用非常低的潮气量，而这将降低 IVC 直径随呼吸的变异度作为液体反应性指标的准确性。在自主呼吸的患者中，高呼吸驱动和肺顺应性显著降低可能会加剧 IVC 在吸气相的塌陷，类似于低血容量时的表现。

·腹部超声

最近，腹部器官的 POCUS 被用于评估静脉淤血。VEXUS 评分（超声静脉淤血评分）使用 IVC、肝静脉波形、门静脉波形和肾内静脉多普勒波形来对静脉淤血的严重程度进行分级[3]。IVC 直径 > 2 cm，联合肝静脉、门静脉、肾静脉 3 者中的 2 个出现严重异常，与心脏手术后患者急性肾损伤（AKI）的发生有关。虽然这个评分的风险比为 3.69，预测 AKI 的特异度很高 [96%；95%CI（89%，99%）]，但它的灵敏度很低（27%）。这可能是由于术后 AKI 是由多个危险因素造成的。重要的是，在预测肾脏损伤方面，超声评估容量超标的效果优于 CVP。

液体管理

对于接受 ECMO 治疗的 ARDS 患者，其液体管理是由两个相互冲突的目标共同决定的。一方面，限制性的液体治疗方案可以减轻肺水肿[4]；另一方面，限制循环容量会降低 ECMO 流量，从而影响 ECMO 的气体交换效率。因此，应通过经常监测这两个目标来滴定液体治疗。表 7.1 列出了 ECMO 患者低血容量和容量过负荷的常用指标。

表 7.1　患者容量过负荷和低血容量的指标

容量过负荷	低血容量
CVP 上升 a	ECMO 引流管负压升高 b
严重右心扩张（RVEDD/LVEDD > 1.0）	ECMO 引流管抖动
室间隔移位，左心室 "D" 字征	ECMO 插管周围的 IVC 塌陷
收缩期肝静脉血流钝化	血管活性药物用量增加
脉动性门静脉血流（> 50%）	
肾静脉血流的收缩期钝化	
肾动脉阻力指数增加	

a：除了其他众所周知的与 CVP 作为危重患者液体反应性指标的有效性相关的注意事项外，CVP 在 ECMO 患者中也会因静脉置管位置的不同而出现假性升高或降低。b：当出现插管位置不合适或管道阻塞时，静脉置管无法引流静脉血，ECMO 灌注端也会出现高负压及引流管抖动

· 液体复苏

ARDS 患者通常严格限制液体容量，以控制肺淤血。启动 ECMO 治疗后，由于细胞因子释放导致血管痉挛，以及置管过程中的出血，均会使血容量不足进一步恶化。因此，患者 ECMO 治疗初期往往需要进行液体复苏。

· 利　尿

一旦给予了足够的容量负荷，就应启动减轻液体负荷的治疗，以缓解肺部和全身水肿。随着血管内容量的减少，患者开始出现前负荷不足的表现。出现插管抖动及 ECMO 引流不足等情形时，应进行急性容量反应试验，减少引流量，通过提高 ECMO 气流速或加强镇静治疗降低吸气努力。然而，需要注意的是，有时尽管有足够的血管内容量，但诸如插管位置不合适或管路阻塞等情况，仍有可能会引起静脉引流不足。超声心动图可以在排除插管抖动和引流管高负压的这些混杂因素方面发挥重要作用。静脉引流管内形成血栓等也可能导致与低血容量类似的表现，而且可能更难检测。

右心室功能

ARDS 患者会出现肺动脉高压，这与肺不张、通气过度、缺氧性肺血管收缩、高碳酸血症，以及炎症和血栓形成过程对肺血管的影响有关。右心室是一个薄壁结构，对后负荷的增加非常敏感。此外，脓毒症和代谢紊乱可直接影响右心

室功能。右心室功能不全引起静脉淤血和低心输出量,从而导致组织灌注不良和器官衰竭。

·发病率

严重 ARDS 患者中,20%~50% 伴有急性右心室功能不全。重要的危险因素包括感染、气体交换不足(P/F 比值 < 150)、高碳酸血症($PaCO_2$ > 48 mmHg)和高机械通气驱动压(> 18 mmHg)。同样,在新型冠状病毒肺炎(COVID-19)患者中,右心室功能不全在病情较重的患者中更常见。

·预 后

右心室功能不全与 ARDS 患者住院时间延长和生存率下降有关。在需要 VV-ECMO 支持的 ARDS 患者中,右心室衰竭又与 ECMO 撤机存活率和出院的存活率下降有关[5]。虽然一些轻度右心室功能不全的患者可以单独使用 VV-ECMO 进行治疗,但那些严重右心室功能不全的患者应使用 VA-ECMO 进行心肺支持。在肺栓塞和急性心肌梗死患者中,有 30%~50% 的患者出现右心室功能不全,并且与较差的临床预后有关。在接受心脏手术的患者中,常规心脏修复术的右心室功能不全发病率很低(< 1%),但在接受心脏移植和左心室辅助装置的患者中则高得多(高达 50%)。

监 测

插管策略、循环力学和最小化的机械通气设置等,都会影响 ECMO 患者常规血流动力学监测参数的有效性。因此,将多个参数纳入临床决策,同时认识到它们各自的细微差别是很重要的。

·超声心动图

超声心动图在检测、监测和处理急性右心室功能不全方面起着重要作用[6-7]。表 7.2 列出了用于评估 VV-ECMO 患者右心室功能不全的各种超声心动图参数。通常的指标包括右心室与左心室舒张末期面积之比、左心室偏心指数、三尖瓣环收缩期位移、多普勒组织成像技术测量瓣环收缩期峰值速度和右心室游离壁的纵向应变。在心尖四腔视图上测量的右心室面积变化分数,与 MRI 所检测的右心射血分数最为接近。在脉冲波多普勒上出现双相肺动脉血流波形和肺动脉加速时间小于 100 ms,表明肺动脉高压。

在开始 ECMO 支持后,监测右心室功能不全仍然很重要。我们建议在整个危重病期间对右心室进行常规评估(见第 12 章的"日常监测")。尽管患者使

表 7.2　ECMO 期间通过超声心动图监测右心室功能障碍

参数	异常指标	指标的意义/评价
前负荷		
下腔静脉宽度及变异度	直径 > 2 cm，呼吸变异度极小	IVC 在 ECMO 引流处塌陷提示低血容量；超低潮气量机械通气限制呼吸变异度
RVEDA/LVEDA	> 0.6	心尖四腔心切面或食管中段四腔心切面测量
收缩功能		
右心室面积变化分数	< 35%	需心腔内结构边界清晰
三尖瓣环收缩期位移	< 17 mm	需较好的超声束扫描
右心三尖瓣环收缩速度 S'	< 10 cm/s	需较好的超声束扫描
右心室游离壁应变	< 20%	
后负荷		
右心室收缩压	> 40 mmHg	ECMO 回血端位于三尖瓣处会干扰三尖瓣反流测量
肺动脉加速时间	< 100 ms	
肺动脉波形	双相	

用 VV-ECMO，但大多数超声心动图的右心室大小和功能参数仍然是有效的监测指标。值得注意的是，三尖瓣反流速度不能再用于估计肺动脉压，因为会受到 ECMO 灌注的干扰。另一方面，在使用 VA-ECMO 的患者中，所有超声心动图的右心室功能参数都不太准确，因为 ECMO 引流会导致心脏充盈不足。

·基于动脉导管的心输出量监测

利用动脉波形的微创、非校准的血流动力学监测，可能不受 VV-ECMO 的影响[8]。然而，动脉波形的质量和该技术固有的不一致性可能使数据不可靠。在使用 VA-ECMO 的患者中，由于左心室输出减少及持续的 ECMO 泵血流，基于动脉波形的心输出量监测无法使用。

基于指示剂稀释（热或锂）的心输出量监测法，会受到指示剂流失到 ECMO 中的影响。ECMO 体外循环管路血流量和自身心输出量将会影响这一评估的有效性。在高碳酸血症而接受低流量 VV-ECMO 的患者中，跨肺热稀释法的心输出量测量结果与脉搏轮廓分析获得的结果相似[9]。

· 热稀释法心输出量监测

虽然肺动脉导管（PAC）在大多数重症监护环境中已不再使用，但其在严重心源性休克患者的液体管理中仍推荐使用。PAC 提供了左/右心室充盈压、心输出量等重要信息，并且能够持续监测变化趋势。然而，这些参数易受到严重肺部疾病和体外循环支持的影响，应谨慎解读。由于不同的循环参数设置，各心脏腔室可能充盈不足。因部分指示剂流入体外 ECMO 循环中，热稀释法的心输出量监测准确度降低。

· 超声心输出量监测法

在使用 VV-ECMO 的患者中，通过测量左室流出道速度时间积分（LVOT VTI）来监测心输出量仍然是准确的。在保留心搏的 VA-ECMO 患者中，监测 LVOT VTI 的变异仍有一定作用。例如，头低脚高位时，LVOT VTI 的增加有助于预测容量反应性[10]。

· 静脉血氧饱和度（SvO_2）

在肺动脉或上腔静脉（SVC）测量的 SvO_2 常被用作心输出量的替代指标。在使用 VV-ECMO 的患者中，中心静脉血氧饱和度（$ScvO_2$）有可能反映组织灌注情况，这取决于采血部位和灌注端的置管位置。同样，使用 $ScvO_2$ 的 Fick 心输出量测量法在 VV-ECMO 患者中也不准确。从 VV-ECMO 灌注端的氧合血与自身心脏泵血混合，使 SvO_2 无法评估组织氧供情况。

在 VA-ECMO 支持的患者中，肺动脉血流主要由 SVC 和冠状窦的血液组成，而 IVC 的血液被引入 ECMO 回路。在氧合膜前测量 SvO_2，是另一种评估组织灌注的方法。

· 乳 酸

血清乳酸浓度仍然是 ECMO 患者器官灌注的一个可靠参数。在呼吸衰竭的 ARDS 患者中，乳酸的升高与死亡相关。监测乳酸的变化趋势可以进一步帮助评估循环支持的效果[11]。

· 近红外光谱

近红外光谱（NIRS）评估组织对近红外波长的吸收，以评价局部氧饱和度（rSO_2）情况。大脑 rSO_2 的下降反映了局部或全身组织灌注的减少，此时应通过增加心输出量及提高平均动脉压、血红蛋白水平或动脉血氧饱和度（SaO_2）

进行治疗。然而矛盾的是，VA-ECMO 患者的脑 rSO_2 上升可能反映了自身心输出量的减少，应进一步检查以明确原因。

·腹部超声

如前所述，POCUS 对腹部器官血管（肝静脉、门静脉、肾静脉）的检查可用于评估右心室功能不全和静脉淤血情况。POCUS 发现多个器官的严重静脉淤血，可用于指导降低容量负担。这些参数在 ECMO 支持的患者中是否同样有效尚未得到验证。

液体管理

低血容量和容量过负荷都不利于器官灌注。具体来说，容量过负荷会增加右心室室壁张力，降低冠状动脉灌注压。同时，由于室间隔向左移动，左心室舒张期充盈减少，这会引起心输出量减少、器官灌注不足和静脉淤血的恶性循环。

·血管活性药物

使用血管活性药物治疗右心室衰竭的原则与启动 VV-ECMO 前是相同的。去甲肾上腺素可提高体循环血压和右心室灌注压。在大剂量使用时，去甲肾上腺素和其他 α 受体激动剂可能会加重肺动脉高压。另一方面，研究显示血管升压素对肺血管阻力的影响很小。通常仍然需要使用肾上腺素或多巴胺等正性肌力药物。血管扩张剂（如米力农和多巴胺）应谨慎使用，因为存在体循环后负荷下降的可能。吸入性血管扩张剂可以在降低肺血管阻力的同时，不影响体循环血压。在患者接受 ECMO 治疗时，即使采用小潮气量机械通气，这些吸入性药物治疗仍然有效。

·机械通气

肺不张和肺过度通气都会引起肺血管阻力的增加。此外，换气障碍导致的缺氧性肺血管收缩也会影响右心室后负荷。使用 VV-ECMO 的患者，通常要保持较高的呼气末正压，以防止肺泡塌陷和肺泡不张[12]。ECMO 对去除 CO_2 非常有效。因此，VV-ECMO 的潮气量可以明显减少，通常低至 2~3 mL/kg。此外，俯卧位可降低右心室后负荷并改善氧合，可作为 VV-ECMO 支持不足的患者的额外治疗。

在接受外周 VA-ECMO 的患者中，上半身的氧合通过自身肺部的通气维持。

因此，通气参数设置需要尽量接近正常。呼吸机通气参数设置仍应考虑肺部保护和右心室功能保护策略。

- **VV-ECMO 对右心室功能不全的影响**

通过 VV-ECMO 进行体外气体交换可以提高 SvO_2，降低 $PaCO_2$。这降低了肺血管收缩，从而改善了右心室后负荷。随着肺前毛细血管氧合的改善，肺动脉和 CVP 的下降，心脏指数的增加证明了这一点[13-14]。此外，降低机械通气气道压引起的肺过度膨胀也可能改善右心室功能。因此，对于在开始 ECMO 治疗前需要进行正性肌力治疗的患者，可以单独通过 VV-ECMO 来治疗右心室功能不全。表 7.3 列出了呼吸衰竭患者采用 VV 或 VA-ECMO 的指征。

- **VV-ECMO 作为起始支持治疗**

在对体外生命支持组织（ELSO）注册的 717 例 ARDS 休克患者的回顾分析中，只有 18% 的患者开始时使用了 VA-ECMO[15]。VV-ECMO 较少出现消化道出血和溶血，但总体出血、卒中和肾衰竭风险与 VA-ECMO 相似。VV-ECMO 组的生存率为 58%，而 VA-ECMO 组为 43%（$P = 0.002$）。多因素回归分析显示，相对于 VA-ECMO，VV-ECMO 是生存率的独立预测因素。此外，研究中从 VV-ECMO 转到 VA-ECMO 的比例仅为 4%。

- **VA-ECMO**

在 VV-ECMO 期间，右心室功能不全进展提示不良预后。研究显示，接受 VV-ECMO 治疗的患者，使用主动脉球囊反搏（IABP）可以改善心源性休克的右心室功能。对于 ECMO 启动前血流动力学严重受损的患者，或那些尽管在 VV-ECMO 治疗中进行了体外气体交换，但仍然存在灌注不足的患者，需要用 VA-ECMO 进行心肺联合支持。

表 7.3　建议在呼吸衰竭患者中使用 VV 与 VA-ECMO 的临床特征

VV-ECMO	VA-ECMO
不需要或只需要少量的正性肌力药物治疗	大剂量正性肌力药物治疗
超声心动图测量未见严重右心室功能不全	超声心动图测量显示严重右心室功能不全
使用 VV-ECMO 时，组织灌注得到改善	尽管有 VV-ECMO 支持，循环参数和器官功能仍持续恶化
心输出量充足的感染性休克	双心室衰竭或严重的左心室衰竭

- **Harlequin 综合征**

严重肺部疾病患者转为外周 VA-ECMO 可能会导致 Harlequin 综合征，这是因为通过肺部的血液没有进行充分的气体交换。因此，可能需要更多的中心动脉（如锁骨下）插管。另外，通过静脉–静脉动脉混合支持（VVA）保持 ECMO 部分血液回输至静脉中，可以提高肺动脉血液氧合水平。

- **VPA-ECMO**

一种不同的置管策略，使用右心室辅助装置和 ECMO 治疗 COVID–19 的 ARDS 患者[16]。通过一个大的双腔插管（29 Fr 或 31Fr），经皮插入右颈内静脉并进入肺动脉主干，除了气体交换和氧合外，还可以降低右心室负荷。

小　结

急性右心室功能不全在严重的 ARDS 患者中很常见。因肺部或心肺功能衰竭而接受 ECMO 的患者需要特殊的个体化治疗。应定期关注每个患者特异性的治疗目标。POCUS 在指导治疗方面起着重要作用。

资助声明

资金支持完全来自研究机构和（或）部门。

利益冲突

G.A.S. 所得版税由 McGraw-Hill、Springer-Link 和 UpToDate 提供。

（刘红娟　吴永兴　弋锐田　译，朱桂军　李昊　审）

参考文献

[1] Krishnan S, Schmidt GA. Hemodynamic monitoring in the extracorporeal membrane oxygenation patient. Curr Opin Crit Care, 2019, 25:285–291.

[2] Mallat J, Meddour M, Durville E, et al. Decrease in pulse pressure and stroke volume variations after minifluid challenge accurately predicts fluid responsiveness. Br J Anaesth, 2015, 115(3):449–456.

[3] Beaubien-Souligny W, Rola P, Haycock K, et al. Quantifying systemic congestion with pointof-care ultrasound: development of the venous excess ultrasound grading system. Ultrasound J, 2020, 12:16.

[4] National Heart, Lung, and Blood Institute Acute Respiratory Distress Syndrome (ARDS)Clinical Trials Network;Wiedemann HP, Wheeler AP, Bernard GR, et al. Comparison of two fluid-management strategies in acute lung injury. N Engl J Med, 2006, 354(24):2564–2575.

[5] Ortiz F, Brunsvold ME, Bartos JA. Right ventricular dysfunction and mortality after cannulation for venovenous extracorporeal membrane oxygenation. Crit Care Explor, 2020, 2:e0268.
[6] Dandel M. Heart-lung interactions in COVID-19: prognostic impact and usefulness of bedside echocardiography for monitoring of the right ventricle involvement（2021-04-17）. Heart Fail Rev, 2021：1–15.
[7] Krishnan S, Schmidt GA. Acute right ventricular dysfunction: real-time management with echocardiography. Chest, 2015, 147:835–846.
[8] Bond O, Pozzebon S, Franchi F, et al. Comparison of estimation of cardiac output using an uncalibrated pulse contour method and echocardiography during veno-venous extracorporeal membrane oxygenation. Perfusion, 2019, 35(5):397–401.
[9] Minini A, Raes M, Taccone FS, et al. Transpulmonary thermodilution during extracorporeal organ support (ECOS): is it worth it? A brief commentary on the effects of the extracorporeal circuit on TPTD-derived parameters. J Clin Monit Comput, 2021, 35(4):681–687.
[10] Luo JC, Su Y, Dong LL, et al. Trendelenburg maneuver predicts fluid responsiveness in patients on venoarterial extracorporeal membrane oxygenation. Ann Intensive Care, 2021, 11(1):16.
[11] Slottosch I, Liakopoulos O, Kuhn E, et al. Lactate and lactate clearance as valuable tool to evaluate ECMO therapy in cardiogenic shock. J Crit Care, 2017, 42:35–41.
[12] Schmidt M, Stewart C, Bailey M, et al. Mechanical ventilation management during extracorporeal membrane oxygenation for acute respiratory distress syndrome: a retrospective international multicenter study. Crit Care Med, 2015, 43:654–664.
[13] Bunge JJH, Caliskan K, Gommers D, et al. Right ventricular dysfunction during acute respiratory distress syndrome and veno-venous extracorporeal membrane oxygenation. J Thorac Dis, 2018, 10(Suppl 5):S674–682.
[14] Reis Miranda D, van Thiel R, Brodie D, et al. Right ventricular unloading after initiation of venovenous extracorporeal membrane oxygenation. Am J Respir Crit Care Med, 2015, 191(3):346–348.
[15] Kon ZN, Bittle GJ, Pasrija C, et al. Venovenous versus venoarterial extracorporeal membrane oxygenation for adult patients with acute respiratory distress syndrome requiring precannulation hemodynamic support: a review of the ELSO registry. Ann Thorac Surg, 2017, 104:645–649.
[16] Cain MT, Smith NJ, Barash M, et al. Extracorporeal membrane oxygenation with right ventricular assist device for COVID-19 ARDS. J Surg Res, 2021, 264:81–89.

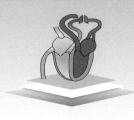

第 8 章
ECMO 抗凝治疗

Usha S. Perepu

引 言

当常规通气策略不足时，体外膜肺氧合（ECMO）已被证明可以提高急性呼吸衰竭患者的生存率[1]。血液流经体外循环管路时，正常的出凝血平衡被打破，并通过激活凝血途径促进凝血。血液与回路表面以及和 ECMO 设备的膜接触可诱导凝血。因此，抗凝对于防止血栓形成和维持膜肺功能是必要的。然而，由于凝血因子的消耗及血小板功能障碍，出血风险较高。因此，血栓形成和出血之间的平衡被打破。研究表明，循环血栓形成和全身性血栓栓塞的发生率约为 53%，部分取决于所用的抗凝治疗方案[4]。据报道，在约 40% 的严重出血患者中有 16%~21% 伴颅内出血。众所周知，凝血并发症与死亡率增加相关。

ECMO 期间的凝血改变

ECMO 设备的内表面虽然在设计上可承受高压，但会显著改变凝血功能。凝血变化可归因于 Virchow 三联征，包括内皮损伤、血流改变和高凝状态。凝血变化的病因可分为两类：①血液与体外循环回路的相互作用；②患者相关因素（图 8.1）。

U. S. Perepu (✉)
Department of Internal Medicine, University of Iowa, Iowa City, IA, USA
e-mail: usha-perepu@uiowa.edu

© The Author(s), under exclusive license to Springer Nature Switzerland AG 2022
G. A. Schmidt (ed.), *Extracorporeal Membrane Oxygenation for Adults*, Respiratory Medicine, https://doi.org/10.1007/978-3-031-05299-6_8

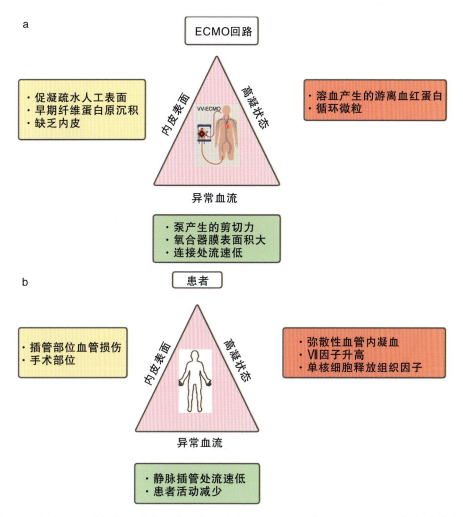

图 8.1 Virchow 三联征描述的血栓前变化，涉及 ECMO 回路（a）和患者因素（b）（改编自 Doyle 和 Hunt[22]）

ECMO 的血液学变化结果

接触激活在以细胞为基础的凝血过程中不起重要作用，却被认为是体外循环血流中凝血酶生成的主要方式。接触激活系统或内源性凝血途径由Ⅻ因子、Ⅺ因子、高分子量激肽原和前激肽释放酶组成（图 8.2）。Ⅻ因子通过与体外系统的非生理表面结合而被激活。这导致Ⅻ因子激活，Ⅻ因子裂解前激肽释放酶，后者裂解前激肽释放酶以释放激肽释放酶，并将高分子量激肽释放酶释放为缓激肽。该过程已被证明在 ECMO 启动后 10 min 内迅速发生[26]。接触性激活形成的Ⅻa 因子可激活Ⅺ因子转化为Ⅺa 因子，后者可将Ⅸ因子转化为Ⅸa 因子，从

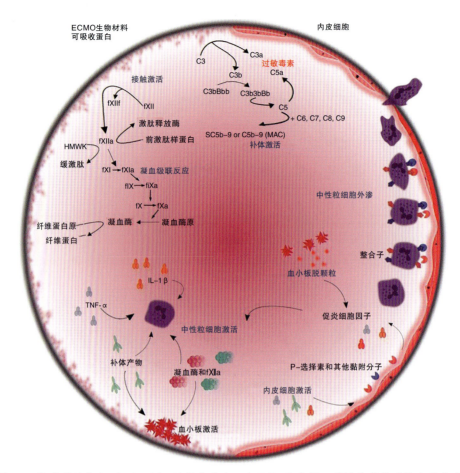

图 8.2 体外膜肺氧合（ECMO）的炎症反应。在 ECMO 期间，补体和接触系统由于血液与生物材料相互作用而被激活。替代补体途径（AP）主要负责产生过敏毒素 C3a、C5a 及膜攻击复合物（MAC）。这是生物材料表面 C3 水解增加的结果。接触系统负责产生活化 XII 因子（F XIIa），诱导内源性凝血途径，导致凝血酶形成。这些系统的产物促进促炎性细胞因子的产生，对白细胞、血小板和血管内皮有直接作用。特别是中性粒细胞被激活，引起组织中性粒细胞浸润增加，最终导致器官损伤（改编自 Millar, et al.[36]）

而激活 X 因子并生成凝血酶。尽管组织因子诱导的凝血被认为在体外循环中由于没有内皮损伤而不明显，但由于脓毒症引起的弥散性血管内凝血（DIC）导致单核巨噬细胞表达组织因子，从而导致凝血酶生成。此外，肿瘤坏死因子-α（TNF-α）和白介素-6（IL-6）可诱导内皮细胞表达可溶性组织因子。

血小板不仅在止血中发挥作用，而且也是 ECMO 期间关键的炎症介质，可以介导促炎性细胞因子、黏附分子和生长因子释放（图 8.2）。补体激活、凝血酶生成和纤维蛋白原黏附于回路表面均可导致血小板活化。另一方面，凝血系统的持续激活可导致凝血因子和血小板消耗，从而导致血小板减少症引起的出血。22% 接受 ECMO 的患者出现严重血小板减少（< 50 000 个细胞 / 毫升），使抗凝治疗变得举步维艰，输血需求随之增加[30]。

一旦内皮损伤得到修复，下一步就是纤维蛋白溶解，该步骤是止血调节的重要环节。纤维蛋白溶解的激活是由组织纤溶酶原激活剂的释放引发的，组织纤溶酶原激活剂将纤溶酶原激活为纤溶酶，导致纤维蛋白溶解。纤维蛋白溶解亢进是纤维蛋白过度分解，可能与 D- 二聚体升高导致的出血有关。这种情况在接受 ECMO 治疗的患者中很常见[29]。

体外循环可导致红细胞溶解，进一步使循环中游离血红蛋白（Hb）水平升高[22]。已知游离 Hb 通过结合消耗一氧化氮（NO），进而导致血管收缩和血小板活化增加，从而引起血栓前状态。研究证实：24 h 后血浆游离 Hb 水平 > 50 mg/dL 是 ECMO 患者死亡的独立预测因素[27]。此外，溶血或输注血细胞产生的红细胞衍生微粒通过接触途径生成凝血酶[28]。

ECMO 的炎症变化结果

补体系统由经典途径（CP）、交替途径（AP）和凝集素途径（LP）3 种途径激活，均由截然不同的机制触发，其共同目标为 C3 激活导致裂解膜攻击复合物（MAC）的形成。由于血液与回路材料接触，ECMO 患者的 AP 被激活。因缺乏通过人工表面抑制补体系统的调节蛋白，补体级联反应传播导致过度炎症反应和毛细血管渗漏综合征。研究表明，在 ECMO 启动的第一个小时内，补体快速激活并形成 MAC[20]。这些指标大多在 2 d 内恢复正常。因为肝素具有抗补体作用，因此使用肝素涂层循环管路时显示 AP 激活减少[21]。在接受 ECMO 的脓毒症患者中，CP 和 LP 被抗体抗原复合物和碳水化合物激活。美国 Perepu 肝素涂层回路显示 AP 激活减少，因为肝素具有抗补体作用[21]。在接受 ECMO 治疗的脓毒症患者中，抗原抗体复合物和碳水化合物会激活 CP 和 LP。

危重疾病会因适应性和先天性免疫系统启动而引发全身炎症反应综合征（SIRS），这是预后不良的标志[31]。当开始体外生命支持（ECLS）治疗时，这种情况可能会加剧。体外循环回路和血液之间的相互作用进一步增强 SIRS。随着这种炎症加重，单核细胞和中性粒细胞被激活，它们在细胞表面表达组织因子，从而激活凝血途径。SIRS 还会诱导内皮细胞的广泛活化，内皮细胞会分泌促炎细胞因子，如 TNF-α，这是一种有效的中性粒细胞激活剂。它还会刺激中性粒细胞的迁移，以及巨噬细胞的吞噬作用。活化的中性粒细胞会释放细胞毒性酶和活性氧，这被认为是试验模型中与 ECMO 相关的终末器官损伤的原因[32]。IL-6 和 IL-8 是中性粒细胞和 T 细胞的强效激活剂，可促进 B 细胞分化。高 IL 水平与生存率低有关。

抗 凝

我们已经采用了各种方式来对抗 ECMO 的易栓状态。目前，几乎所有 ECMO 的体外循环回路都涂有肝素，以减少凝血途径的激活。抗凝剂和抗血小板药物被认为克服了血栓形成的风险。但理想的抗凝策略尚未达成共识[1,4]。大型研究显示，96%~100% 的中心报告使用普通肝素（UFH）作为其主要首选抗凝剂[3]。这很可能是因为 UFH 是使用经验最丰富的抗凝剂，价格低廉、半衰期较短，且有鱼精蛋白作为中和剂，不良反应相对较小。UFH 是一种复杂的糖胺聚糖混合物，可与抗凝血酶（AT）结合；一旦结合，UFH-AT 复合物可以使凝血因子失活，如凝血酶和 Xa 因子。它会抑制凝血酶活性，但不阻止凝血酶生成，也不抑制已经与纤维蛋白结合的凝血酶。UFH 静脉输注后立即起效，半衰期约为 45 min。UFH 在网状内皮系统和肝脏中代谢，并经尿液排泄。存在肾损害时不需要调整剂量，因此是 ECMO 多器官衰竭患者的理想选择。体外生命支持组织（ELSO）建议在插管时开始推注 UFH 50~100 U/Kg，随后以 7.5~20 U/（kg·h）开始输注，以达到活化凝血时间（ACT）180~200 s 的目标，这一目标在不同的 ECMO 中心可能存在差异[2]。

阿加曲班和比伐卢定是合成的胃肠外短效直接凝血酶抑制剂（DTI），与循环中及血凝块中黏附的凝血酶结合，抑制凝血酶介导的纤维蛋白原裂解为纤维蛋白；激活凝血因子 Ⅴ、Ⅷ和Ⅻ；抑制血小板聚集。它们具有更好预测的药代动力学表现，并引起更明显的凝血酶生成减少，与 UFH 相比更有效。DTI 不依赖抗凝血酶发挥作用，在抗凝血酶活性较低或波动的患者中更可靠。DTI 不与肝素诱导的抗体相互作用，成为肝素诱导的血小板减少症（HIT）患者抗凝的选择。

最后，它们不与血浆蛋白或其他细胞结合，导致血清电解质和其他细胞计数波动较少。虽然 DTI 没有特异性拮抗剂，但其半衰期相对较短，即使是 ECMO 患者伴有终末器官损害，停药后其抗凝作用也会迅速减弱。此外，由于血栓形成风险较高，ECMO 患者很少需要完全逆转或拮抗抗凝治疗。

阿加曲班是确诊或疑似 HIT 患者的首选抗凝药物。病例系列和一些病例报告均显示接受 ECMO 治疗的 HIT 患者成功使用阿加曲班[16]。比生产商推荐剂量低 10 倍的剂量就足以实现适当的抗凝[14-15]。没有报告阿加曲班在 ECMO 中作为一线抗凝剂的病例。

阿加曲班通过静脉输注给药，30 min 内起效，半衰期为 45 min。主要在肝脏中通过酶分解进行代谢。以 0.2~1 μg/（kg·min）的起始剂量输注并进行调整，以维持活化部分凝血活酶时间（APTT）为基线值的 1.5~2.5 倍。

比伐卢定是需要接受经皮冠状动脉介入治疗且合并 HIT 患者的主要抗凝药物。几项针对 ECMO 患者的病例系列研究和回顾性研究表明，UFH 和比伐卢定在血栓栓塞或出血等并发症方面无差异。比伐卢定的 APTT 可稳定维持在治疗范围内，与 UFH 相比，比伐卢定引起的 APTT 波动更小[10-13]。

比伐卢定通过静脉输注给药，在肾功能正常的患者中数分钟内起效，半衰期为 25 min。起始负荷剂量为 0.05~0.5 mg/kg，随后以 0.03~0.1 mg/（kg·h）的速率输注，以维持 APTT 1.5~2.5 倍基线值[2]。剂量可能需要随 ECMO 的治疗时长进行调整。

低分子量肝素（LMWH）是通过 UFH 的酶解而得到的，可产生较低分子量的肝素。与 UFH 相似，LMWH 与抗凝血酶结合，导致 Xa 因子失活。LMWH 在肝脏中代谢并通过肾脏排泄，肾损害患者的 LMWH 清除率降低。可预测的药代动力学和不需要药物浓度监测，使其成为更有潜力的替代选择。关于在 ECMO 中使用 LMWH 作为抗凝治疗的数据很少。在一项观察性研究中，显示在接受 ECMO 的患者中使用 LMWH 进行预防性抗凝是安全和可行的，未增加血栓形成。与历史对照相比，输血需求较低[5]。另一项研究比较了 UFH 与 LMWH，按照 0.5 mg/kg 的剂量分次给药，UFH 组的血栓栓塞事件发生率高于 LMWH 组，两组的出血并发症无差异[25]。虽然 LMWH 似乎有很好的应用前景，但在用 LMWH 替代 UFH 之前还需要更多的研究。

· 低剂量肝素的谨慎抗凝策略

虽然抗凝是 ECMO 患者预防血栓形成的标准治疗，但严重出血的风险仍然是一个问题。接受 ECMO 治疗的多发性创伤患者出血风险高，治疗性抗凝可能对患者不利。一些小型病例系列研究对新型抗凝治疗策略进行了评估，例如低剂量肝素和枸橼酸盐抗凝治疗。Carter 等人证实在静脉-静脉（VV）ECMO 患者中，低剂量肝素的谨慎抗凝策略与标准肝素剂量相比，在死亡率、出血风险或血栓并发症方面无统计学差异[6]。近期对 7 项研究（包括 553 例患者）进行的 meta 分析比较了低剂量肝素与全剂量肝素在 ECMO 支持患者中的应用，结果显示两组之间血栓形成、出血和死亡率相似[7]。这表明，低剂量肝素在具有高出血风险的特定患者中是一种可行的安全选择。研究中使用的低剂量肝素的目标 ACT 为 140~160 s 或 APTT < 45 s。

长期以来，局部枸橼酸盐抗凝治疗用于连续性肾脏替代治疗（CRRT）和治疗性血浆置换中的体外抗凝治疗。钙离子作为多种凝血因子活化和血小板聚集的辅助因子发挥重要作用。枸橼酸盐可螯合钙离子，从而导致其无法在凝血途径中发挥作用。由于枸橼酸盐的快速代谢，其作用大部分局限在局部。枸橼酸盐可能的不良反应包括症状性低钙血症和酸碱平衡紊乱，必要时可通过补充钙离子予以预防。一些病例报告指出，在接受 ECMO-CRRT 治疗的患者中，使用局部枸橼酸盐抗凝治疗获得了成功[8]。在采用枸橼酸盐作为唯一抗凝剂的接受 ECMO 治疗的婴儿中开展的早期 I 期研究正在进行[9]。

理论上，血小板抑制有助于减少凝血活化和回路中血栓形成。尽管在实验室中已经证明这可以有效降低血栓形成[33]，但关于抗血小板药物在接受 ECMO 治疗的患者中应用的研究很少。通常的做法是在抗凝方案中添加抗血小板药物，用于管理心室辅助装置和静脉–动脉（VA）ECMO（在心源性休克患者中进行），并且一些中心实施了相同的方案，用于管理 ECMO 患者。虽然这可能是一个选择，但评估使用这些治疗的风险–获益很重要。

止血辅助治疗的作用

输血方案不是以证据为基础的，而是基于临床经验和输血阈值，所以不同中心之间存在很大差异。血小板输注旨在使血小板计数达到 > 100 000/mL。对于出血风险较低的成人，较低的阈值可能是足够的。如果在出血情况下凝血酶原时间延长，可以考虑使用新鲜冰冻血浆。纤维蛋白原水平低于 100~150 mg/dL 时，可考虑纤维蛋白原。

已证实抗纤维蛋白溶解类药物（如氨基己酸和氨甲环酸）可减少手术部位出血，但缺乏这些药物在 ECMO 患者中的有效性的数据。但是，如果有血栓弹力图（TEG）/ 旋转血栓弹力图（ROTEM）证据表明存在过度纤维蛋白溶解，这些药物可能发挥作用。

尽管采取了其他干预措施，重组活化因子Ⅶ或凝血酶原复合浓缩物仍是难治性出血的一种选择。建议谨慎使用这些药物，因为存在显著的血栓形成风险。

抗凝监测

在重症患者中监测抗凝治疗本身具有挑战性，体外回路和抗凝的加入进一步增加了复杂性。为了量化抗凝效果并对出血和血栓形成风险进行分层分析，有必要对凝血进行严格监测。目前，有许多基于全血和血浆的检测可用于体外凝血评估，但是每种检测都有其局限性，而且标准化程度不高。虽然使用一种方法监测 UFH 活性已不再可行，但每天多次检测易使监测混乱。ELSO 建议，每个 ECMO 项目都可以根据其中心可能拥有的监测项目，制定最适合其机构的个体化监测方案。

活化凝血时间（ACT）：ACT 测量的是暴露于激活接触通路的物质时全血的凝血时间。将全血与激活剂（硅藻土或高岭土）混合，测量至血凝块形成的时间（表 8.1）。ECMO 期间通常给予较低浓度的肝素，使其效能降低。ACT 结果受肝素以外因素的影响，包括血小板减少症、血小板功能障碍、抗血小板药物、低纤维蛋白原血症及凝血因子缺乏。体温过低和血液稀释也可能影响 ACT 结果，也可能因 ACT 设备而异。尽管存在这些缺点，但 ACT 是一种广泛使用的床旁检测指标，当它与其他测量方法配合使用以监测 UFH 时非常有用。通常推荐的抗凝目标是 180~220 s。

活化部分凝血活酶时间（APTT）：APTT 是一种血浆试验，使用激活剂（二氧化硅、鞣花酸）、钙和磷脂测量至纤维蛋白形成的时间（表 8.1）。这仍然是 ECMO 中心基于实验室的肝素监测的主要指标。ELSO 建议各中心建立一个 APTT 的治疗范围，以补偿 APTT 试剂对 UFH 不同的反应。在接受 ECMO 治疗的成人患者中，与 ACT 相比，APTT 被认为是一种更有用的监测指标。由于凝血因子缺乏、血管性血友病、纤维蛋白原缺乏、肝功能改变和全身性炎症，APTT 可能延长。治疗目标范围通常为基线 APTT 的 1.5~2.5 倍。

血栓弹力图（TEG）：与标准试验相比，TEG/ROTEM 能够反映凝血的所有方面，用于 ECMO 监测。ELSO 建议在有条件的情况下使用这些监测方法。本试验评估了新鲜或枸橼酸抗凝全血中血凝块形成的黏弹性特性，测量从纤维蛋白形成至血凝块溶解的凝血级联反应的完整性，其中重要的是包括血小板的作用（表 8.1 和表 8.2）。通过加入肝素酶等肝素抑制剂，也可以确认药物对凝血的影响。因此，可以通过 TEG/ROTEM 检查有无肝素酶测试之间的 R 或 CT 时间差异来评估 UFH 反应性，这对判断是否存在肝素抵抗非常有帮助。一些中心除了使用抗凝血酶活性来替代抗凝血酶外，还使用 TEG/ROTEM。也可以使用花生四烯酸和二磷酸腺苷评估血小板抑制作用，也可测定原发性和继发性纤溶。

抗 X a 因子活性（抗 X a）：该测定与 ACT 和 APTT 不同，因为它是肝素效应的测量指标，而不是肝素浓度，是通过肝素催化 AT 的能力来测量对活化因子

X 的抑制（表 8.1）。尽管它不受凝血病、血小板减少症或血液稀释的影响，是最可靠的检测方法，但其耗时较长，需要对 UFH 和 LMWH 进行单独校准。值得注意的是，一些实验室向样本中添加外源性 AT 可能导致结果不准确。由于抗 Xa 测定需要 AT 来确定结果，当抗 Xa 浓度未随肝素剂量的增加而增加时，考虑 AT 缺乏。此外，大多数检测受到高脂血症、高胆红素血症和溶血造成的高血浆游离 Hb 的影响，这在 ECMO 重症患者中并不少见。通常的目标范围为 0.3~0.7 IU/mL。

总之，我们有一些监测抗凝和预防出血的方法。但是，当各种试验之间存在差异时，就会出现挑战。在这种情况下，TEG 可能最可靠。此外，已证明与基于部分凝血活酶时间（PTT）的方案相比，基于 TEG 的方案可安全、有效地指导抗凝治疗，因为可改善血液制品使用并降低肝素剂量，而不会增加血栓形

表 8.1 抗凝监测

监测	优点	缺点
ACT（s）	快速 低成本 床旁法 全血分析	对低剂量 UFH 不敏感 受贫血、血小板减少症影响
APTT（s）	认可度高 监测 UFH 治疗的金标准	耗时 不反映细胞止血作用的血浆试验
TEG/ROTEM	全血 反映了细胞对止血的作用	耗时 特异度/灵敏度较低
抗 Xa（IU/mL）	对 UFH 敏感； 不受凝血病、血小板减少症或稀释的影响	昂贵 耗时 受 AT 水平影响

表 8.2 TEG/ROTEM 的参数和组成部分

TEG/ROTEM 参数	描述
反应时间®/凝血时间（CT）（s）	初始纤维蛋白形成时间 测量凝血因子活性和肝素效应
α 角/α 角度数	血凝块形成速率，依赖于纤维蛋白原和血小板功能
最大振幅（MA）/最大凝块硬度（MCF）（mm）	血凝块的最大强度，依赖于血小板和纤维蛋白原活性
血凝块溶解（Ly30）/溶解指数（LI）	纤维蛋白溶解率

成或出血并发症[34-35]。因此，根据每家中心的可用资源建立抗凝管理的机构标准化方案很重要。

特殊情况

肝素诱导的血小板减少（HIT）：这是 UFH 和 LMWH 治疗的一种危及生命的免疫介导的血栓并发症，其致病因子为直接针对内源性血小板因子 4（PF4）与肝素复合物的自身抗体。血小板减少是巨噬细胞和网状内皮系统清除免疫球蛋白包被的血小板的结果。这种抗体会激活血小板，引起动脉和静脉血栓形成。在 ECMO 患者中相关性尤其高，这些患者本身存在血栓形成风险，HIT 进一步增加了该风险。接受 ECMO 的患者 HIT 的真实发生率尚不明确，范围为 0.5%~5%。当暴露于肝素类似物后，患者出现血小板计数下降伴或不伴血栓形成时怀疑 HIT。这在 ECMO 患者中尤其具有挑战性，因为血小板活化导致的血小板减少和血栓形成、消耗并不少见。此外，机械装置可导致血小板活化，PF4 持续释放，这可能影响 HIT 的发展。HIT 的诊断依据临床和实验室证据。HIT 临床概率的标准化评估至关重要，评估工具是"4Ts 评分"，根据血小板减少程度、血小板减少时间、是否存在血栓形成及是否存在其他血小板减少原因计算。4Ts 评分高者需进行 HIT 确认检测。实验室检查包括免疫学检测，如 PF4 酶联免疫吸附分析（ELISA）。虽然这种检测在大多数机构广泛使用，但其特异度较差（74%~86%），会导致假阳性结果。5-羟色胺释放试验等功能试验被认为是金标准，可测量抗 PF4/肝素抗体的血小板激活作用，具有较高的灵敏度和特异度。然而，这种检测方法并不是广泛可用的，且操作复杂。HIT 的管理包括立即停用所有肝素产品，以及管路冲洗和含有肝素的回路组件。由于在未使用抗凝治疗的情况下存在血栓形成的显著风险，因此迅速开始替代抗凝治疗至关重要。ECMO 患者的抗凝治疗选择包括直接凝血酶抑制剂，如阿加曲班和比伐卢定。静脉使用免疫球蛋白和血浆置换已被建议作为 HIT 所致持续性血小板减少严重病例的辅助治疗。

肝素抵抗：这是一种即使使用高剂量肝素也无法维持抗凝治疗水平的现象。通常定义为在 24 h 内需要 35 000 U 或更多的 UFH 以将抗 Xa 水平或 APTT 维持在所需的治疗范围内。肝素抵抗的原因包括先天性或获得性抗凝血酶Ⅲ缺乏、肝素清除率增加及肝素结合急性期反应物。ECMO 患者由于其全身炎症状态导致抗凝血酶非依赖性肝素螯合而具有更高的肝素抵抗风险[17]。此外，脓毒症患者中活化的中性粒细胞可分泌肝素结合蛋白，导致肝素抵抗[18]。可通过增加肝素剂量以克服耐药性和补充抗凝血酶或转换为替代抗凝剂来治疗肝素抵抗。

抗凝血酶缺乏症：抗凝血酶（AT）是在肝脏中产生的天然抗凝剂。通过裂解凝血酶和凝血因子Xa抑制凝血。肝素可显著增强AT活性；增强其活性是UFH和LMWH抗凝的主要机制。由于消耗加速和合成减少的共同作用，在ECMO启动时AT缺乏很常见[19]。然而，接受UFH的ECMO成人患者的最佳AT活性尚不清楚。在新生儿和婴儿中进行的ECMO研究显示，当使用AT补充剂时，出血风险未增加。关于AT的常规监测和替代治疗，不同项目的实践不同。一些项目旨在保持AT水平 > 50%，而其他项目仅在基于低APTT或抗Xa水平有肝素抵抗证据时才纠正低AT活性[2]。如有指征，可补充AT。

获得性血管性血友病：血管性血友病因子（vWF）是由内皮细胞和巨核细胞合成的一种大的血浆糖蛋白发生多聚化。vWF通过内皮损伤部位的血小板黏附和聚集促进一期止血。在高剪切应力区域，如ECMO回路，多聚体展开，容易被ADAMTS13裂解。高分子量多聚体的丢失导致血小板功能障碍，共同导致出血，通常来自黏膜表面、呼吸道和穿刺部位。研究表明，在置入ECMO数小时内，获得性血管性假血友病（VWD）和血小板功能障碍迅速进展。该效应在撤离ECMO后数小时内可逆[23-24]。血清学检测将显示vWF活性降低，高分子量多聚体减少。如有指征，可考虑使用去氨升压素和含vWF的Ⅷ因子浓缩物治疗。

小 结

需要ECMO治疗的患者病情危重，存在影响凝血和免疫系统的各种基础疾病，平衡出血和血栓形成仍然是一个挑战。抗凝管理、出血治疗和生存率改善，需要基于高质量研究制定可靠的指南。

（郭利涛　闫晋琪　译，杨荣利　李昊　审）

参考文献

[1] Esper SA, Welsby IJ, Subramaniam KJ, et al. Adult extracorporeal membrane oxygenation: an international survey of transfusion and anticoagulation techniques. Vox Sang, 2017, 112(5):443–452.

[2] ELSO anticoagulation guidelines, 2014.

[3] Bembea MM, Annich G, Rycus P, et al. Variability in anticoagulation management of patients on extracorporeal membrane oxygenation: an international survey. Pediatr Crit Care Med, 2013, 14:e77–84.

[4] Sklar MC, Sy E, Lequier L, et al. Anticoagulation practices during venovenous extracorporeal membrane oxygenation for respiratory failure. A systematic review. Ann Am Thorac Soc, 2016, 13(12):2242–2250. https://doi.org/10.1513/AnnalsATS.201605-364SR. PMID:27690525.
[5] Krueger K, Schmutz A, Zieger B, et al. Venovenous extracorporeal membrane oxygenation with prophylactic subcutaneous anticoagulation only: an observational study in more than 60 patients. Artif Organs, 2017, 41(2):186–192.
[6] Carter KT, Kutcher ME, Shake JG, et al. Heparin-sparing anticoagulation strategies are viable options for patients on veno-venous ECMO.J Surg Res, 2019, 243:399–409. https://doi.org/10.1016/j.jss.2019.05.050. PMID: 31277018.
[7] Lv X, Deng M, Wang L, et al. Low vs standardized dose anticoagulation regimens for extracorporeal membrane oxygenation: a meta-analysis. PLoS One, 2021, 16(4):e0249854. https://doi.org/10.1371/journal.pone.0249854. eCollection 2021.
[8] Study using citrate to replace heparin in babies requiring extracorporeal membrane oxygenation (ECMO).
[9] Shum HP, Kwan AM, Chan KC, et al. The use of regional citrate anticoagulation continuous venovenous hemofiltration in extracorporeal membrane oxygenation. ASAIO J, 2014, 60(4):413–418.
[10] Kaseer H, Soto-Arenall M, Sanghavi D, et al. Heparin vs bivalirudin anticoagulation for extracorporeal membrane oxygenation. J Card Surg, 2020, 35(4):779–786. https://doi.org/10.1111/jocs.14458. PMID: 32048330.
[11] Pieri M, Agracheva N, Bonaveglio E, et al. Bivalirudin versus heparin as an anticoagulant during extracorporeal membrane oxygenation: a case-control study. J Cardiothorac Vasc Anesth, 2013, 27(1):30–34.
[12] Ranucci M, Ballotta A, Kandil H, et al. Bivalirudin-based versus conventional heparin anticoagulation for postcardiotomy extracorporeal membrane oxygenation. Crit Care, 2011, 15(6):R275.
[13] Bohman JK, Yi L, Seelhammer T. Observational case-control comparison of bivalirudin versus heparin anticoagulation for adult extracorporeal membrane oxygenation (ECMO). Am J Res Crit Care Med, 2018, 197:A5114.
[14] Beiderlinden M, Treschan T, Görlinger K, et al. Argatroban in extracorporeal membrane oxygenation. Artif Organs, 2007, 31(6):461–465. https://doi.org/10.1111/j.1525-1594.2007.00388.x.PMID: 17537058.
[15] Menk M, Briem P, Weiss B, et al. Efficacy and safety of argatroban in patients with acute respiratory distress syndrome and extracorporeal lung support. Ann Intensive Care, 2017, 7:82.
[16] Rougé A, Pelen F, Durand M, et al. Argatroban for an alternative anticoagulant in HIT during ECMO. J Intensive Care, 2017, 5:39.
[17] Raghunathan V, Liu P, Kohs TC, et al. Resistance is common in patients undergoing extracorporeal membrane oxygenation but is not associated with worse clinical outcomes. ASAIO J, 2021, 67(8):899–906. https://doi.org/10.1097/MAT.0000000000001334.
[18] Linder A, Christensson B, Herwald H, et al. Heparin-binding protein: an early marker of circulatory failure in sepsis. Clin Infect Dis, 2009, 49:1044–1050.
[19] Hirose H, Sarik J, Pitcher H, et al. Antithrombin III deficiency in patients requiring mechanical circulatory support. J Cardiol Clin Res, 2014, 2:1017.
[20] Vallhonrat H, Swinford RD, Ingelfinger JR, et al. Rapid activation of the alternative pathway of complement by ECMO. ASAIO J, 1999, 45:113–114.
[21] Kopp R, Mottaghy K, Kirschfink M. Mechanism of complement activation during extratcorporeal blood-biomaterial interaction: effects of heparin coated and uncoated surfaces. ASAIO J, 2002, 48:598–605. https://doi.org/10.1097/00002480- 200211000- 00005.

[22] Doyle AJ, Hunt BJ. Current understanding of how extracorporeal membrane oxygenators activate haemostasis and other blood components. Front Med (Lausanne), 2018, 5:352. https://doi.org/10.3389/fmed. 2018.00352. PMID: 30619862.

[23] Tauber H, Ott H, Streif W, et al. Extracorporeal membrane oxygenation induces short-term loss of high-molecular-weight von Willebrand factor multimers. Anesth Analg, 2015, 120(4):730–736.

[24] Kalbhenn J, Schlagenhauf A, Rosenfelder S, et al. Acquired von Willebrand syndrome and impaired platelet function during venovenous extracorporeal membrane oxygenation: rapid onset and fast recovery. J Heart Lung Transplant, 2018, 37(8):985–991. https://doi.org/10.1016/j.healun.2018.03.013. PMID: 29650295.

[25] Cooper E, Burns J, Retter A, et al. Prevalence of venous thrombosis following veno-venous extracorporeal membrane oxygenation in patients with severe respiratory failure. Crit Care Med, 2015, 43(12):e581–584. https://doi.org/10.1097/CCM.0000000000001277. PMID:26308437.

[26] Wendel HP, Scheule AM, Eckstein FS, et al. Haemocompatibility of paediatric membrane oxygenators with heparin-coated surfaces. Perfusion, 1999, 14(1):21–28.

[27] Omar HR, Mirsaeidi M, Socias S, et al. Plasma free hemoglobin is an independent predictor of mortality among patients on extracorporeal membrane oxygenation support. PLoS One, 2015, 10(4):e0124034. https://doi.org/10.1371/journal.pone.0124034. PMID: 25902047

[28] Van Der Meijden PE, Van Schilfgaarde M, Van Oerle R, et al. Platelet- and erythrocyte-derived microparticles trigger thrombin generation via factor XIIa. J Thromb Haemost, 2012, 10:1355–1362. https://doi.org/10.1111/j.1538- 7836.2012.04758.

[29] Hunt BJ, Parratt MS, Segal HC, et al. Activation of coagulation and fibrinolysis during cardiothoracic operations. Ann Thorac Surg, 1998, 65:712–718.

[30] Abrams D, Baldwin MR, Champion M, et al.Thrombocytopenia and extracorporeal membrane oxygenation in adults with acute respiratory failure: a cohort study. Intensive Care Med, 2016, 42:844–852. https://doi.org/10.1007/s00134- 016- 4312- 9.

[31] Duffy MJ, Mullan BA, Craig TR, et al. Impaired endothelium-dependent vasodilatation is a novel predictor of mortality in intensive care. Crit Care Med, 2011, 39(4):629–635.

[32] McILwain RB, Timpa JG, Kurundkar AR, et al. Plasma concentrations of inflammatory cytokines rise rapidly during ECMO-related SIRS due to the release of preformed stores in the intestine. Lab Investig, 2010, 90(1):128–139.

[33] Reynolds MM, Annich GM. The artificial endothelium. Organogenesis, 2011, 7(1):42–49.https://doi.org/10.4161/org.7.1.14029. PMID: 21289481; PMCID: PMC3082033.

[34] Phillips RC, Shahi N, Leopold D, et al. Thromboelastography-guided management of coagulopathy in neonates with congenital diaphragmatic hernia supported by extracorporeal membrane oxygenation. Pediatr Surg Int, 2020, 36(9):1027–1033. https://doi.org/10.1007/s00383- 020- 04694- 0. PMID: 32607833.

[35] Panigada M, Iapichino G E, Brioni M, et al. Thromboelastography-based anticoagulation management during extracorporeal membrane oxygenation: a safety and feasibility pilot study. Ann. Intensive Care, 2018, 8:7. https://doi.org/10.1186/s13613- 017- 0352- 8.

[36] Millar JE, Fanning JP, McDonald CI, et al. The inflammatory response to extracorporeal membrane oxygenation (ECMO): a review of the pathophysiology. Crit Care, 2016, 20(1):387. https://doi.org/10.1186/s13054- 016- 1570- 4. PMID: 27890016; PMCID:PMC5125043

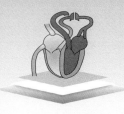

第 9 章

膜肺功能障碍

B. D. Warren, M. J. Sobieszczyk, P. E. Mason

引 言

在过去的 15 年里,体外膜肺氧合(ECMO)在治疗呼吸衰竭和心力衰竭中的应用范围不断扩大[1]。这一支持方式的进展不仅得益于电路技术的改进(离心泵、减少预充液体积、透气的中空纤维和广泛的抗血栓涂层),还依赖于 2009 年甲型 H1N1 流感和 2020 年 SARS-CoV2 大流行期间大家对专业知识的扩展[2]。尽管技术和医疗服务提供者的熟练程度方面取得了进步,但根据体外生命支持组织(ELSO)登记处的数据,ECMO 死亡率仍然高达 35%~60%,这取决于患者的初始适应证及所需的机械支持模式[3]。虽然总体生存率的主要决定因素通常与 ECMO 装置无关,但这些患者的发病率和死亡率的主要驱动因素与出血和血栓形成有关[1,4-6]。从概念上讲,可将这些因素分为患者的生理并发症(溶血、出血、血栓栓塞)与机械支持功能障碍(插管问题、泵/膜式氧合器故障、回路血栓形成)。在此,我们回顾了相关文献,并概述了评估膜肺功能障碍的方法。

B. D. Warren (✉)
Department of Internal Medicine, Brooke Army Medical Center, San Antonio, TX, USA

M. J. Sobieszczyk
Department of Pulmonary and Critical Care Medicine, Brooke Army Medical Center, San Antonio, TX, USA
e-mail: michal.j.sobieszczyk.mil@mail.mil

P. E. Mason
Department of Surgery, Brooke Army Medical Center, San Antonio, TX, USA
e-mail: phillip.e.mason2.mil@mail.mil

© The Author(s), under exclusive license to Springer Nature Switzerland AG 2022
G. A. Schmidt (ed.), *Extracorporeal Membrane Oxygenation for Adults, Respiratory Medicine*, https://doi.org/10.1007/978-3-031-05299-6_9

膜肺损伤的机制

成人应用的小型ECMO体外循环管路由电动血泵、肝素或磷酸胆碱（PCC）涂层管及人工膜肺（ML）组成。虽然不同制造商在ML纤维的尺寸、表面积和布局方面存在一些差异，但目前行业内标准的ML是由多聚甲基戊烯（PMP）中空纤维组成的[7-8]，这些微纤维有助于在没有直接血气界面的情况下有效地吸收氧气（O_2）和去除二氧化碳（CO_2）。尽管在体外回路中应用了广泛的抗血栓形成涂层，但非生物表面能够瞬间将血浆蛋白吸附（尤其是白蛋白和纤维蛋白原）[9-11]，导致炎症、补体和接触凝血途径激活，进而血栓形成、纤维溶解、白细胞动员、细胞因子产生及内皮细胞激活发生在ECMO体外循环管路和患者心血管系统内[5,12]。细胞和纤维沉积可在膜肺的纤维壁上产生伪膜结构，导致血流阻力增加且气体传输效率降低，从而引起生理性分流[13-16]。同时，这些沉积物会导致血栓栓塞并发症、凝血失调和溶血亢进，从而造成局部无效腔的生理现象，导致ML内出现大面积血块[13-14]。凝血异常、血流受阻或气体转运受损是常见的ML更换原因。

膜肺检测

血液学概况

血栓形成和纤溶之间的正常生理平衡非常复杂，主要在内皮细胞水平调节。在需要ECMO支持的患者中，凝血系统的稳态因为疾病状态及体外循环中连续血液同非生物表面相互作用导致的促栓状态而进一步复杂化[12,17]。凝血、补体系统激活和全身炎症反应之间复杂的相互作用，以及ECMO循环中血流动力学、压力变化和剪切应力的影响已有相关综述报道[5,12,17-18]。尽管在泵和ML的设计方面取得了技术进步，同时在回路表面进行了全身抗凝和局部抗血栓配置，但ECMO仍存在相当严重的血液学功能障碍。此外，院内ECMO中心在抗凝剂（肝素或直接凝血酶抑制剂）的选择、生物性（磷酸胆碱）或仿生性（肝素）制剂包被回路的使用，以及监测血液学变化的方法学方面均存在显著差异[11,19-21]（见第8章）。密切观测血液学参数是评估ML功能障碍和更换膜肺的依据。本机构使用了一系列指标来评价ML的综合性能，包括国际标准化比值（INR）、活化部分凝血活酶时间（APTT）、抗 F Xa（凝血因子 X）、D-二聚体、纤维蛋白原、乳酸脱氢酶（LDH）、无血浆血红蛋白（PfHb）、溶血指数、血小板计数和血栓弹力图（TEG®）。

体外循环回路压力检测

氧合器性能的 3 个基本功能测量指标中的第一个是跨膜压力差（ΔP_{ML}）。ML 内血栓的形成增加了对血流的阻力（R_{ML}），这一点能够通过 ΔP_{ML} 的增加反映出来[15-16,22-23]。ML 内的压力变化如公式 9.1 所示。

$$\Delta P_{ML} = P_{PRE,ML} - P_{POST,ML} \tag{9.1}$$

对于绝对 ΔP_{ML} 值是否需要进行回路交换，目前尚无统一标准。然而，ML 内压力持续高于 50 mmHg，连续测量到 ΔP_{ML} 逐渐增加或持续泵速下血流减少，应引起临床对 ML 功能障碍的关注。最后，我们建议将 ΔP_{ML} 与血流速率（Q_B）关联起来，如公式 9.2 所示，这可以使连续测量的压力变化标准化，并更准确地代表 R_{ML}。

$$\emptyset P_{ML} / Q_B \tag{9.2}$$

ML 气体转移

ECMO 期间的氧合支持受 ML 中氧气转移量的影响[13,24-25]。根据菲克原理，氧气转运（$\dot{V}_{O_2,ML}$）可以根据下式计算（公式 9.3）：

$$\dot{V}_{O_2,ML} = Q_B (C_{POST}O_2 - C_{PRE}O_2) \times 10 \tag{9.3}$$

其中 $\dot{V}_{O_2,ML}$ 为通过 ML 的 O_2 转移速率（mL/min），Q_B 为血液流速（L/min），C_xO_2 为（通过 ML 前 / 通过 ML 后）血液的 O_2 含量（mL/dL）。膜前 / 膜后（C_{PRE},O_2 和 C_{POST},O_2）血液的氧含量计算如下（公式 9.4）[26]：

$$C_xO_2 = 1.34 \times Hb \times S_xO_2 + 0.003 \times P_xO_2 \tag{9.4}$$

其中 Hb 为血红蛋白（g/dL），S_xO_2 为血液（前 / 后 ML）的氧饱和度，P_xO_2 为血液（前 / 后 ML）的氧分压（mmHg），0.003 是氧溶解度系数。

氧合器的整体性能与插管[27]、ML 固有特性（中空纤维厚度、气体交换总表面积和中空纤维成分）、氧合器年限、进入回路的血液含氧量及通气 / 灌注比（ML 分流分数）相关。计算 $\dot{V}_{O_2,ML}$ 是量化氧转移和确定 ML 功能障碍存在的唯一方法。

ML 分流分数

氧合器性能的最终技术评估涉及对 ML 分流分数（Q_S/Q_B）的评估。有效的气体传输需要通过中空纤维界面，并与 ML 氧供气流（通气）和血流量（灌注）相匹配。虽然 ML 固有分流率较低（据报道其分流率 < 10%[28]），但纤维蛋白和细胞碎片的积累又产生了不匹配区域（分流生理学）。类比天然肺的生理学，我们可以通过方程（公式 9.5 和公式 9.6）计算出理想的"毛细血管"氧含量

（$C_{CAP}O_2$），以代表与中空纤维氧气平衡或适配的血液含量：

$$P_{CAP}O_2 = F_SO_2 \times (P_{ATM} - P_{H2O}) - P_{POST}CO_2/RQ \tag{9.5}$$

其中，F_SO_2 是氧供气流入口氧分数，P_{ATM} 是大气压力，P_{H2O} 是水蒸气压力，$P_{POST}CO_2$ 是膜后血液中 CO_2 分压（mmHg），RQ 是呼吸商（VO_2/VCO_2）[13-14,29]。

$$C_{CAP}O_2 = P_{CAP}O_2 \times 0.003 \text{ mL/mmHg} + Hb \times 1.34 \times S_{CAP}O_2 \tag{9.6}$$

然后，利用上式可以计算分流分数 Q_S/Q_B：

$$Q_S/Q_B = (C_{CAP}O_2 - C_{POST}O_2) / (C_{CAP}O_2 - C_{PRE}O_2) \tag{9.7}$$

由于频繁评估 Q_S/Q_B 十分烦琐，所以较 $V_{O_2, ML}$ 而言使用较少。另一种简单的方法是通过将 $P_{POST}O_2$ 除以 F_SO_2 来计算 ML P/F 的比值（mmHg），该值与 Q_S/Q_B 成反比[13,30-31]。然而，有研究表明 ML 分流分数的进行性增加以及 > 30% 的分流比值与总体 ML 老化和气体传输效率相关[32]。

ML 功能障碍

更换 ECMO 体外循环回路的最佳时机和具体标准在各中心之间尚未标准化。虽然多种技术因素或患者因素可以帮助做出决策，但对 ML 运行效率的评估是最基本的要素。如下文所述，及时识别 ML 功能障碍并进行选择性置换，能够减少紧急置换的可能、降低其固有风险。然而，过早更换功能正常的体外循环回路也会产生风险[16]。以下情况提示膜肺需要更换：①环路相关的血液学异常；②进行性血流阻塞；③气体交换不足（图 9.1）。

血液学异常

血液学异常可作为即将发生体外循环功能障碍的临床指标。由于患者易出现出血、溶血和血栓形成等并发症，因此评估 ECMO 相关血液学异常在 ML 功能的评估中十分重要。文献对 ECMO 导致的凝血疾病的定义不尽相同，但早期识别 ML 功能障碍应参考完善的实验室指标。ECMO 期间的抗凝管理和监测已有相关详尽报道[5,19,33]。虽然不同 ECMO 医疗中心在抗凝剂选择、监测策略和治疗靶点方面差异较大[34]，但大部分医疗中心都使用他们较熟悉的抗凝剂——普通肝素（UFH）。然而，UFH 的使用会增加肝素诱导的血小板减少症[35]和抗凝血酶耗竭造成肝素抵抗的风险[19,36-38]，导致 APTT 变异[39]、部分 APTT 与抗凝血 Xa 因子值不一致[40]，或由于继发产生抗磷脂抗体或继发纤溶功能亢进导致其值不准确。

与 UFH 相比，低分子量肝素（LMWH）具有更强的 Xa 因子抑制作用[41]，但由于肾脏清除率差、半衰期较长及需要监测抗凝血因子 Xa 水平，在 ECMO 中

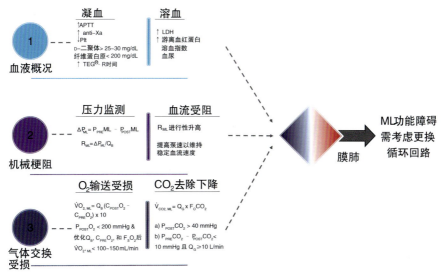

图 9.1　ML 功能障碍是通过血液学特征的改变、ML 内压力改变或气体交换受损来识别的。APTT：活化部分凝血活酶时间；anti-Xa：抗凝血 Xa 因子；Plt：血小板数量；TEG：血栓弹力图；LDH：乳酸脱氢酶；PfHb：血浆游离血红蛋白；ΔP_{ML} ML：跨膜压力差；P_{PRE}ML：入口（引流端）压力；P_{POST}ML：出口（灌注端）压力；R_{ML}：跨膜阻力；Q_B：体外循环血流；$V_{O_2, ML}$：跨 ML 氧气转运；$C_{PRE}O_2$：入口（引流端）氧含量；$C_{POST}O_2$：出口（灌注端）氧含量；$P_{POST}O_2$：出口氧分压；F_SO_2：氧供气流中的氧含量；$V_{CO_2, ML}$：跨 ML 二氧化碳传递量；Q_G：氧供气流速；F_OCO_2：气体出口二氧化碳分数；$P_{POST}CO_2$：出口（灌注端）二氧化碳分压；$P_{PRE}CO_2$：入口（引流端）二氧化碳分压。

应用较少[42]。但 LMWH 更容易掌握剂量和监测，同时引发血小板减少症的概率更小。直接凝血酶抑制剂（DTI，如阿加曲班和比伐卢定）的功能独立于抗凝血酶，不诱导抗血小板抗体的产生，半衰期短（比伐卢定为 30 min，阿加曲班为 40 min）[43]，可结合抗凝血因子 Xa 水平和血栓弹力图（TEG®）来监测其作用[44]。抗凝血因子 Xa 的浓度反映活化因子 X（F Xa）抑制的程度，其与抗凝程度的相关性优于 APTT[45]；但该指标的应用存在显著局限性，因为当患者存在高胆红素血症或血浆游离血红蛋白升高时，抗凝血因子 Xa 的水平将出现假性降低[46]。TEG® 的数据反映了从初始血小板聚集到纤溶的完整凝血过程。在 ECMO 的背景下，TEG® 的 R 时间（从测试开始到初始纤维蛋白形成的潜伏期）与 APTT 值的相关性最强[47]，与 APTT 值相比，应用 R 时间来监测凝血可实现更少的血栓并发症和更低的肝素用量[48-49]。

纤维蛋白原转化为不溶性纤维蛋白是凝血瀑布级联反应的最终步骤。通过各种机制，体外生命支持（ECLS）使患者易发生消耗性凝血病和纤溶亢进性疾病，同时低纤维蛋白原血症的发生率增加[50]。当纤维蛋白原水平低于 200 mg/dL 时，提示凝血因子消耗和出血风险。重要的是，应对纤维蛋白原水平进行连续评估，因为作为一种急性期反应物，纤维蛋白原水平在炎症状态下会升高，因此其相对变化与绝对值一样重要。

D-二聚体是交联纤维蛋白凝块的降解产物，反映纤溶活性。在没有替代来源的情况下，如果 D-二聚体的浓度高于 25~30 mg/dL，提示血凝块在膜上积聚，这与膜肺交换后氧合器效率降低有关[51-52]。

在 ECMO 的环境中评估血小板很复杂，因为血小板具有止血和炎症的双重属性（通过释放颗粒物）[53-54]。此外，ECMO 患者特别容易出现消耗性血小板减少症和定性血小板功能障碍（获得性血管性血友病因子综合征[55]）。单独的体外支持与进行性或严重性（≤ 50 000/μL）血小板减少症无关，而插管时疾病的严重程度和血小板计数则是严重性血小板减少症的强预测因素[56]。但是血小板减少并没有明确的阈值来单独提示膜肺的更换，而无替代病因的急性血小板减少症可提示泵入口处血栓形成或膜肺内血栓负担增加[57]。

ECMO 期间红细胞的破裂是一种正常现象，近 70% 的患者血浆游离的血红蛋白水平升高[18,58]，约 18% 的患者发生了临床意义上的溶血[59]。溶血的主要驱动因素包括潜在疾病、泵入口处较高的负压[60]、膜式氧合器内的血栓沉积[61]，以及通过小直径套管处时的较高血液流速[23]。传统的溶血标志物包括乳酸脱氢酶（LDH）和血浆中游离的血红蛋白（PfHb）。PfHb 具有导致组织缺氧的细胞毒性[49]，而且它能够清除一氧化氮进而导致血管收缩、血小板聚集和内皮功能障碍[62-63]。在临床上，PfHb 的升高与 ECMO 支持时间延长及总死亡率相关。PfHb 的值大于 1000 mg/L 与肾脏替代治疗需求增加和 ECMO 管路泵入口急性血栓形成密切相关[18]。PfHb 监测的主要限制是获取结果时间的延迟性，因为许多机构需要将其外送检测。其他不常用的溶血筛查方法包括分光光度法测定溶血指数[64]和床旁评估血红蛋白尿。我们认为当 PfHb 升高到 50 mg/L 时应及时考虑更换膜肺，而无需考虑管路相关溶血的其他病因[16]。

无其他病因的消耗性凝血病（APTT 延长、低纤维蛋白原血症、血小板减少症和 D-二聚体升高）和溶血（PfHb 和 LDH 升高），引起了人们对体外循环管路相关血液病的担忧。只有在更换管路并使相关值正常化后，才能确认 ECMO 特异性血液系统改变与患者原发疾病相关血液系统改变的区别[30]。我们应当监测 D-二聚体、血小板、纤维蛋白原和 PfHb，以诊断体外循环管路相关凝血病。

血液阻塞

$\Delta P_{ML}/Q_B$ 的增加表明膜肺内血栓形成导致血流阻塞。固有血流阻力（RML）

通常会有细微的变化,由于各厂家的超细纤维的尺寸、设计和布局的不同而发生变化[28]。因此,没有定义 ML 功能障碍的标准化 ΔP 截止值。基于 ΔP 的膜交换标准大致在 30~50 mmHg,但是急性变化和总体压力趋势曲线可能更具有临床相关性[15-16]。$\Delta P_{ML}/Q_B$ 的快速增长是危险的,即使没有膜肺功能障碍的其他指标,也应考虑更换膜肺。在缺乏膜肺前、后压力监测的情况下,增加泵速以保持稳定的血流速率也可能会导致 ΔP 的升高[22]。

O_2 摄取不足

当存在氧合器后 $PO_2 < 200$ mmHg 的持续性低氧血症时,应及时计算 $\dot{V}_{O_2, ML}$[30](见公式9.3和公式9.4)。

在计算 $\dot{V}_{O_2, ML}$ 之前,必须优化条件以便最大限度地利用潜在性能实现氧气传输,包括管路血流、进入管路的血氧含量($C_{PRE}O_2$)和氧供气流氧浓度[16]。由于再循环或组织摄取受损而导致的 $C_{PRE}O_2$ 升高将限制氧气的转运。氧供气流的氧分数(F_SO_2)为转移提供了梯度,因此低于 1.0 的值可能会限制最大转移。如果对于持续性低氧血症的患者,优化治疗后 $\dot{V}_{O_2, ML}$ 仍小于 100~150 mL/min,则需要进行膜肺的更换[16,23,26]。

CO_2 去除不足

ECMO 通过在 ML 内的血液和气相之间产生 CO_2 压力梯度来促进 CO_2 的去除。CO_2 去除($\dot{V}_{CO_2, ML}$)与氧供气流的流速成正比,在很大程度上与通过回路的血液流速无关[65],并且会受到血凝块负担增加的区域的不利影响,这些区域允许在灌注不足的情况下进行通气(膜肺无效腔)[26]。以下展示了 $\dot{V}_{CO_2, ML}$ 的计算方法(公式9.8)[13,66]。

$$\dot{V}_{CO_2, ML} = Q_G \times F_0CO_2 \times 1000 \quad (9.8)$$

其中 Q_G 是氧供气流流速,F_0CO_2 是氧供气流出口 CO_2 分数,1000 的单位是 mL/L。

虽然膜肺功能障碍可能表现为 CO_2 去除率不足或下降,但我们并不会定期计算 $\dot{V}_{CO_2, ML}$,因为这需要对膜肺出口处的 CO_2 进行采样。CO_2 去除不足的另一个可能原因是,尽管氧供气流速度高于 10 L/min,但是持续性 $P_{POST}CO_2$ 仍大于 40 mmHg。CO_2 去除严重不足时应考虑立即更换膜肺[16]。

膜肺的更换

在理想情况下,可以根据上述血液学、压力或气体交换异常等情况,半选择性地计划 ML 更换。即使在最好的情况下，更换 ML 也存在风险，在紧急情况下更是如此。更换 ML 需要暂时将患者和 ECMO 断开，因此必须将所需时间保持在最低限度。模拟训练为安全和快速的膜肺更换流程所需的团队协作提供了基础，经验丰富的团队可以在 1 min 内更换 ML。

如果时间允许，团队应进行一些准备工作，包括调整呼吸机、泵入血管活性药物、给予额外剂量的镇静剂或麻醉剂以及安抚清醒的患者，来控制短暂中断 ECMO 治疗可能发生的后果。当准备就绪且团队人员就位时，夹闭膜肺前后的管路，关闭泵，并使用无菌剪刀切断管路，插入新的膜肺。移除管道钳后，将气体和加热管路连接到新的膜肺，并将泵逐渐恢复到适宜的速度。由于新泵的运行更加有效，因此泵速和氧供气流的流速设置可能需要根据更换膜肺前的数值重新调整。这也是一个评估整个体外循环管路的好时机，需要确保连接器稳固且系带完好，管道钳复位，以便在紧急情况下能够快速找到这些物品（见第 12 章）。

（郭利涛　闫晋琪　译，石秦东　李昊　审）

参考文献

[1] Brodie D, Slutsky AS, Combes A. Extracorporeal life support for adults with respiratory failure and related indications: a review. JAMA, 2019, 322(6):557–568.

[2] Davies A, Jones D, Bailey M, et al. Extracorporeal membrane oxygenation for 2009 infuenza A (H1N1) acute respiratory distress syndrome.JAMA, 2009, 302:1888–1895.

[3] Extracorporeal life support registry report（2021-08-15）. https://www.elso.org/Registry/Statistics/InternationalSummary.aspx.

[4] Aubron C, Cheng AC, Pilcher D, et al. Factors associated with outcomes of patients on extracorporeal membrane oxygenation support: a 5-year cohort study.Crit Care, 2013, 17:R73.

[5] Mulder MM, Fawzy I, Lancé MD. ECMO and anticoagulation: a comprehensive review. Neth J Crit Care, 2018, 26:6–13.

[6] Rastan AJ, Lachmann N, Walther T, et al. Autopsy fndings in patients on postcardiotomy extracorporeal membrane oxygenation (ECMO). Int J Artif Organs, 2006, 29:1121–1131.

[7] Betit P. Technical advances in the feld of ecmo. Respir Care, 2018, 63(9):1162–1173. https://doi.org/10.4187/respcare.06320.

[8] Ündar A, Wang S, Palanzo DA. Impact of Polymethylpentene OXYGENATORS on outcomes of all extracorporeal life support patients in the United States. Artif Organs, 2013, 37(12):1080–1081. https://doi.org/10.1111/aor.12242.

[9] Besser MW, Klein AA. The coagulopathy of cardiopulmonary bypass. Crit Rev Clin Lab Sci, 2010, 47(5/6):197–212. https://doi.org/10.3109/10408363.2010.549291.

[10] Gorbet MB, Sefton MV.Biomaterial-associated thrombosis: roles of coagulation factors, complement, platelets and leukocytes. Biomaterials, 2004, 25(26):5681–5703. https://doi.org/10.1016/j.biomaterials.2004.01.023.

[11] Oliver WC. Anticoagulation and coagulation management for ECMO. Semin Cardiothorac Vasc Anesth, 2009, 13(3):154–175. https://doi.org/10.1177/1089253209347384.

[12] Millar JE, Fanning JP, McDonald CI, et al. The infammatory response to extracorporeal membrane oxygenation (ecmo): a review of the pathophysiology. Crit Care, 2016, 20(1):1–10. https://doi.org/10.1186/s13054-016-1570-4.

[13] Epis F, Belliato M. Oxygenator performance and artifcial-native lung interaction. J Thorac Dis, 2018, 10(S5):S596–605. https://doi.org/10.21037/jtd.2017.10.05.

[14] Ficial B, Vasques F, Zhang J, et al. Physiological basis of extracorporeal membrane oxygenation AND extracorporeal carbon dioxide removal in respiratory failure. Membranes, 2021, 11(3):225. https://doi.org/10.3390/membranes11030225.

[15] Lehle K, Philipp A, Müller T, et al. Flow dynamics of different ADULT Ecmo systems: a clinical evaluation. Artif Organs, 2013, 38(5):391–398. https://doi.org/10.1111/aor.12180.

[16] Zakhary B, Vercaemst L, Mason P, et al. How I approach membrane lung dysfunction in patients receiving ECMO. Crit Care, 2020, 24(1):1–4. https://doi.org/10.1186/s13054-020-03388-2.

[17] Doyle AJ, Hunt BJ. Current understanding of how extracorporeal membrane oxygenators activate haemostasis and other blood components. Front Med, 2018, 5:352. https://doi.org/10.3389/fmed.2018.00352.

[18] Pan KC, McKenzie DP, Pellegrino V, et al. The meaning of a high PLASMA free haemoglobin: retrospective review of the prevalence of haemolysis and circuit thrombosis in an ADULT ECMO Centre over 5 years. Perfusion, 2015, 31(3):223–231. https://doi. org/10.1177/0267659115595282.

[19] Chlebowski MM, Baltagi S, Carlson M, et al. Clinical controversies in anticoagulation monitoring and antithrombin supplementation for ecmo. Crit Care, 2020, 24(1):1–2. https://doi.org/10.1186/s13054-020-2726-9.

[20] Despotis GJ, Avidan MS, Hogue CW. Mechanisms and attenuation of hemostatic activation during extracorporeal circulation. Ann Thorac Surg, 2001, 72:S1821–1831.

[21] Esper SA, Levy JH, Waters JH, et al. Extracorporeal membrane oxygenation in the adult: a review of anticoagulation monitoring and transfusion. Anesth Analg, 2014, 118:731–743.

[22] Lehle K, Philipp A, Gleich O, et al.Effciency in extracorporeal MEMBRANE oxygenation—cellular deposits on polymethylpentene MEMBRANES increase resistance to blood fow and reduce gas exchange capacity. ASAIO J, 2008, 54(6):612–617. https://doi.org/10.1097/mat.0b013e318186a807.

[23] Lehle K, Philipp A, Hiller KA, et al. Effciency of gas transfer in venovenous extracorporeal membrane oxygenation: analysis of 317 cases with four different ECMO systems. Intensive Care Med, 2014, 40:1870–1877. https://doi.org/10.1007/s00134-014-3489-z.

[24] Park M, Costa EL, Maciel AT, et al. Determinants of oxygen and carbon DIOXIDE transfer during extracorporeal membrane oxygenation in an experimental model of multiple organ dysfunction syndrome.PLoS One, 2013, 8(1):e54954. https://doi.org/10.1371/journal.pone.0054954.

[25] Schmidt M, Tachon G, Devilliers C, et al. Blood oxygenation and decarboxylation determinants during venovenous ecmo for respiratory failure in adults. Intensive Care Med, 2013, 39(5):838–846. https://doi.org/10.1007/s00134-012-2785-8.

[26] Scaravilli V, Zanella A, Sangalli F, et al. Basic aspects of physiology during ECMO support// ECMO-extracorporeal life support in adults. Milano: Springer, 2014：19–36. https://doi.org/10.1007/978-88-470-5427-1_3.

[27] Xie A, Yan TD, Forrest P. Recirculation in venovenous extracorporeal membrane oxygenation. J Crit Care, 2016, 36:107–110. https://doi.org/10.1016/j.jcrc.2016.05.027.

[28] Jegger D, Tevaearai HT, Mallabiabarrena I, et al. Comparing oxygen transfer performance

between three membrane oxygenators: effect of temperature changes during cardiopulmonary bypass. Artif Organs, 2007, 31(4):290–300. https://doi.org/10.1111/j.1525-1594.2007.00379.x.

[29] Isgrò S, Mojoli F, Avalli L. Monitoring the ECMO patient: the extracorporeal circuit// ECMO-extracorporeal life support in adults. Milano: Springer, 2014: 401–411. https://doi.org/10.1007/978-88-470-5427-1_35.

[30] Lubnow M, Philipp A, Foltan M, et al. Technical complications during veno-venous extracorporeal membrane oxygenation and their relevance predicting asystem-exchange-retrospective analysis of 265 cases. PLoS One, 2014, 9(12):e112316. https://doi.org/10.1371/journal.pone.0112316. PMID:25464516; PMCID: PMC4251903.

[31] Philipp A, De Somer F, Foltan M, et al. Life span of different extracorporeal membrane systems for severe respiratory failure in the clinical practice. PLoS One, 2018, 13(6):e0198392. https://doi.org/10.1371/journal.pone.0198392.

[32] Panigada M, L'Acqua C, Passamonti SM, et al. Comparison between clinical indicators of transmembrane oxygenator thrombosis and multidetector computed tomographic analysis. J Crit Care, 2015, 30(2):441. https://doi.org/10.1016/j.jcrc.2014.12.005.

[33] ELSO Anticoagulation Guidelines 2014. Extracorporeal life support organization（2021-08-15）. http://www.elso.org/Portals/0/Files/elsoanticoagulationguideline8-2014-tablecontents.pdf.

[34] Bembea MM, Annich G, Rycus P, et al. Variability in anticoagulation management of patients on extracorporeal membrane oxygenation. Pediatr Crit Care Med, 2013, 14(2):e77. https://doi.org/10.1097/pcc.0b013e31827127e4.

[35] Glick D, Dzierba AL, Abrams D, et al. Clinically suspected heparin-induced hrombocytopenia during extracorporeal membrane oxygenation. J Crit Care, 2015, 30(6):1190–1194. https://doi.org/10.1016/j.jcrc.2015.07.030.

[36] Iapichino GE, Protti A, Andreis DT, et al. Antithrombin during extracorporeal membrane oxygenation in adults: national survey and retrospective analysis. ASAIO J, 2019, 65(3):257–263. https://doi.org/10.1097/mat.0000000000000806.

[37] Levy JH, Connors JM. Heparin resistance — CLINICAL perspectives and management strategies. N Engl J Med, 2021, 385(9):826–832. https://doi.org/10.1056/nejmra2104091.

[38] Protti A, Iapichino GE, Di Nardo M, et al. Anticoagulation management and antithrombin supplementation practice during veno-venous extracorporeal membrane oxygenation: a worldwide survey. Anesthesiology, 2020, 132(3):562–570. https://doi.org/10.1097/ALN.0000000000003044. PMID: 31764152.

[39] Olson JD, Arkin CF, Brandt JT, et al. College of American Pathologists Conference XXXI on laboratory monitoring of anticoagulant therapy: laboratory monitoring of unfractionated heparin therapy. Arch Pathol Lab Med, 1998, 122(9):782–798. PMID: 9740136.

[40] Liveris A, Bello RA, Friedmann P, et al. Anti-factor Xa assay is a superior correlate of heparin dose than activated partial thromboplastin time or activated clotting time in pediatric extracorporeal membrane oxygenation. Pediatr Crit Care Med, 2014, 15(2):e72–79. https://doi.org/10.1097/PCC.0000000000000028. PMID: 24335992.

[41] Alban S. Pharmacological strategies for inhibition of thrombin activity. Curr Pharm Des, 2008, 14(12):1152–1175. https://doi.org/10.2174/138161208784246135. PMID: 18473863.

[42] Krueger K, Schmutz A, Zieger B, et al. Venovenous extracorporeal membrane oxygenation with prophylactic subcutaneous anticoagulation only: an observational study in more than 60 patients. Artif Organs, 2017, 41(2):186–192. https://doi.org/10.1111/aor.12737. PMID: 27256966.

[43] Di Nisio M, Middeldorp S, Büller HR. Direct thrombin inhibitors. N Engl J Med, 2005, 353(10):1028–1040. https://doi.org/10.1056/NEJMra044440. Erratum in: N Engl J Med, 2005, 353(26):2827. PMID: 16148288.

[44] Colman E, Yin EB, Laine G, et al. Evaluation of a heparin monitoring protocol for extracorporeal membrane oxygenation and review of the literature. J Thorac Dis, 2019, 11(8):3325–3335. https://doi.org/10.21037/jtd.2019.08.44. PMID: 31559035; PMCID: PMC6753426.

[45] Delmas C, Jacquemin A, Vardon-Bounes F, et al. Anticoagulation monitoring under ECMO support: a comparative study between the activated coagulation time and the anti-Xa activity assay. J Intensive Care Med, 2020, 35(7):679–686. https://doi.org/10.1177/0885066618776937. PMID: 29768983.

[46] Kostousov V, Nguyen K, Hundalani SG, et al. The infuence of free hemoglobin and bilirubin on heparin monitoring by activated partial thromboplastin time and anti-Xa assay. Arch Pathol Lab Med, 2014, 138(11):1503–1506. https://doi.org/10.5858/arpa.2013-0572-OA. PMID: 25357112.

[47] Alexander DC, Butt WW, Best JD, et al. Correlation of thromboelastography with standard tests of anticoagulation in paediatric patients receiving extracorporeal life support. Thromb Res, 2010, 125(5):387–392. https://doi.org/10.1016/j. thromres.2009.07.001. PMID: 19674773.

[48] Panigada ME, Iapichino G, Brioni M, et al. Thromboelastography-based anti coagulation management during extracorporeal membrane oxygenation: a safety and feasibility pilot study. Ann Intensive Care, 2018, 8(1):7. https://doi.org/10.1186/s13613-017-0352-8.PMID: 29340875; PMCID: PMC5770349.

[49] Rother RP, Bell L, Hillmen P, et al.The clinical sequelae of intravascular hemolysis and extracellular plasma hemoglobin: a novel mechanism of human disease. JAMA, 2005, 293(13):1653–1662. https://doi.org/10.1001/jama.293.13.1653. PMID: 15811985.

[50] Boggio LN, Simpson ML.Fibrinogen replacement underutilization in ECMO. Blood, 2020, 136(Supplement 1):4–5. https://doi.org/10.1182/blood-2020-142812.

[51] Dornia C, Philipp A, Bauer S, et al. D-dimers are a predictor of clot volume inside membrane oxygenators during extracor-poreal membrane oxygenation. Artif Organs, 2015, 39(9):782–787. https://doi.org/10.1111/aor.12460. PMID: 25845704.

[52] Lubnow M, Philipp A, Dornia C, et al. D-dimers as an early marker for oxygenator exchange in extracorporeal membrane oxygenation. J Crit Care, 2014, 29(3):473. https://doi.org/10.1016/j.jcrc.2013.12.008.

[53] Kraft F, Schmidt C, Van Aken H, et al. Infammatory response and extracorporeal circulation. Best Pract Res Clin Anaesthesiol, 2015, 29(2):113–123. https://doi.org/10.1016/j.bpa.2015.03.001. PMID: 26060024.

[54] Whiteheart SW. Platelet granules: surprise packages. Blood, 2011, 118(5):1190–1191. https://doi.org/10.1182/blood-2011-06-359836. PMID: 21816838.

[55] Kalbhenn J, Schmidt R, Nakamura L, et al. Early diagnosis of acquired von Willebrand Syndrome (AVWS) is elementary for clinical practice in patients treated with ECMO therapy. J Atheroscler Thromb, 2015, 22(3):265–271. https://doi.org/10.5551/jat.27268. PMID: 25186021.

[56] Abrams D, Baldwin MR, Champion M, et al. Thrombocytopenia and extracorporeal membrane oxygenation in adults with acute respiratory failure: a cohort study. Intensive Care Med, 2016, 42(5):844–852. https://doi.org/10.1007/s00134-016-4312-9. PMID: 27007099; PMCID: PMC5407307.

[57] Fisser C, Winkler M, Malfertheiner MV, et al. Argatroban versus heparin in patients without heparin-induced thrombocytopenia during venovenous extracorporeal membrane oxygenation: a propensity-score matched study. Crit Care, 2021, 25(1):160. https://doi.org/10.1186/s13054-021-03581-x.

[58] Dufour N, Radjou A, Thuong M. Hemolysis and plasma free hemoglobin during extracorporeal membrane oxygenation support: from clinical implications to laboratory details. ASAIO J, 2020, 66(3):239–246. https://doi.org/10.1097/MAT.0000000000000974. PMID: 30985331.

[59] Zangrillo A, Landoni G, Biondi-Zoccai G, et al. A meta-analysis of complications and mortality of extracorporeal membrane oxygenation. Crit Care Resusc, 2013, 15(3):172–178. PMID: 23944202.

[60] Horton AM, Butt W. Pump-induced haemolysis: is the constrained vortex pump better or worse than the roller pump? Perfusion, 1992, 7(2):103–108. https://doi.org/10.1177/026765919200700204.

[61] Kawahito S, Maeda T, Motomura T, et al. Hemolytic characteristics of oxygenators during clinical extracorporeal membrane oxygenation. ASAIO J, 2002, 48(6):636–639. https://doi.org/10.1097/00002480-200211000-00010. PMID: 12455774.

[62] Jeney V, Balla J, Yachie A, et al. Pro-oxidant and cytotoxic effects of circulating heme. Blood, 2002, 100(3):879–887. https://doi.org/10.1182/blood.v100.3.879. PMID: 12130498.

[63] Schaer DJ, Buehler PW, Alayash AI, et al. Hemolysis and free hemoglobin revisited: exploring hemoglobin and hemin scavengers as a novel class of therapeutic proteins. Blood, 2013, 121(8):1276–1284. https://doi.org/10.1182/blood-2012-11-451229. PMID: 23264591; PMCID: PMC3578950.

[64] Marques-Garcia F. Methods for hemolysis interference study in laboratory medicine—a critical review. EJIFCC, 2020, 31(1):85–97. PMID: 32256292; PMCID: PMC7109502.

[65] Kolobow T, Gattinoni L, Tomlinson TA, et al. Control of breathing using an extracorporeal membrane lung. Anesthesiology, 1977, 46(2):138–141. https://doi.org/10.1097/00000542-197702000-00012. PMID: 13683.

[66] Zanella A, Mangili P, Giani M, et al. Extracorporeal carbon dioxide removal through ventilation of acidifed dialysate: an experimental study. J Heart Lung Transplant, 2014, 33(5):536–541. https://doi.org/10.1016/j.healun.2013.12.006. PMID: 24439968.

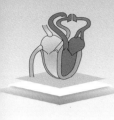

第 10 章

阻塞性疾病时体外二氧化碳去除（ECCO₂R）技术：证据、指征与禁忌

Lorenzo Del Sorbo, V. Marco Ranieri, Vito Fanelli

引 言

近 10 年来，从技术层面到临床应用，体外生命支持（ECLS）策略得到了长足发展[1-4]。迄今为止，ECLS 已经被开发出多种模式，根据不同的配置、血管入路、血流量及临床目标，其特点也不尽相同[5]。特别是与氧气输送相比，体外气体交换器在血液二氧化碳（CO_2）清除方面相对容易且高效，因此人们对体外二氧化碳去除（ECCO₂R）的兴趣格外浓厚[6-7]。血液中的 CO_2 主要分解为碳酸氢盐和氢离子，并与血红蛋白结合，其特点是解离动力学曲线呈线性且陡峭，溶解度高，这提高了跨膜肺（ML）的扩散速率。因此，膜肺的通气量（氧供气流速）及其总表面积是清除体内 CO_2 的主要决定因素，而非体外血流量。由于 CO_2 平均以 200~250 mL/min 的代谢速率产生，因此 ECCO₂R 系统中即使流经

L. Del Sorbo (✉)
Interdepartmental Division of Critical Care Medicine, University Health Network, University of Toronto, Toronto, ON, Canada
e-mail: lorenzo.delsorbo@uhn.ca

V. M. Ranieri
Department of Medical and Surgical Sciences (DIMEC), Alma Mater Studiorum, University of Bologna, Bologna, Italy

V. Fanelli
Dipartimento di Anestesiologia e Rianimazione, Azienda Ospedaliera Città della Salute e della Scienza di Torino, Università di Torino, Torino, Italy

© The Author(s), under exclusive license to Springer Nature Switzerland AG 2022
G. A. Schmidt (ed.), *Extracorporeal Membrane Oxygenation for Adults*, Respiratory Medicine, https://doi.org/10.1007/978-3-031-05299-6_10

膜肺的血流速低至 0.5~1 L/min，理论上也可以清除所产生的全部 CO_2（不提供显著的氧合）[8-11]。

$ECCO_2R$ 所具备的这些特征已经被工业开发，并在技术层面转化为提供 $ECCO_2R$ 的体外生命支持临床策略；与完全的体外膜肺氧合（ECMO）相比，$ECCO_2R$ 的创伤性明显更小，更容易管理，且在 CO_2 清除方面同样有效[6]。近期多种 $ECCO_2R$ 设备在欧洲获批，可用于临床。

在大多数 $ECCO_2R$ 系统中，血液通过引流套管从中心静脉引出，由离心泵或滚轴泵泵入膜肺；CO_2 通过扩散的方式被氧供气流清除，通常情况下血液再经过引流套管的另一管腔返回静脉循环（图 10.1a）。因此，大多数 $ECCO_2R$ 系统需要在中心静脉内置入双腔导管。除此之外，也可以在两条中心静脉中插入导管以建立 $ECCO_2R$ 回路，一条用于引血，一条用于回血（图 10.1b）。无论怎样，减少置管尺寸和中心静脉置管数量，减少抗凝药物使用程度，同时保持或提高 CO_2 清除效率，都是逐步最小化 $ECCO_2R$ 系统有创性的关键因素[6]。

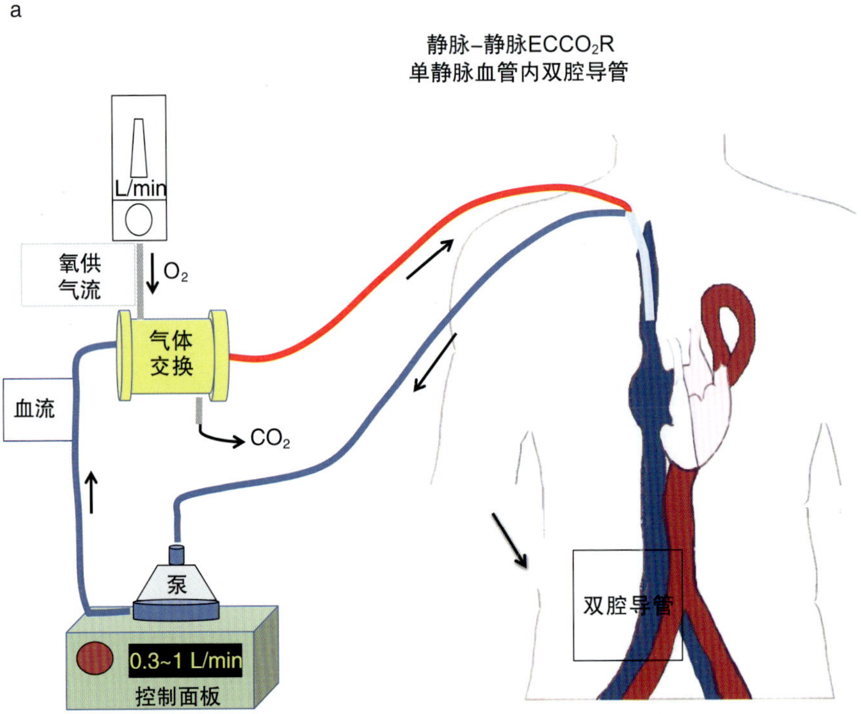

a

静脉–静脉$ECCO_2R$
单静脉血管内双腔导管

图 10.1 体外二氧化碳去除（$ECCO_2R$）回路的可能配置。（a）微创静脉–静脉 $ECCO_2R$ 回路，单静脉血管腔内置入双腔导管，通常可插入颈内静脉或股静脉。（b）静脉–静脉 $ECCO_2R$ 回路具有两个独立的静脉血管通路，通常由股静脉置管引血，颈内静脉置管回血；或股静脉置管引血，另一股静脉置管回血。（c）无泵的动脉–静脉 $ECCO_2R$ 装置，跨膜肺的典型连接位置在股动脉和对侧股静脉之间

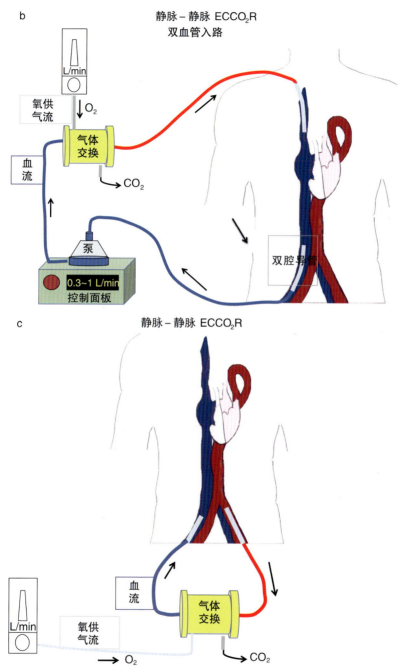

图 10.1（续） 体外二氧化碳去除（ECCO$_2$R）回路的可能配置。（a）微创静脉–静脉 ECCO$_2$R 回路，单静脉血管腔内置入双腔导管，通常可插入颈内静脉或股静脉。（b）静脉–静脉 ECCO$_2$R 回路具有两个独立的静脉血管通路，通常由股静脉置管引血，颈内静脉置管回血；或股静脉置管引血，另一股静脉置管回血。（c）无泵的动脉–静脉 ECCO$_2$R 装置，跨膜肺的典型连接位置在股动脉和对侧股静脉之间

另一种$ECCO_2R$的模式是建立动静脉旁路，通常将一侧股动脉与对侧股静脉通过膜肺相连接（图10.1c）。在该系统中，血液借助膜肺两侧动静脉压力阶差产生流动，可以不借助泵，因此也减少了所需的机械设备。尽管这种方法很有效，但也更具创伤性，且更容易出现并发症[6]。

快速的技术进步和有效的营销已经让$ECCO_2R$应用于若干不同的患者群体。在急性呼吸窘迫综合征（ARDS）患者中[2,12]，$ECCO_2R$被用于超保护性肺通气时因潮气量低而导致的高碳酸血症的治疗（见第6章）。Zimmermann等在51例ARDS患者中证明了，对理想体重的患者给予小于6 mL/kg的低潮气量保护性肺通气时，无泵的动脉－静脉$ECCO_2R$（$AV-ECCO_2R$）能够有效清除体内CO_2。但值得注意的是，6%的患者出现了$ECCO_2R$并发症，例如由动脉置管引起的远端肢体缺血[13]。一项针对ARDS患者的随机对照临床试验将低潮气量通气（6 mL/kg）与超保护性机械通气（3 mL/kg）联合无泵的$AV-ECCO_2R$进行了比较。尽管该研究未能发现两组患者死亡率和无机械通气时间方面的差异，但$ECCO_2R$治疗组的炎症反应水平更低[14]。另一项针对严重ARDS患者的研究，应用微创的静脉－静脉$ECCO_2R$装置并将机械通气潮气量从理想体重的6.3 ± 0.2 mL/kg降至4.2 ± 0.2 mL/kg时[15]，肺部炎症指标显著降低，CT影像学显示肺过度通气亦改善。

$ECCO_2R$在ARDS患者中得到了更广泛应用的同时，设备革新逐步向微创方向发展，促进了其在更广泛的疾病谱中的探索性应用[1,7]。特别是在阻塞性肺疾病急性加重继发的呼吸性酸中毒患者中应用$ECCO_2R$的想法，获得了极大的关注[1,7,16-17]。慢性阻塞性肺疾病（COPD）和哮喘在加重时，均可表现为高碳酸血症，而不一定会出现氧合下降[18-19]。这种病理生理特点正是应用$ECCO_2R$最具代表性的适应证，可作为一种呼吸支持方式成为潜在的机械通气的替代治疗，直至肺部恢复[20-22]，而不仅仅是辅助手段[17]。本章重点介绍了在阻塞性肺疾病患者中创新地使用$ECCO_2R$的主要证据，以及临床适应证和排除标准。

证　据

虽然数个阻塞性肺病患者的病例系列研究已经描述过$ECCO_2R$的使用，但我们缺乏随机试验来明确其疗效。然而，基于强大的病理生理学理论基础，大量个案报告论证了这项先进技术策略的有效性[17,23]。阻塞性肺疾病恶化的主要特点是小气道阻力增加引起的呼气流量受限的急性恶化[19,24]。阻塞性肺疾病时阻力负荷增加与呼气时间常数（气道阻力和肺顺应性的乘积）延长相关，该常数定义了被动呼气时肺容积指数下降的时间[25]。呼气时间常数延长的直接后果是动态肺泡过度充气现象加重，这通常也与呼吸系统的呼气末弹性回缩力增加有关，也称为内源性呼气末正压（PEEP）（图10.2）[25]。

动态肺泡过度充气和内源性PEEP对呼吸和循环系统有重要影响，可明显增

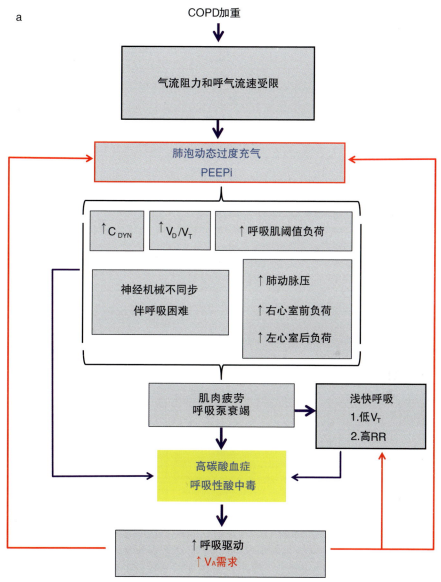

图10.2 （a）慢性阻塞性肺疾病（COPD）急性加重的病理生理学机制示意图。（b）$ECCO_2R$ 应用于COPD的病理生理学理论依据示意图。PEEPi：内源性呼气末正压；C_{DYN}：动态顺应性；V_D：死腔；V_T：潮气量；V_D/V_T：死腔百分比；RV：右室；LV：左室；RR：呼吸频率；V_A：肺泡通气量

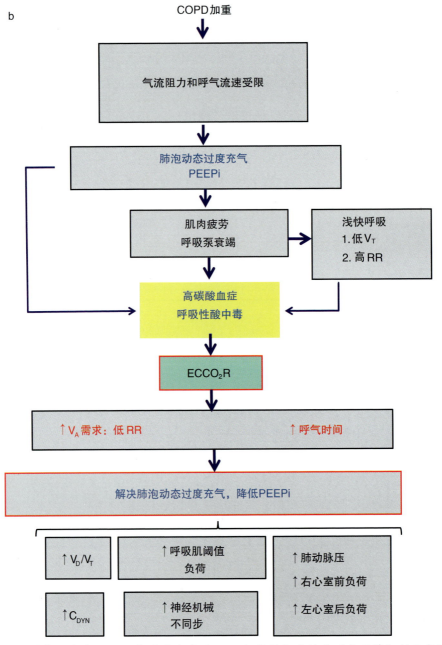

图10.2（续） （a）慢性阻塞性肺疾病（COPD）急性加重的病理生理学机制示意图。（b）ECCO$_2$R 应用于 COPD 的病理生理学理论依据示意图。PEEPi：内源性呼气末正压；C_{DYN}：动态顺应性；V_D：死腔；V_T：潮气量；V_D/V_T：死腔百分比；RV：右室；LV：左室；RR：呼吸频率；V_A：肺泡通气量

加呼吸做功，减少静脉回流，减少心输出量和肺灌注[19,26]。这些病理生理学变化持续存在时，会导致呼吸肌疲劳、浅快呼吸，并最终影响肺泡通气量（图10.2）[24,26-28]。正因为肺泡通气量与动脉二氧化碳分压（$PaCO_2$）成反比（公式$PaCO_2=V_{CO_2}/V_A$，V_{CO_2}为CO_2生成量，V_A代表肺泡通气量），阻塞性肺病急性加重会导致呼吸性酸中毒。$PaCO_2$的升高反过来又增加了通气需求，这可能加重肺泡过度充气和呼吸肌疲劳，从而形成恶性循环[18,29-30]。

在这种情况下，无创机械通气（NIV）可减少呼吸做功并增加肺泡通气量，但其效率可能不足，尤其是在最重症的病例中[31]。有创机械通气（MV）同样也可以减少呼吸做功，有效纠正气体交换，但可能产生严重的并发症。此外，若呼吸机设置不合理，有创机械通气可能加重肺泡过度充气，造成气压伤、肺破裂和血流动力学失代偿[19,32-34]。

此外，$ECCO_2R$至少在理论上代表了一种创新的、具有生理学吸引力的选择。与无创通气和有创机械通气相比较，$ECCO_2R$则减少了消除CO_2产生所需的肺泡通气量，而无创通气和有创机械通气则是通过机械方式增加已经过度充气的肺部的肺泡通气量来降低$PaCO_2$。使用$ECCO_2R$时，潮气量和呼吸频率的降低延长了呼气时间，更好地适应了呼气流速受限疾病呼气时间较长的特点。通过这些生理机制，$ECCO_2R$可以打破肺泡过度充气的恶性循环，从而在阻塞性肺部疾病急性恶化患者的呼吸做功和呼吸负荷之间重新建立更有利的平衡[17,23]。

指 征

在阻塞性肺疾病急性加重期使用$ECCO_2R$的强有力的病理生理学理论原理，已促使越来越多的研究验证其临床有效性。这些研究代表了将生理学合理原理转化为循证临床实践的第一步。

$ECCO_2R$治疗阻塞性肺疾病的临床应用大多是在COPD急性加重期患者中报道的。除此之外，一些病例报告也描述了$ECCO_2R$在致死性哮喘患者中的应用情况。

慢性阻塞性肺疾病（COPD）急性加重期

COPD给西方国家带来沉重的社会和经济负担，也是第四大死亡原因[35-37]。其疾病自然史的特征是肺功能进行性恶化，并伴有很多诱发加重的因素[38,39]。COPD加重与高发病率和死亡率相关，进入重症监护病房患者的发病率和死亡率为8%~26%[40-42]。

COPD 急性加重期间，患者会出现肺泡过度充气，更严重的情况下可能导致肌肉疲劳和呼吸性酸中毒，形成难以治疗的恶性循环[18,29,30]。理想的治疗策略可以打破这一循环，改善呼吸功能，为病情加重时的治疗争取时间[43-45]。

首先，无创机械通气（NIV）已成为药物治疗无效的急性发作患者的标准治疗方案[31,44-46]。NIV 能有效支持呼吸肌，增加肺泡通气量，降低 $PaCO_2$，改善氧合。此外，外源性 PEEP 可抵消内源性 PEEP，降低吸气阈值负荷，进一步降低呼吸功，有助于改善呼吸肌疲劳。这些机制共同作用有助于降低气管插管率，提高生存率[47-49]。

第二种选择是有创机械通气（MV），在 NIV 无效或意识状态改变无法进行有效的 NIV 时应用[32,34]。NIV 治疗无效的发生率很高，约 30%，可能产生较高的死亡率[50]。除此之外，MV 与许多不良反应发生有关[32,34,51]，这些不良反应可能增加发病率及病死率[52]。有充分理由相信，在重症 COPD 急性加重的患者中避免气管插管和 MV 将显著改善预后。

$ECCO_2R$ 是一种有前景的创新性治疗策略，可改善重度 COPD 急性加重患者的呼吸功能，并减少患者对 MV 的需求[1-17]。$ECCO_2R$ 有效降低了消除 CO_2 所需要的肺泡过度充气（图 10.3），从而在代谢生成增加和呼吸系统受损之间建立更有利的新平衡。许多个案报道都证实了这一假说，展示了 $ECCO_2R$ 在 COPD 急性加重患者中的成功应用[16-17,53-54]。

Pesenti 等早在 1990 年就首次报道了将 $ECCO_2R$ 技术应用于 COPD 患者的呼吸支持治疗[55]。一例 19 岁女性患者，患有肺大疱、肺气肿、双侧复发性气胸

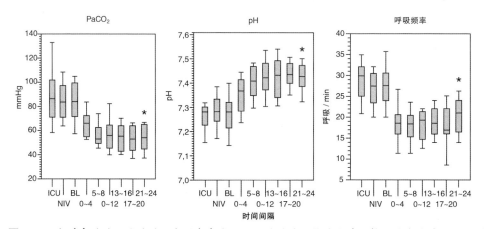

图 10.3 合并高碳酸血症的呼吸衰竭患者应用无泵的动脉-静脉体外二氧化碳去除（$ECCO_2R$）装置来避免气管插管。上图为动脉二氧化碳分压（$PaCO_2$）、pH 和呼吸频率分别在入住 ICU、无创通气（NIV）、基线（BL）和应用 $ECCO_2R$ 后，随时间变化的情况。结果表明，应用 $ECCO_2R$ 可通过降低 $PaCO_2$ 来降低患者的呼吸频率。经许可转载自参考文献 [81]

和肺部感染，在 MV 28 d 后尝试脱机失败。CT 表现为纵膈积气、皮下气肿、肺过度充气、多发肺大疱，可能是长程 MV 以及机体为清除 CO_2 而增加的分钟通气量所致。低血流量（0.4~0.6 L/min）静脉 - 静脉 $ECCO_2R$ 的应用打破了这一恶性循环，使患者逐渐转变为自主通气模式，并脱离 MV。随后的 CT 也发现肺大疱体积缩小、肺实质病变较前好转，提示 $ECCO_2R$ 缓解了肺动态过度充气。

自上述研究首次发表后，大量观察性研究报道了 $ECCO_2R$ 在 COPD 急性加重患者中的临床应用，以促使患者早期脱离 MV，或避免 NIV 失败后的 MV[53,56]。大多数临床应用都使用静脉 - 静脉 $ECCO_2R$ 装置，其置管策略为选择与透析导管大小相似的双腔套管。

Abrams 及其同事报道了 5 例较年长（年龄 73 ± 8.7 岁）的 COPD 急性期患者，其 NIV 治疗失败且需要进行 MV[57]。在进行平均时长 16.5 ± 5.9 h 的 MV 后，开始 $ECCO_2R$。5 例患者均在 $ECCO_2R$ 开始后 24 h 内拔除气管插管（$ECCO_2R$ 后 MV 时长中位数为 4 h，范围为 1.5~21.5 h）。为达到拔除气管插管的条件，$ECCO_2R$ 血流量设置在 1~1.7 L/min，pH 波动在 7.34~7.48。拔管后在进行 $ECCO_2R$ 的同时为患者进行密集型康复锻炼，患者自 $ECCO_2R$ 开始到下床活动平均间隔 29.4 ± 12.6 h。

在一项规模较大的病例系列研究中[58]，30 例 NIV 失败但拒绝 MV 的患者接受了 $ECCO_2R$ 治疗。与既往接受 MV 治疗的对照组相比，$ECCO_2R$ 组患者的死亡率明显下降。

在另一个病例报告中，Diehl 等报告了 2 例气管插管的 COPD 急性加重期患者，其在 $ECCO_2R$ 后 $PaCO_2$ 和呼吸做功下降[59]。在 $ECCO_2R$ 期间，受试者生成的总 CO_2 因呼吸做功减少而下降，提示 $ECCO_2R$ 在 CO_2 清除和维持代谢平衡中可以起到直接与间接作用。

值得强调的是，在这些病例报告中，$ECCO_2R$ 是作为一种机械通气的辅助治疗方式，受试者需要承受两种有创治疗策略带来的潜在并发症。令人高兴的是，有学者提出 $ECCO_2R$ 可能作为一种新的治疗策略，有效预防 NIV 失败患者的气管插管。这一创新策略可能是迈向 $ECCO_2R$ 替代 MV 的重要一步，可以避免动态过度充气、气压伤、血流动力学障碍、呼吸机相关肺炎、活动减少、危重症多发性神经病，以及呼吸机诱导的膈肌功能障碍继发的脱机困难等[20-21,60]。避免这些不良反应可以改善预后，特别是考虑到潜在肺部疾病的严重程度和合并症的频繁存在[52,61]。

沿着这条线，在一项多中心研究中，25 例 COPD 急性加重患者因具有 NIV 治疗失败的高危因素而接受 $ECCO_2R$ 支持治疗；该研究将仅接受 NIV 的 21 例患者作为历史对照组，采用严格配对方法（GenMatch）识别[62]。在无创通气的基础上，这些患者平均接受 29 ± 5 h 的 $ECCO_2R$ 治疗，平均血流量 255 ± 78 mL/min，结果发现这组患者气管插管的风险明显降低（风险比：0.27，95% CI：0.07~0.98）。此外，接受 $ECCO_2R$ 治疗的患者院内死亡率较对照组明显下降（8% vs. 33%，P = 0.035）。在 13 例患者中发现了 $ECCO_2R$ 相关并发症（52%），包括出血、管路血栓形成、泵故障和膜肺功能下降。

另一项多中心研究显示，在 25 例 NIV 治疗失败后应用 $ECCO_2R$ 治疗的 COPD 急性加重期患者中，56% 的患者避免了气管插管[63]。其中 11 例患者因进行性低氧或严重低通气而接受了气管插管及 MV。与 25 例 NIV 治疗失败时经年龄、SAPS Ⅱ 和 pH 配对的对照组患者相比，接受 $ECCO_2R$ 治疗的患者 MV 时长明显缩短（8 d vs. 14 d，P = 0.02）。尽管如此，ICU 和住院时间、死亡率在两组之间并无差异。11 例（44%）患者还出现了 $ECCO_2R$ 相关的主要不良事件。

有研究探索了稳定期 COPD 患者在使用家庭呼吸机后仍有高碳酸血症时应用 $ECCO_2R$ 的效果[64]。10 例已接受家庭 NIV 治疗 6 个月以上、$PaCO_2$ > 50 mmHg 且 pH > 7.35 的稳定期 COPD 患者，接受了 24 h 的 $ECCO_2R$ 治疗试验。其中 4 例患者因出现 $ECCO_2R$ 相关机械不良事件而提前终止了治疗。剩余 6 例患者接受了 $ECCO_2R$ 后，$PaCO_2$ 下降了 23%~47%。$ECCO_2R$ 终止后，$PaCO_2$ 在 48~96 h 内回到基线水平，这表明有可能达到"无高碳酸血症窗口期"，因此"CO_2 透析"可能是可行的。

综上所述，这些结果提示 $ECCO_2R$ 是一种促进气体交换、减少肺动态过度充气并使部分患者摆脱 MV 的有效措施。然而，考虑到 $ECCO_2R$ 的并发症发生率，有必要进一步研究 $ECCO_2R$ 的风险收益平衡是否优于 MV。此外，大型临床试验也可以更精准地确定 $ECCO_2R$ 在 COPD 加重期的临床适应证，而目前的适应证仅从小型病例系列研究中得出，且受到快速技术进步的影响（表 10.1）。事实上，体积越来越小、越来越微创的设备的发展，刺激了诸如理疗和早期活动等临床策略的进一步革新，如第 14 章所述[57]。小型设备可能更加便携，方便重症患者早期下床活动，减少卧床时间[65]。我们可以沿着这一思路进一步设想技术，像心室辅助装置那样[66]，从而使可植入的更小型 $ECCO_2R$ 循环装置能够为出院患者提供终末替代治疗。

急性重症哮喘

随着住院人数和重症监护病房人数的增加，急性重症哮喘在全球范围内的患病率正在上升，已成为主要的公共卫生负担[19,67]。美国哮喘急性加重患者的院内死亡率为 0.5%，约占所有哮喘死亡人数的 1/3。此外，入住 ICU 并接受气管插管和 MV 的患者院内死亡率接近 8%[19,68]。

表 10.1　COPD 应用 ECCO$_2$R 的指征、排除标准和应用目标

指征	COPD 加重期接受气管插管治疗后，两次及以上拔管失败者	
	COPD 加重期给予 NIV 治疗无效	·接受 NIV 治疗至少 1~2 h 后出现呼吸窘迫（呼吸频率 ≥ 30 次/分，使用辅助呼吸肌或腹部反常呼吸运动）、PaCO$_2$ > 55 mmHg 且 pH < 7.25、PaCO$_2$ > 55 mmHg 且 pH < 7.30 但 PaCO$_2$ 较基线下降 < 20%
排除标准	无绝对排除标准，但需要对每例患者进行严密的风险评估	·解剖异常或血管疾病可能导致 ECCO$_2$R 导管无法正确置入 ·男性 BMI > 31.1 kg/m^2，女性 BMI > 32.2 kg/m^2 ·PaO$_2$/FiO$_2$ 比值持续 < 250 ·已知或可能处于妊娠状态 ·血流动力学不稳定 ·暂未控制的心律失常 ·失代偿性充血性心力衰竭 ·近期进行过大手术 ·出血倾向 ·有使用抗凝药的禁忌证（出血性疾病、血小板减少症或肝素诱导血小板减少症） ·颅内出血史 ·无法输注血制品的情况 ·既往有体外生命支持并发症发生
	相对排除标准	·疾病终末期 ·严重营养不良或恶病质 ·严重衰弱状态 ·晚期恶性肿瘤 ·免疫抑制状态
ECCO$_2$R 的目标	生理学目标	·降低呼吸频率从而延长呼气时间，减小肺泡动态过度充气，改善呼吸功与呼吸负荷间的平衡状态
	肺恢复的桥梁	·减少气管内插管 ·促进脱机、拔管 ·早期活动和理疗
	未来潜在的治疗目标	·终末期替代治疗

重型哮喘急性加重期的治疗措施是逆转气流阻塞。对于内科治疗无效或出现进行性低氧血症、低通气的患者，可给予通气支持治疗[19,67]。然而，在急性环境中，仅有约 10% 的哮喘急性加重期患者合并高碳酸血症，其中接受 MV 的患者只占很小一部分[69]。在综合两项病例报告研究的数据（2655 例哮喘住院患

者）后发现，20 年内仅 135 例患者被诊断为危及生命的发作，而仅 48 例患者接受气管插管[70-71]。

MV 公认的适应证是进行性高碳酸血症伴即将发生的血流动力学失代偿，继发于严重的肺过度充气。MV 的目标是在支气管扩张药物治疗气道梗阻起效前帮助肺进行充分的气体交换。然而，MV 可能加重肺泡过度充气，从而加重高碳酸血症，造成气压伤、气胸，引起血流动力学进一步恶化，导致发病率及死亡率增加[19,33,67]。

$ECCO_2R$ 已被用于常规 MV 治疗无效、抢救危及生命的哮喘的辅助手段，可以预防潜在的死亡结局[72-74]。理论上讲，$ECCO_2R$ 可以纠正呼吸性酸中毒，降低呼吸频率和潮气量，减少肺泡过度充气，重建血流动力学稳态。然而，当缺氧及血流动力学衰竭状态继续加重时，应用 $ECCO_2R$ 则无法起到治疗效果，需要进行完全的体外膜肺氧合（ECMO）来进行更有效的支持治疗[75-77]。

1981 年，ECMO 技术被首次应用于致死性哮喘患者，随后出现了越来越多相关的病例报道[78]。在 1986—2006 年国际体外生命支持组织（ELSO）注册的 1257 例接受 ECMO 治疗的成人患者中，24 例患者因哮喘进行 ECMO 治疗。在 MV 条件下，ECMO 上机治疗前平均 pH 为 7.17 ± 0.16，平均 $PaCO_2$ 为 119.7 ± 58.1 mmHg，平均 PaO_2/FiO_2 为 244 ± 180；体外支持平均进行 111.9 ± 71.2 h，83.3% 的患者存活。24 例患者中，19 例（79.2%）患者出现了并发症。1986—2007 年期间，64 例患致死性哮喘的儿童接受了 ECMO 治疗，其中 60 例患儿存活（94%）[76]。尽管进行了 MV 治疗，但在启动 ECMO 治疗前，患者的 pH、$PaCO_2$ 及 PaO_2 的中位数分别为 6.96（6.78~7.28）、123 mmHg（70~237 mmHg）和 126 mmHg（59~636 mmHg）。ECMO 的中位治疗时间是 94 h，期间出现了大量的心血管事件、出血和机械并发症。这些结果提示，在接受 ECMO 治疗的致死性哮喘的儿童或成人患者中，主要的气体交换问题是高碳酸血症，而非低氧血症，这表明微创的 $ECCO_2R$ 可能足以满足治疗需求，且并发症可能更少。

按照这一思路，若干个案报告描述了在哮喘急性加重的成人及儿童患者中应用无泵 AV-$ECCO_2R$ 的治疗效果[72-74]。最近，另一篇文章报告了在 2 例常规治疗无效的成人哮喘患者中应用微创静脉 – 静脉 $ECCO_2R$ 装置，以作为 MV 的补充治疗[79]。第一例患者在 MV 条件下 pH 为 6.94，$PaCO_2$ 为 147 mmHg，PaO_2 为 416 mmHg。$ECCO_2R$ 治疗以血流量 1.3 L/min、气流量 2.3 L/min 开始，显著改善患者的呼吸性酸中毒至 pH 为 7.24、$PaCO_2$ 为 56 mmHg、PaO_2 为 310 mmHg。$ECCO_2R$ 支持治疗进行 24 h 后，患者脱离呼吸机，并逐步脱离体外循环装置，最终康复出院。第二例患者在 MV 情况下不仅存在严重的呼吸性酸中毒，还需要血管活性药物维持循环稳定。$ECCO_2R$ 治疗纠正了 pH 与 $PaCO_2$，呼吸频率下降至 4~8 次 / 分，潮气量下降至 4~6 mL/kg。同一天内，内源性 PEEP 下降，休克被逆转，神经肌肉阻滞剂也可以停用。

总而言之，$ECCO_2R$ 作为一种微创体外支持技术，为常规治疗无效的致死性哮喘患者提供了治疗希望，但仍需进行系统性评估以检测其有效性和风险。

排除标准

值得强调的是，目前在验证 $ECCO_2R$ 能否显著改善临床疗效方面，缺乏大规模、系统性临床试验结果提供的决定性证据；正因如此，决定患者能否接受 $ECCO_2R$ 治疗的纳入或排除标准变得尤其复杂。但因为 $ECCO_2R$ 治疗是一种微创治疗方法，患者耐受性好且便于管理，需要与肾透析类似的资源，所以每例符合临床适应证的患者均应该考虑此项治疗，没有绝对禁忌证[4]。在进行这一创新性呼吸支持治疗策略之前，每例患者均应接受获益与风险的平衡性评估。尽管科技已得到了长足发展，但 $ECCO_2R$ 的应用过程中仍会出现许多临床相关不良反应，这会使部分特殊情况的患者应用此项技术受到限制[4,6,16]。最常见的 $ECCO_2R$ 并发症为导管置管过程中引起的机械性血管损伤，以及在预防管路内血栓形成时应用抗凝药物造成的患者出血。正因如此，可能导致 $ECCO_2R$ 置管失败的解剖结构异常或血管疾病、既往存在的出血风险、抗凝药物使用禁忌或实际出血性疾病，都可能是妨碍 $ECCO_2R$ 治疗的主要障碍（表 10.1）。

除此之外，在验证 $ECCO_2R$ 治疗帮助呼吸衰竭患者恢复的临床研究中，设置了额外的可能影响研究结果的排除标准[57,80-81]。一些可能影响呼吸衰竭恢复的情况，如疾病终末状态、严重营养不良或恶病质、严重衰竭状态、晚期肿瘤和免疫抑制状态，均为排除标准（表 10.1）。但在终末期阻塞性肺病患者中可能存在例外，$ECCO_2R$ 治疗可以在这部分患者肺移植前起到桥梁作用[82]。

（张蕾　马舒婷　译，李斌　审）

参考文献

[1] Abrams D, Brodie D. Emerging indications for extracorporeal membrane oxygenation in adults with respiratory failure. Ann Am Thorac Soc, 2013, 10:371–377.
[2] Del Sorbo L, Cypel M, Fan E. Extracorporeal life support for adults with severe acute respiratory failure. Lancet Respir Med, 2014, 2:154–164.
[3] Brodie D, Bacchetta M. Extracorporeal membrane oxygenation for ARDS in adults. N Engl J Med, 2011, 365:1905–1914.

[4] MacLaren G, Combes A, Bartlett RH. Contemporary extracorporeal membrane oxygenation for adult respiratory failure: life support in the new era. Intensive Care Med, 2012, 38:210–220.

[5] Sidebotham D, McGeorge A, McGuinness S, et al. Extracorporeal membrane oxygenation for treating severe cardiac and respiratory failure in adults: part 2-technical considerations. J Cardiothorac Vasc Anesth, 2010, 24:164–172.

[6] Cove ME, Maclaren G, Federspiel WJ, et al. Bench to bedside review: extracorporeal carbon dioxide removal, past present and future. Crit Care, 2012, 16:232.

[7] Terragni P, Maiolo G, Ranieri VM. Role and potentials of low-flow CO_2 removal system in mechanical ventilation. Curr Opin Crit Care, 2012, 18:93–98.

[8] Bartlett RH. Physiology of extracorporeal life support. ECMO, extracorporeal cardiopulmonary support in critical care // Annich GM, Lynch WR, MacLaren G, et al, editors. Extracorporeal life support organization. 4th ed. Ann Arbor: Springer, 2012, 11–31.

[9] Gattinoni L, Pesenti A, Mascheroni D, et al. Low-frequency positive-pressure ventilation with extracorporeal CO_2 removal in severe acute respiratory failure. JAMA, 1986, 256:881–886.

[10] Gattinoni L, Carlesso E, Langer T. Clinical review: extracorporeal membrane oxygenation. Crit Care, 2011, 15:243.

[11] Gattinoni L, Kolobow T, Damia G, et al. Extracorporeal carbon dioxide removal ($ECCO_2R$): a new form of respiratory assistance. Int J Artif Organs, 1979, 2:183–185.

[12] Marcolin R, Mascheroni D, Pesenti A, et al. Ventilatory impact of partial extracorporeal CO_2 removal (PECOR) in ARF patients. ASAIO Trans, 1986, 32:508–10.

[13] Zimmermann M, Bein T, Arlt M, et al. Pumpless extracorporeal interventional lung assist in patients with acute respiratorydistress syndrome: a prospective pilot study. Crit Care, 2009, 13:R10.

[14] Bein T, Weber-Carstens S, Goldmann A, et al. Lower tidal volume strategy (approximately 3 mL/kg) combined with extracorporeal CO_2 removal versus 'conventional' protective ventilation (6 mL/kg) in severe ARDS : the prospective randomized Xtravent-study. Intensive Care Med, 2013, 39(5): 847–856.

[15] Terragni PP, Del Sorbo L, Mascia L, et al. Tidal volume lower than 6 mL/kg enhances lung protection: role of extracorporeal carbon dioxide removal. Anesthesiology, 2009, 111:826–835.

[16] Braune SA, Kluge S. Extracorporeal lung support in patients with chronic obstructive pulmonary disease. Minerva Anestesiol, 2013, 79:934–943.

[17] Lund LW, Federspiel WJ. Removing extra CO_2 in COPD patients. Curr Respir Care Rep, 2013, 2:131–138.

[18] Barbera JA, Roca J, Ferrer A, et al. Mechanisms of worsening gas exchange during acute exacerbations of chronic obstructive pulmonary disease. Eur Respir J, 1997, 10:1285–1291.

[19] McFadden ER Jr. Acute severe asthma. Am J Respir Crit Care Med, 2003, 168:740–759.

[20] Del Sorbo L, Ranieri VM. We do not need mechanical ventilation any more. Crit Care Med, 2010, 38:S555–558.

[20] Malagon I, Greenhalgh D. Extracorporeal membrane oxygenation as an alternative to ventilation. Curr Opin Anaesthesiol, 2013, 26:47–52.

[22] Hoeper MM, Wiesner O, Hadem J, et al. Extracorporeal membrane oxygenation instead of invasive mechanical ventilation in patients with acute respiratory distress syndrome. Intensive Care Med, 2013, 39(11):2056–2057.

[23] Crotti S, Lissoni A, Tubiolo D, et al. Artifcial lung as an alternative to mechanical ventilation in COPD exacerbation. Eur Respir J, 2012, 39:212–215.

[24] Hogg JC. Pathophysiology of airfow limitation in chronic obstructive pulmonary disease. Lancet, 2004, 364:709–721.

[25] Laghi F, Goyal A. Auto-PEEP in respiratory failure. Minerva Anestesiol, 2012, 78:201–221.
[26] Loring SH, Garcia-Jacques M, Malhotra A. Pulmonary characteristics in COPD and mechanisms of increased work of breathing. J Appl Physiol, 2009, 107:309–314.
[27] Stevenson NJ, Walker PP, Costello RW, et al. Lung mechanics and dyspnea during exacerbations of chronic obstructive pulmonary disease. Am J Respir Crit Care Med, 2005, 172:1510–1516.
[28] O'Donnell DE, Parker CM. COPD exacerbations 3: Pathophysiology. Thorax, 2006, 61:354–361.
[29] Roberts CM, Stone RA, Buckingham RJ, et al. Acidosis, non-invasive ventilation and mortality in hospitalised COPD exacerbations. Thorax, 2011, 66:43–48.
[30] Oliven A, Kelsen SG, Deal EC, et al. Mechanisms underlying CO_2 retention during fow-resistive loading in patients with chronic obstructive pulmonary disease. J Clin Invest, 1983, 71:1442–1449.
[31] Nava S, Hill N. Non-invasive ventilation in acute respiratory failure. Lancet, 2009, 374:250–259.
[32] Reddy RM, Guntupalli KK. Review of ventilatory techniques to optimize mechanical ventilation in acute exacerbation of chronic obstructive pulmonary disease. Int J Chron Obstruct Pulmon Dis, 2007, 2:441–452.
[33] Kao CC, Jain S, Guntupalli KK, et al. Mechanical ventilation for asthma: a 10-year experience. J Asthma, 2008, 45:552–556.
[34] Ward NS, Dushay KM. Clinical concise review: mechanical ventilation of patients with chronic obstructive pulmonary disease. Crit Care Med, 2008, 36:1614–1619.
[35] Calverley PM, Walker P. Chronic obstructive pulmonary disease. Lancet, 2003, 362:1053–1061.
[36] Chapman KR, Mannino DM, Soriano JB, et al. Epidemiology and costs of chronic obstructive pulmonary disease. Eur Respir J, 2006, 27:188–207.
[37] Mathers CD, Loncar D. Projections of global mortality and burden of disease from 2002 to 2030. PLoS Med, 2006, 3:e442.
[38] Burge S, Wedzicha JA. COPD exacerbations: defnitions and classifcations. Eur Respir J Suppl, 2003, 41:46s–53s.
[39] Hurst JR, Vestbo J, Anzueto A, et al. Susceptibility to exacerbation in chronic obstructive pulmonary disease. N Engl J Med, 2010, 363:1128–1138.
[40] Patil SP, Krishnan JA, Lechtzin N, et al. In-hospital mortality following acute exacerbations of chronic obstructive pulmonary disease. Arch Intern Med, 2003, 163:1180–1186.
[41] Donaldson GC, Wedzicha JA. COPD exacerbations 1: epidemiology. Thorax, 2006, 61:164–168.
[42] Soler-Cataluna JJ, Martinez-Garcia MA, Roman Sanchez P, et al. Severe acute exacerbations and mortality in patients with chronic obstructive pulmonary disease. Thorax, 2005, 60:925–931.
[43] Quon BS, Gan WQ, Sin DD. Contemporary management of acute exacerbations of COPD: a systematic review and meta-analysis. Chest, 2008, 133:756–766.
[44] Chronic Obstructive Pulmonary Disease. National clinical guideline on management of chronic obstructive pulmonary disease in adults in primary and secondary care. Thorax, 2004, 59(Suppl 1):1–232.
[45] Pauwels RA, Buist AS, Calverley PM, et al. Global strategy for the diagnosis, management, and prevention of chronic obstructive pulmonary disease. NHLBI/WHO Global Initiative for Chronic Obstructive Lung Disease (GOLD) Workshop summary. Am J Respir Crit Care Med, 2001, 163:1256–1276.
[46] Organized jointly by the American Thoracic Society, the European Respiratory Society, the European Society of Intensive Care Medicine, and the Société de Réanimation de Langue Française, and approved by ATS Board of Directors, December 2000. International Consensus Conferences in Intensive Care Medicine: noninvasive positive pressure ventilation in acute Respiratory failure. Am J Respir Crit Care Med, 2001, 163:283–291.

[47] Brochard L, Mancebo J, Wysocki M, et al. Noninvasive ventilation for acute exacerbations of chronic obstructive pulmonary disease. N Engl J Med, 1995, 333:817–822.

[48] Ram FS, Picot J, Lightowler J, et al. Non-invasive positive pressure ventilation for treatment of respiratory failure due to exacerbations of chronic obstructive pulmonary disease. Cochrane Database Syst Rev, 2004, 1:CD004104.

[49] Scala R, Naldi M, Archinucci I, et al. Noninvasive positive pressure ventilation in patients with acute exacerbations of COPD and varying levels of consciousness. Chest, 2005, 128:1657–1666.

[50] Chandra D, Stamm JA, Taylor B, et al. Outcomes of noninvasive ventilation for acute exacerbations of chronic obstructive pulmonary disease in the United States, 1998–2008. Am J Respir Crit Care Med, 2012, 185:152–159.

[51] Rello J, Ollendorf DA, Oster G, et al, Group VAPOSA. Epidemiology and outcomes of ventilator-associated pneumonia in a large US database. Chest, 2002, 122:2115–2121.

[52] Ai-Ping C, Lee KH, Lim TK. In-hospital and 5-year mortality of patients treated in the ICU for acute exacerbation of COPD: a retrospective study. Chest, 2005, 128:518–524.

[53] Sklar MC, Beloncle F, Katsios CM, et al. Extracorporeal carbon dioxide removal in patients with chronic obstructive pulmonary disease: a systematic review. Intensive Care Med, 2015, 41:1752–1762.

[54] d'Andrea A, Banf C, Bendjelid K, et al. The use of extracorporeal carbon dioxide removal in acute chronic obstructive pulmonary disease exacerbation: a narrative review. Can J Anaesth, 2020, 67:462–474.

[55] Pesenti A, Rossi GP, Pelosi P, et al. Percutaneous extracorporeal CO_2 removal in a patient with bullous emphysema with recurrent bilateral pneumothoraces and respiratory failure. Anesthesiology, 1990, 72:571–573.

[56] Taccone FS, Malfertheiner MV, Ferrari F, et al. Extracorporeal CO_2 removal in critically ill patients: a systematic review. Minerva Anestesiol, 2017, 83:762–772.

[57] Abrams DC, Brenner K, Burkart KM, et al. Pilot study of extracorporeal carbon dioxide removal to facilitate extubation and ambulation in exacerbations of chronic obstructive pulmonary disease. Ann Am Thorac Soc, 2013, 10:307–314.

[58] Morelli A, D'Egidio A, Orecchioni A, et al. Extracorporeal CO_2 removal in hypercapnic patients who fail noninvasive ventilation and refuse endotracheal intubation: a case series. Intensive Care Med Exp, 2015, 3:824.

[59] Diehl JL, Piquilloud L, Richard JM, et al. Effects of extracorporeal carbon dioxide removal on work of breathing in patients with chronic obstructive pulmonary disease. Intensive Care Med, 2016, 42:951–952.

[60] Bonin F, Sommerwerck U, Lund LW, et al. Avoidance of intubation during acute exacerbation of chronic obstructive pulmonary disease for a lung transplant candidate using extracorporeal carbon dioxide removal with the Hemolung. J Thorac Cardiovasc Surg, 2013, 145:e43–44.

[61] Menzies R, Gibbons W, Goldberg P. Determinants of weaning and survival among patients with COPD who require mechanical ventilation for acute respiratory failure. Chest, 1989, 95:398–405.

[62] Del Sorbo L, Pisani L, Filippini C, et al. Extracorporeal CO_2 removal in hypercapnic patients at risk of noninvasive ventilation failure: a matched cohort study with historical control. Crit Care Med, 2015, 43:120–127.

[63] Braune S, Sieweke A, Brettner F, et al. The feasibility and safety of extracorporeal carbon dioxide removal to avoid intubation in patients with COPD unresponsive to noninvasive ventilation for acute hypercapnic respiratory failure (ECLAIR study): multicentre case-control study. Intensive Care Med, 2016, 42:1437–1444.

[64] Pisani L, Nava S, Desiderio E, et al. Extracorporeal CO_2 removal ($ECCO_2R$) in patients with

stable COPD with chronic hypercapnia: a proof-ofconcept study. Thorax, 2020, 75:897–900.

[65] Garcia JP, Kon ZN, Evans C, et al. Ambulatory venovenous extracorporeal membrane oxygenation: innovation and pitfalls. J Thorac Cardiovasc Surg, 2011, 142:755–761.

[66] Moazami N, Sun B, Feldman D. Stable patients on left ventricular assist device support have a disproportionate advantage: time to re-evaluate the current UNOS policy. J Heart Lung Transplant, 2011, 30:971–974.

[67] Phipps P, Garrard CS. The pulmonary physician in critical care. 12: Acute severe asthma in the intensive care unit. Thorax, 2003, 58:81–88.

[68] Krishnan V, Diette GB, Rand CS, et al. Mortality in patients hospitalized for asthma exacerbations in the United States. Am J Respir Crit Care Med, 2006, 174:633–638.

[69] McFadden ER Jr, Lyons HA. Arterial-blood gas tension in asthma. N Engl J Med, 1968, 278:1027–1032.

[70] Braman SS, Kaemmerlen JT. Intensive care of status asthmaticus. A 10-year experience. JAMA, 1990, 264:366–368.

[71] Trawick DR, Holm C, Wirth J. Infuence of gender on rates of hospitalization, hospital course, and hypercapnea in high-risk patients admitted for asthma : a 10-year retrospective study at Yale-New Haven Hospital. Chest, 2001, 119:115–119.

[72] Jung C, Lauten A, Pfeifer R, et al. Pumpless extracorporeal lung assist for the treatment of severe, refractory status asthmaticus. J Asthma, 2011, 48:111–113.

[73] Conrad SA, Green R, Scott LK. Near-fatal pediatric asthma managed with pumpless arteriovenous carbon dioxide removal. Crit Care Med, 2007, 35:2624–2629.

[74] Elliot SC, Paramasivam K, Oram J, et al. Pumpless extracorporeal carbon dioxide removal for life-threatening asthma. Crit Care Med, 2007, 35:945–948.

[75] Shapiro MB, Kleaveland AC, Bartlett RH. Extracorporeal life support for status asthmaticus. Chest, 1993, 103:1651–1654.

[76] Hebbar KB, Petrillo-Albarano T, Coto-Puckett W, et al. Experience with use of extracorporeal life support for severe refractory status asthmaticus in children. Crit Care, 2009, 13:R29.

[77] Mikkelsen ME, Woo YJ, Sager JS, et al. Outcomes using extracorporeal life support for adult respiratory failure due to status asthmaticus. ASAIO J, 2009, 55:47–52.

[78] MacDonnell KF, Moon HS, Sekar TS, et al. Extracorporeal membrane oxygenator support in a case of severe status asthmaticus. Ann Thorac Surg, 1981, 31:171–175.

[79] Brenner K, Abrams DC, Agerstrand CL, et al. Extracorporeal carbon dioxide removal for refractory status asthmaticus: experience in distinct exacerbation phenotypes. Perfusion, 2014, 29:26–28.

[80] Burki NK, Mani RK, Herth FJ, et al. A novel extracorporeal CO_2 removal system: results of a pilot study of hypercapnic respiratory failure in patients with COPD. Chest, 2013, 143:678–686.

[81] Kluge S, Braune SA, Engel M, et al. Avoiding invasive mechanical ventilation by extracorporeal carbon dioxide removal in patients failing noninvasive ventilation. Intensive Care Med, 2012, 38:1632–1639.

[82] Del Sorbo L, Boffni M, Rinaldi M, et al. Bridging to lung transplantation by extracorporeal support. Minerva Anestesiol, 2012, 78:243–250.

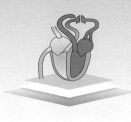

第 11 章
ECMO 桥接肺移植

Christian Kuehn, Ruslan Natanov

引 言

在过去的 20 年中，体外生命支持技术（ECLS）已成为治疗危及生命的心脏、呼吸或心肺衰竭患者的既定疗法。在患者的支持治疗中，根据病理生理学需求，可能用到静脉–静脉、静脉–动脉或两种形式的结合。在终末期疾病患者中，这种支持治疗的手段还可用于移植前的恢复或桥接治疗（BTT）。随着时间的推移，ECLS 应用已变得越来越广泛，其在日常临床中的使用呈指数增长。本章讨论了各种支持类型及其在肺移植患者中的应用。

历史回顾

在过去的 40 年中，肺移植已经从实验技术层面延伸至临床应用，成为治疗终末期肺疾病及肺循环相关疾病的既定选择。来自多伦多的 Cooper 及其同事们推动了独立肺移植技术的进一步发展。在肺移植技术发展早期阶段，由于机械支持的并发症和不良结局事件，体外膜肺氧合（ECMO）被视为移植的禁忌证。肺移植患者在术后进行机械支持治疗的早期阶段就可能出现并发症，特别是出血、溶血、感染及技术并发症等。尽管存在这些并发症，但肺移植患者的数量在不断增加，移植技术的发展让更复杂的患者有机会进行移植[1]。对于大多数医疗中心来说，移植物恶化到需要机械通气或需要 ECMO，标志着移植候选资格的结束。使用 ECMO 进行桥接再次移植的概念引起了科学界讨论。

早期，由于 ECMO 治疗存在较多并发症，且仅能支持患者维持几天，因此当时限制 ECMO 的使用。也正因如此，前期只有零星的病例报告将 ECMO 用作移植患者治疗的桥梁。在接下来的 10 年里，肺移植变得更加成熟，移植数量持续上升。肺移植成功率的提高意味着肺移植真正成为治疗终末期肺疾病的一种手段，因此等待进行肺移植的患者数量已远远超过了可用和合适的器官捐献数量。在移植候选名单上等待的时间越长，意味着越多的患者在等待供体时出现失代偿症状。可选的治疗包括气管插管和机械通气，尽管这被视为死亡的重要风险因素，且许多患者虽然进行了充分的机械通气，但仍持续存在高碳酸血症[2-3]。ECLS 的发展和无泵支持系统的问世——体外二氧化碳去除（$ECCO_2R$）技术桥接肺移植，提供了一种全新的治疗选择。若无泵（动脉 - 静脉）装置成功桥接，移植后 1 年生存率为 80%。虽然这些患者的桥接时间可能会超过 2 周，但无泵的静脉 - 动脉 ECLS 只需要相对较低的血流量，因此只去除二氧化碳（而不进行氧合）的治疗是可行的。然而，对于气体交换功能严重受损的患者，低流量、无泵的体外支持装置并不合适。此时，结合了泵装置及低阻力膜肺的静脉 - 静脉（VV-）ECMO 技术是可行的，可以提供更多的血流量，并且可同时改善氧合和高碳酸血症。自 ECLS 问世以来，技术的进步大大减少了并发症的发生，降低了早期应用 ECLS 的门槛，而不仅仅作为终末期治疗手段。

有几项技术的进步意义非凡。其中最显著的技术革新是在氧合器中引入了含有特殊材料涂层的聚甲基戊烯中空纤维膜，从而实现良好的气体交换功能[4]。第二个改进是体外循环系统管路表面涂层的优化，以增强血液的相容性。以上技术与创新的、强有力的离心泵相辅相成，使长时程体外生命支持成为可能。在这些技术进步的加成和更多经验的累积下，德国 Hannover 医学院团队报道了第一批在清醒 ECMO 桥接支持下进行肺移植的患者[4]。患者无需镇静和机械通气即可获得呼吸支持。这使其他许多中心意识到，ECLS 及清醒 ECMO 可作为帮助患者成功度过移植前时期的一种可能的治疗选择。

治疗模式

总体来说，在移植等待名单中同时合并临床状况恶化的患者需要进行 ECLS。在肺功能恶化的患者中，可选择无泵介入性肺辅助（iLA）装置或相对普遍的 VV-ECMO。无泵 iLA 装置是由体循环压力驱动血液从股动脉置管流入氧合器，并通过股静脉置管返回体内。VV-ECMO装置由股静脉引出相对缺氧血液，通过氧合器氧合后，再由颈内静脉或对侧股静脉流入体内。VV-ECMO的血液流动是通过离心泵实现的。在血流动力学不稳定或右心室功能障碍的病例中，应考虑使用VA-ECMO进行支持治疗。在这种支持模式下，右心系统中的静脉血通过下腔静脉被引出，氧合后的血液通过股动脉或锁骨下动脉返回。在极少数病例中，动脉置管可置入升主动脉中。在更少数的情况下，心脏和肺循环功能均衰竭的患者可考虑使用静脉–静脉–动脉（VVA–）ECMO。然而，这种技术仅限在极危重患者中应用，需要配备高水平ECMO专家才能实施。

介入性肺辅助

对于等待肺移植的难治性高碳酸血症患者，介入性肺辅助（iLA）是一项有效的支持措施[5]。尽管若干研究者均观察到iLA治疗可显著降低患者CO_2水平，但迄今为止发表的文献中仍缺乏比较iLA与VV-ECMO的随机临床试验。iLA支持系统也存在许多局限性。由于系统中没有血泵，因此血流量被限制在2.5 L/min以下，导致该系统能充分清除CO_2而无法充分氧合。除此之外，股动脉置管可堵塞血管，导致远端肢体缺血坏死。在最差的情况下，需要进行截肢[6-7]。也正因这些明显的限制，该系统基本已被VV-ECMO取代。

静脉–静脉ECMO

在VV-ECMO的情况下，呼吸支持主要针对严重呼吸衰竭患者。根据呼吸衰竭的类型，经典的单腔双管路VV-ECMO，或双腔单管路VV-ECMO都可作为首选。在以高碳酸血症为主要表现的呼吸衰竭患者中，相对低的血流量就足以使CO_2恢复正常。为了达到这一目的，可以将双腔导管插入颈内静脉（通常在右侧）。对于此类置管，超声心动图或透视引导下选择合适的置管位置是十分必要的（见第4章）。虽然该模式血流量太慢无法实现充分氧合，但可以清除体内多余的CO_2。这通常可以治疗呼吸性酸中毒，并可能减少血管活性药物应用。除此之外，双腔管路置管可以在局部麻醉下进行，因此可在一定程度上避免患者的镇静和插管。在这种模式的ECLS治疗过程中，通常更容易进行理疗和康复锻炼（见第14章）。然而这种双腔单管路模式的一个显而易见的局限性就是血流量相对较低（通常最高3.5 L/min），因此也就限制了血液氧合的效率。低氧和高碳酸血症合并呼吸衰竭所致的严重终末期呼吸系统疾病患者，可能无法仅通过双腔单管路得到有效治疗。对于这些患者，在股静脉及颈内静脉两个部位进行置管的经典 VV-ECMO 更为适合。该模式的 ECMO 治疗可达到更高的血流量（最高 6 L/min），提供近乎完全替代原有肺功能的治疗。经典的单腔双管路也可实现清醒患者置管，前提是患者配合。大口径的置管被置入股静脉和颈内静脉（通常均在右侧）。血液从下腔静脉引出，进行氧合后回到右心房。通过调整管路的合适位置，提供最大的血流量，避免氧合血再循环。终末期肺纤维化、结节病或闭塞性细支气管炎患者可能更适合进行 VV-ECMO 桥接肺移植。由于新型冠状病毒肺炎（COVID-19）目前已成为肺部疾病的很大一部分病因，近期我们中心完成了数例 COVID-19 相关急性呼吸窘迫综合征（ARDS）的桥接肺移植。为了避免肌肉含量下降和患者一般状况恶化，可以考虑尽早开启 VV-ECMO 治疗。尽管如此，为避免出现无路可走的情况，在开始 VV-ECMO 前需要进行严格的肺移植指征评估（见第 17 章）。

静脉 – 动脉 ECMO

VA-ECMO 通常在血流动力学不稳定的患者中应用。但如果这种血流动力学不稳定继发于呼吸系统疾病引起的心肌缺氧，则这类患者无法从单独使用 VA-ECMO 中获益。在这些患者中，乏氧血自左心室射出，泵入体循环（包括冠状动脉）。随着时间的推移，心肌缺氧可能导致心脏泵功能衰竭和血流动力学不稳定。在这种情况下，需小心乏氧血和富氧血所形成的分水岭现象，通常在主动脉弓水平。乏氧血持续从左心室泵入冠状动脉，进一步加重血流动力学不稳定。相反，当血流动力学不稳定是肺动脉高压所致时，血液的氧合是充足的，也不会对心肌造成进一步的缺氧损伤。除此之外，右心室负荷增加可能是导致心源性休克的起始因素，外周血管 VA-ECMO 置管可以减轻右心室压力，有助于稳定血流动力学。置管通常在超声引导下置入右侧腹股沟。局部麻醉可用于避免镇静加量及插管的可能。在理想环境下，VA-ECMO 可作为一种治疗选择。成功的移植前桥接治疗需要在 VA-ECMO 后行进一步的外科手术干预。

多种支持方式选择

在如前所述的两种支持方式中，患者大多患有肺部或循环系统衰竭。然而，在合并两种系统功能障碍的患者中选择支持方式更为艰难。总体来说，单纯应用 VV-ECMO 无法使合并右心衰竭的呼吸功能恶化患者获益。此外，乏氧血与富氧血在主动脉弓形成的分水岭会导致上半身缺氧[8]。对于这些患者，最重要的是避免镇静和插管，因此不能选择中心插管方式。一般情况下，VV-ECMO 是起始治疗，当发生了血流动力学不稳定后，需要在股动脉中增加一个额外的动脉分支。为了预防动脉置管侧肢体远端缺血，需置入通向肢体远端的再灌注导管。动脉分支通过 Y 型接头与 ECMO 灌注导管相连。在这种模式下，血液通过股静脉从右心房引出，经患者的上腔静脉及股动脉回到体内。血流既可通过静脉也可通过动脉回到体内，利用特制的流量调节管钳进行调节。建议分别对两条管路进行血流量监测，并增加一个血流量传感器。接受这种支持的患者非常虚弱，需要经验丰富的工作人员。对于这些患者，需要进行更多的评估，以决定患者进行移植前桥接治疗（BTT）是否是明智的。

ECLS 作为移植前桥接治疗：概论

在本中心，移植患者的检查和评估是由多学科团队完成的。对患者进行移植等待期、手术技术方面和长期预后的相关教育是患者术前准备的关键。患者还需要进一步接受关于移植等待期间病情可能进一步恶化和可用的有创治疗方案方面的教育。由于每例患者情况各不相同，无法通过简单的算法预测病情变化的可能性。在评估是否可进行移植前桥接 ECLS 治疗时，患者的年龄和合并疾病是重要的变量。单个器官功能障碍的患者通常是移植前桥接 ECLS 治疗的适应证。通常在两种情况下，肺移植前桥接治疗可以选择 ECLS。第一类患者只有气体交换障碍，提示需要进行 VV-ECMO 治疗。第二类患者表现为右心功能衰竭，适合进行 VA-ECMO 治疗。在理想情况下，患者和医生都可以识别这种病情的进展和终末期衰竭状态。在这种情况下，需要实施干预措施来预防 ICU 带来的插管、镇静药物应用和其他可能的并发症。在某些病例中，无创通气可作为插管前的桥接治疗。一旦通过 ECLS 稳定病情后，患者就可以尽可能地恢复日常生活。ECLS 期间的活动和功能锻炼为移植提供了最佳的身体条件，增加了移植成功率。如果有选择性插管的可能性，应特别注意在清醒患者中启动 ECLS。清醒的 ECLS 患者可以独立自主进食，并参与医护人员之间的日常交流[9]。在 ECLS 过程中，夜间间歇性无创机械通气可能是有益的。

在这部分患者中进行早期 ECLS 评估对避免危急情况至关重要，但这种情况通常很难提前预料到，患者的病情可能出现突然恶化，紧急插管和机械通气可能无法避免。此外，在一些患者中单靠 ECLS 也是不够的，需要进行插管以辅助通气。如若不考虑需要进行气管插管的原发疾病，一旦 ECLS 建立就应停止机械通气。如果无法完全脱离呼吸机，则应尽可能停止镇静，促进自主呼吸。神经系统评估对于确定患者是否仍然适合移植也是至关重要的。虽然移植手术的成功取决于等待期间是否出现新的并发症，但应避免为减少等待时间而接受边缘器官。一旦出现了适合的器官，手术应选择创伤尽可能小的方式进行，移植术后何时脱离 ECLS 应由手术医生判断。术后暂时仍需 ECLS 的患者，应特别注意术后出血风险增加的问题。优化凝血因子和血小板、严密监测肝素活性可以最大限度降低术后出血风险。如果患者在 ECLS 期间出现病情恶化，则必须谨慎地再次评估移植手术的可行性。某些情况下，在移植等待期间出现移植绝对禁忌证，会让 ECLS 桥接治疗通向无路可走的境地。应当尽早识别这些情况，从而终止 ECLS 治疗。继发的器官功能障碍（如肾脏、肝脏）、暴发性感染和血管活性药物用量增加，通常会影响移植成功率。一旦出现以上情况，患者需要从等待名单中移出并等待康复。

呼吸衰竭

进行性呼吸衰竭患者的传统治疗包括气管插管和机械通气。然而有证据表明，在清醒患者中早期开始 VV-ECMO 可以提高生存期[10]。当患者选择行 ECMO 治疗时，需要对患者进行 ECMO 相关过程和可能出现并发症的教育，有助于成功进行清醒 ECMO。遗憾的是，患者通常病情恶化速度很快，或发生呼吸衰竭时不在 ECMO 中心。在这种情况下，必须先进行机械通气稳定患者情况。随后，启动 VV-ECMO 并脱离机械通气是主要目标。如果患者住在非 ECMO 中心的 ICU，对患者进行早期多学科评估对于加快患者进行 ECMO 及转院至关重要。

肺动脉高压和右心功能衰竭

肺动脉高压引起的右心室压力升高可导致右心功能失代偿。对这部分患者的临床评估包括超声心动图、血流动力学监测和临床检验（见第 7 章）。超声心动图评估右心功能衰竭包括右心室增大和室间隔向左侧移动，即所谓的"D 字征"。有创测量方法可以监测到中心静脉压升高、中心静脉氧饱和度减低以及心输出量减低。急性肝肾功能衰竭是右心衰竭引起的常见靶器官衰竭。在这些患者中，启动 VA-ECMO 治疗可以立即稳定血流动力学，帮助恢复靶器官功能。与术后仅使用机械通气的患者相比，移植期间和移植后继续使用 VA-ECMO 与更好的预后有关。期间分析结果显示，在移植后 1 年，移植过程中和移植后应用 VA-ECMO 在降低死亡率和改善左心室功能方面是有益的[11]。这种结果在肺纤维化合并肺动脉高压的肺移植患者中也可以见到[12]。早期 VA-ECMO 将动脉插管直接置入肺动脉，而目前的标准为经股动脉和股静脉进行外周置管。这种置管方式可以在床旁进行，避免了二次手术，从而为术后尽早脱机提供了可能。

ECLS 过程中患者转运

在大多数病例中，等待器官移植的患者病情加重时就在移植中心，因此可以选择启动 ECMO 治疗。然而，有时患者在移植中心外突然病情加重，或器官功能失代偿时尚未进行移植登记。在这部分患者中，应早期开启跨学科移植前评估，并尽量在插管前进行。当符合移植条件时，必须对患者进行 ECLS 类型评估，并将一组器官分配人员派往目的地。在仔细评估患者后，以经典方式进行插管。即使在清醒患者中也应进行 ECLS 转院[13]。可通过空运或陆地运输方式转运患者，到达移植中心后便可进行移植登记。对于肺动脉高压患者，最好在患者清醒时安排转运。

ECLS 减少机械通气

如前所述，终末期呼吸衰竭患者的经典治疗方案包括镇静和机械通气。然而，这些患者的长期随访提示其预后极差，移植后 1 年生存率低于 50%。在预后如此差的情况下，ECLS 是否有启动的必要成了问题。正因为供体器官极其稀缺，所以应尽一切努力以最大限度提高高危患者的移植成功率。对患者早期行 ECLS 稳定病情为提高移植成功率创造了条件。根据经验，我们发现镇静、气管插管和机械通气与极低的术后生存率相关。因此，我们朝着避免术前机械通气的方向进行工作。如果患者已经开始机械通气，应尽快脱机拔管，使患者能够经口进食、饮水，进行功能锻炼，并与医务人员沟通。与机械通气患者相比，我们在移植前进行清醒 ECLS 的策略被证明是有益的。

ECLS 桥接肺移植的其他适应证

术中 VA-ECMO

微创双侧肺移植技术的发展已经为患者带来许多获益。在术中机械循环支持方面，微创肺移植手术的发展意味着中心插管的方式不再是一种必然选择，可以重新考虑进行体外循环支持（CPB）。CPB 的主要缺点是需要进行完全抗凝（出血风险升高），同时由于人工增加气体交换表面积和血液 - 气体接触面，可能激活非特异性炎症。我们的经验表明，与 CPB 相比，术中应用 ECLS 治疗的患者具有更好的预后[14]。因此，我们改变了策略，改用经腹股沟外周 VA-ECMO 置入。经皮置管使置管和 ECMO 撤机时的拔管过程相对容易。

术后 ECLS

在特定的患者中,肺移植术后长程应用 VA-ECMO 可能是有益的。急性缺血-再灌注损伤患者常出现严重的肺功能障碍,导致肺实质肿胀,最终引起气体交换障碍。无论是否存在机械通气损伤,气体交换功能下降通常会引起 CO_2 水平升高和 O_2 含量下降。最终,肺血管阻力增加,心输出量减少,导致循环衰竭和急性肾功能衰竭。应用 VA-ECMO 支持可通过减轻心脏负荷、增加心输出量来重新达到稳态。血流动力学稳定后,通常可进行保护性肺通气,促进缺血-再灌注损伤的修复。

第二个术后 VA-ECMO 的适应证是长期肺动脉高压患者移植术后的循环支持。肺动脉高压患者移植后呼吸衰竭发生率高,因此移植术后早期结果十分不如意。肺动脉高压时,左心室通常体积小、质地硬。移植后,经肺的血流量恢复正常,由右向左的血容量增加。由于左心室功能相对减低,因此无法承受正常容量的左室血流。左室容量负荷增加导致左室充盈压增加,引起急性肺水肿。如果不加以纠正,会引起移植物功能衰竭。因此,在移植手术开始时就进行 VA-ECMO 支持可有效降低左右心室的前负荷。移植术后将患者转运至 ICU 继续进行 VA-ECMO 支持,并尽快脱离呼吸机,拔除气管插管。拔管后,需要在持续监测左室功能和左室充盈压的条件下,继续应用 VA-ECMO 支持至少 5 d。

用于器官保护的 ECLS

为了最大限度地增加受体对供体器官的接受程度,近年来研发了新的器官灌注系统。在体外肺灌注中,供体肺连接到管道系统并进行灌注以评估边缘器官。相关参数包括氧摄取、肺顺应性、肺灌注和通气压力等,这些参数决定了供体肺是否适合进行移植。一旦应用器官灌注系统明确了器官功能,乍一看似乎是边缘的器官仍然能作为移植器官被受体接受。除此之外,使用含有营养物质的常温溶液持续灌注器官,可以使器官冷缺血时间明显缩短,改善供体器官损伤。迄今为止,对常温灌注系统的进一步研究并未发现其对改善移植后中期器官功能是有益的[15]。该灌注系统逐步发展为便携式系统,即器官维护系统(OCS),德国 Hannover 医学院研究团队与位于西班牙马德里的同事围绕这一系统进行了初步研究[16]。在该研究中,12 个供体肺在初始冷灌注后使用 OCS 进行热灌注和通气,再进行移植。随访数据并未发现术后短期获益[17]。然而,需进一步研究探索 OCS 是否可改善移植后长期器官功能。

小 结

肺移植数量的持续增加和技术的不断进步,将 ECLS 的使用目的从短期稳定功能转变为可使用数周甚至数月的长程支持系统。技术的进步和 ECLS 应用经验的积累进一步降低了并发症的发生,且能够在各种患者中应用 ECLS 进行 BTT 治疗。清醒 ECMO 的概念是治疗终末期肺病的一个里程碑。ECLS 患者的医院间转运,使一部分因身体原因无法转运至移植中心的患者有条件进行器官移植。移植术后肺水肿和肺动脉高压的患者可以应用术后 ECLS 进行支持,并改善这部分患者的预后。因此,现代移植中心应当将 ECLS 作为治疗技术的重要组成部分常规开展。

(张蕾 马舒婷 译,李斌 审)

参考文献

[1] Jurmanm MJ, Haverich A, Demertzis S, et al. Extracorporeal membrane oxygenation as a bridge to lung transplantation. Eur J Cardiothorac Surg, 1991, 5(2):94–97.

[2] Fischer S, Simon AR, Welte T, et al. Bridge to lung transplantation with the novel pumpless interventional lung assist device NovaLung. J Thorac Cardiovasc Surg, 2006, 131(3):719–723.

[3] Smits JMA, Mertens BJA, Van Houwelingen HC, et al. Predictors of lung transplant survival in eurotransplant. Am J Transplant, 2003, 3(11):1400–1406.

[4] Agati S, Ciccarello G, Fachile N, et al. DIDECMO: a new polymethylpentene oxygenator for pediatric extracorporeal membrane oxygenation. ASAIO J, 1992, 52(5):509–512.

[5] Fischer S, Hoeper MM, Bein T, et al. Interventional lung assist: a new concept of protective ventilation in bridge to lung transplantation. ASAIO J, 2008, 54(1):3–10.

[6] Kinaschuk K, Bozso SJ, Halloran K, et al. Mechanical circulatory support as a bridge to lung transplantation: a single Canadian institution review. Can Respir J, 2017, 2017:5947978.

[7] Secretariat MA. Extracorporeal lung support technologies—bridge to recovery and bridge to lung transplantation in adult patients. Ont Health Technol Assess Ser, 2010, 10:1–47.

[8] Hoeper MM, Tudorache I, Kühn C, et al. Extracorporeal membrane oxygenation watershed. Circulation, 2014, 130:864–865.

[9] Fuehner T, Kuehn C, Hadem J, et al. Extracorporeal membrane oxygenation in awake patients as bridge to lung transplantation. Am J Respir Crit Care Med, 2012, 185(7):763–768.

[10] Ius F, Natanov R, Salman J, et al. Extracorporeal membrane oxygenation as a bridge to lung transplantation may not impact overall mortality risk after transplantation: results from a 7-year single-centre experience. Eur J Cardiothorac Surg, 2018, 54(2):334–340.

[11] Salman J, Ius F, Sommer W, et al. Mid-term results of bilateral lung transplant with postoperatively extended intraoperative extracorporeal membrane oxygenation for severe pulmonary hypertension. Eur J Cardiothorac Surg, 2017, 52(1):163–170.

[12] Salman J, Bernhard BA, Ius F, et al. Intraoperative extracorporeal circulatory support in lung transplantation for pulmonary fbrosis. Ann Thorac Surg, 2021, 111(4):1316–1324.

[13] Fleissner F, Mogaldea A, Martens A, et al. ECLS supported transport of ICU patients: does out-of

-house implantation impact survival? J Cardiothorac Surg, 2021, 16(1):1–6.
[14] Ius F, Kuehn C, Tudorache I, et al. Lung transplantation on cardiopulmonary support: venoarterial extracorporeal membrane oxygenation outperformed cardiopulmonary bypass. J Thorac Cardiovasc Surg, 2012, 144(6):1510–1516.
[15] Nilsson T, Wallinder A, Henriksen I, et al. Lung transplantation after ex vivo lung perfusion in two Scandinavian centres. Eur J Cardiothorac Surg, 2019, 55(4):766–772.
[16] Warnecke G, Moradiellos J, Tudorache I, et al. Normothermic perfusion of donor lungs for preservation and assessment with the organ care system lung before bilateral transplantation: a pilot study of 12 patients. Lancet, 2012, 380(9856):1851–1858.
[17] Warnecke G, Van Raemdonck D, Smith MA, et al. Normothermic ex-vivo preservation with the portable Organ Care System Lung device for bilateral lung transplantation (INSPIRE): a randomised, open-label, non-inferiority, phase 3 study. Lancet Respir Med, 2018, 6(5):357–367.

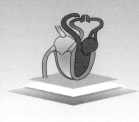

第 12 章

VV-ECMO 患者的日常管理

Charles Rappaport, Kristina Rappaport

日常监测

日常管理包括评估膜肺的气体交换，检查器官系统功能，识别和预防并发症，确保体外膜肺氧合（ECMO）操作者、ECMO 专家、主管护士、呼吸治疗师以及患者或授权亲属之间的有效沟通（表 12.1）。

气体交换

ECMO 的基本目的是在原有肺无法进行气体交换时完成体外气体交换。第 1 章介绍了实现氧气和二氧化碳充分交换的条件。应保证每天对这些指标进行至少一次的系统评估。

氧合 假设患者自身的循环系统功能正常，其动脉血氧饱和度（SaO_2）处于一个可接受的数值即可确保充分的全身氧合。使用指脉氧（SpO_2）或动脉血气分析来测量动脉血氧饱和度。在接受 VV-ECMO 治疗的患者中，氧饱和度的数值通常比机械通气患者的正常耐受值低。例如，ECMO 患者可较好耐受 SpO_2 > 75% 的状态，尤其是在没有器官功能障碍或乳酸性酸中毒证据的情况下。

C. Rappaport (✉)
Division of Pulmonary, Critical Care and Occupational Medicine, University of Iowa Hospital and Clinics, Iowa City, IA, USA
e-mail: charles-rappaport@uiowa.edu

K. Rappaport
University of Iowa Hospital and Clinics, Iowa City, IA, USA
e-mail: kristina-ehret@uiowa.edu

© The Author(s), under exclusive license to Springer Nature Switzerland AG 2022
G. A. Schmidt (ed.), *Extracorporeal Membrane Oxygenation for Adults*, Respiratory Medicine, https://doi.org/10.1007/978-3-031-05299-6_12

表 12.1　日常监测表

1. 确认正确的 ECMO 模式、参数
2. 检查血气分析
- 氧合器前、后血气分析；确保足够的 CO_2 清除和适当的膜肺后 PO_2
- 患者动脉血气；静脉血氧饱和度变化趋势（休克、再循环情况）
3. 回顾评估近 24 h 内氧供气流和体外循环血流量情况
4. 回顾凝血及抗凝变化趋势
5. 回顾血红蛋白和乳酸的变化趋势
6. 查看任何新的和（或）相关的影像学结果
7. 检查患者：床旁超声用于心脏功能和插管位置评估
8. 在查房时与 ECMO 专科医师、护士和所有其他团队成员讨论所关注的问题。包括每天讨论下调 ECMO 支持参数直至停止 ECMO 支持的可能
9. 条件允许时可以让患者家庭加入医疗团队查房或讨论
10. 检查患者的过渡治疗方案是否可行

然而，对大多数患者而言，氧饱和度可以达到 85% 以上至 90% 的水平。

当全身氧合充足时，考虑是否尝试脱离 ECMO（如第 15 章中所述），或是否可以降低泵速（和循环血流量）。一般情况下，管路内血流速度应始终保持在 1.5 L/min 以上，以降低血栓形成和膜肺功能障碍的风险。如果全身氧合无法耐受，应注意监测循环血流量、膜肺功能、再循环和静脉氧合血红蛋白饱和度（这可能是循环衰竭的信号）。

循环血流量：由于氧合严重依赖于心输出量，因此必须解决循环血量不足的问题。血流量不理想通常是血容量不足或插管位置不当所致，但偶尔也有设备故障、血栓形成、泵速过快或插管扭转的原因。

ECMO 的引流管降低了腔静脉内的局部压力，易使血管塌陷，阻碍血液进一步流出。这通常表现为外部套管或管路"抖动"、泵入口负压增加或低流量警报信号。降低泵速有时可恢复流量，但更多情况下，需要采取额外措施。一般情况下，通过快速输注液体，可提高下腔静脉跨壁压力，阻止血管进一步塌陷。如第 7 章所述，判断 ECMO 患者的总血管内容量非常复杂。床旁超声（POCUS）可为综合评估提供信息（表 12.2）。由于 ARDS 通常采用限制性补液的方法治疗[1]，因此应避免盲目补液。下腔静脉变化也受胸腔压力的影响，故吸气努力和呼气末正压通气（PEEP）有时会对其产生影响。特别是当 PEEP 降低，或供氧气体流速降低（对应更大的吸气努力）导致静脉回流减少时，需要特别留

表 12.2　对 ECMO 患者进行床旁超声检查

1. 插管位置，包括通过彩超判断血流
2. 下腔静脉和塌陷度（假设主动吸气）为判断血容量的指标
3. 右心室功能，因其易受损且可能在肺部病变进展时恶化
（a）三尖瓣环收缩期位移
（b）右心室 / 左心室舒张末期容量
（c）二尖瓣环收缩期运动速度
4. 左心室功能
5. 肺部超声 B 线，特别是在调整 PEEP 期间及临床病情变化时
6. 寻找出血部位，是在胸膜、胸腔、腹部、腹股沟还是大腿

意呼吸机和患者的呼吸功。通过提高供氧气体流速或加强镇痛镇静剂来消除吸气努力，可能比反复补液更简单有效。

　　循环血流不畅的另一个常见原因是插管位置不当。一个常见的例子是双腔颈内静脉的远端部分移行至肝静脉中。这可以通过 POCUS 轻松识别，使用剑突下或经肝窗口，并借助彩色多普勒血流成像进行诊断。EMCO 患者在翻身、移动、俯卧位或转运过程中发生插管不慎拔出也可能是原因之一，可通过 POCUS 或放射影像学检测。对双腔颈内静脉插管患者的日常监测包括使用彩色多普勒测三尖瓣反流，操作者应确保管路内射流方向没有偏离三尖瓣，或者向远端迁移（如肝静脉）或向近端移动（上腔静脉）。对于有经股静脉 Vf-Vf（即引流管在一侧股静脉，灌注管在另一侧股静脉）置管的患者，彩色多普勒超声可以识别右心房附近或右心房内的回流，而不是远端（上腔静脉）或近端（朝向肝静脉）。当 POCUS 窗口成像质量欠佳无法准确识别时，胸部平片（可明确颈内静脉插管位置）或腹部平片（可明确股静脉插管位置）也可以发现明显的插管移位，但不能检测血流的方向。

　　膜肺功能：对于功能齐全的氧合器，出口（灌注端）氧分压通常 > 250 mmHg，膜后氧饱和度（$S_{POST}O_2$）为 1.0。膜肺功能的其他关键指标包括膜前与膜后的二氧化碳分压差（通常 > 10 mmHg），意味着 CO_2 清除，以及膜肺压力下降，通常 < 50 mmHg（见第 9 章）。大多数情况下，膜肺功能的恶化会持续数小时甚至数天，但偶尔也会在更短的时间内发生，产生危象（第 13 章）。

　　再循环：当刚刚回到体内的富氧血通过引流套管再次被抽吸进入体外循环时，就会发生再循环，降低 ECMO 的效率。有时再循环会引起严重的全身低氧血症。更常见的是，ECMO 专科医师注意到引流导管中有短暂的鲜红色血液流动。当入口（引流端）氧饱和度（$S_{PRE}O_2$）和出口（灌注端）氧饱和度（$S_{POST}O_2$）较高且相近时，即可确定再循环。再循环分数（Rf）计算公式为（$S_{PRE}O_2-SvO_2$）/（$S_{POST}O_2-SvO_2$），其中SvO_2为混合静脉氧饱和度。当使用双腔静脉插管时，再循环很少发生（除外导管移位导致远端到达肝静脉），但当使用两根插管时，再循环可能变成主要问题。临床上发生严重的再循环时，尽管有时降低泵速是有效的，但最终可能仍要重新定位插管位置。

静脉氧合血红蛋白饱和度：当患者的整体循环受损时，SvO_2会按照Fick原理下降。由于部分低氧血未被引流导管捕获并流经肺氧合（在肺部未达到饱和），因此低心输出量会加剧动脉低氧血症。在这种情况下，可能需要确定循环障碍的原因（低血容量、右心室衰竭或其他），以恢复足够的全身氧合。

二氧化碳清除 ECMO对CO_2交换的效率比氧合的效率更高，因此通常更容易实现CO_2的清除。调整氧供气体流速对帮助CO_2弥散穿过膜肺具有显著且迅速的影响。然而，氧供气体流速与患者－呼吸机之间存在显著的相互作用（假设患者未麻醉），因此在氧供气体流速发生变化、调整镇静剂和镇痛药以及在移动患者时，必须在每日监测中注意这些相互作用。

当患者处于麻醉状态时，氧供气体流速通常取决于动脉二氧化碳分压（$PaCO_2$）。对于开始进行ECMO时$PaCO_2$非常高的患者，建议逐步降低$PaCO_2$以减少神经系统并发症的风险，如后文所述。停止使用麻醉药后，应根据期望的呼吸功设置通气流量，而不是任意的$PaCO_2$水平。在疾病早期，应尽量减少患者的呼吸功，提高通气流量，以降低呼吸中枢驱动力。这可以最大限度地促进肺愈合，最小化呼吸机相关性肺损伤（VILI），因为自发呼吸可以加重肺损伤[2]。增强镇静往往无效，并可能加重谵妄，阻碍早期活动。每日监测应通过检查呼吸肌功能和呼吸频率来判断呼吸功，检查呼吸机压力和流速波形变化，并在吸气开始后测量100 ms的气道阻塞压力（$P_{0.1}$）。$P_{0.1}$值小于1.1 cmH_2O说明呼吸驱动较低。相反，$P_{0.1}$值大于4.0 cmH_2O可以准确识别过度（可能有害）呼吸努力[3]。

在设置通气流量时，常见错误是依据下降的$PaCO_2$来下调氧供气体流速，例如对清醒、有自主呼吸的ECMO患者，因其低$PaCO_2$（30 mmHg）而降低通气流量。这将CO_2排出的负担从ECMO回路转移到自然肺和呼吸肌。当然，如果此时的治疗目标为准备撤机，则可通过降低氧供气体流速来达到目标。然而，如果治疗目标是肺部替代治疗以恢复原生肺功能，降低氧供气体流速只会适得其反。一个更好的方法是忽略$PaCO_2$（和pH），让氧供气体流速保持在能够适应低呼吸功的水平，等待自然肺功能得到改善。有些患者即使$PaCO_2$显著降低，也表现出较高的呼吸功。这类患者的鉴别诊断包括：激动、焦虑、重度疼痛、发展中的休克、发热或全身性炎症。如果不识别和治疗这些基础疾病，尽管体外二氧化碳去除增加，高呼吸驱动力仍可能持续存在[4]。

随着患者病情稳定，根据第 15 章中描述的撤机原则，较大的呼吸做功是可以接受甚至是需要的。研究表明，使用 VV-ECMO 时的自主呼吸可减少通气/血流灌注（V/Q）不匹配，保留呼吸肌和膈肌张力，并保留功能性残气量[5]。主管医师应每天评估患者的肺功能状态，以及持续 ECMO 支持的效果。如果患者的自然肺功能逐步改善，则可将支持从 ECMO 调整为以患者和呼吸机治疗为主。如上文所述，应根据临床检查、呼吸机波形和 $P_{0.1}$ 监测，逐步减少氧供气体流速。如果不可避免的呼吸努力增加可以很好地被患者耐受，则提示可以进一步降低通气流量。

辅助疗法

・抗血栓治疗

主治医生应检查凝血情况、抗血栓治疗的目标指标，以及任何可能导致降低抗血栓目标或完全停止抗凝的出血证据。抗血栓治疗方案（肝素、比伐卢定、阿加曲班）和抗血栓效果评价指标（APTT、血栓弹性图、抗 Xa 因子水平、活化凝血时间）是具有中心特异性的，如第 8 章所述。每日查房时应与 ECMO 专家一起回顾抗凝指标，并逐渐滴定抗凝剂量以达到理想效果。一旦发生活动性体表出血（如体表穿刺部位），团队需要暂停抗凝治疗或改用低剂量抗凝方案。隐匿的内出血较难识别（如体腔深部脏器出血），但严重出血可导致 ECMO 回路血流量减少、中心静脉饱和度降低、乳酸性酸中毒、血红蛋白浓度下降或休克。

血小板计数降低通常提示肝素诱导血小板减少症（HIT）。然而，血小板减少症在 ECMO 患者中相当常见，而确诊的 HIT 则相当少见，据报道发生率 < 1%[6]。如果已经诊断或强烈怀疑患者存在 HIT，则必须停用肝素，并使用阿加曲班或比伐卢定治疗。此外，许多厂家生产的体外循环回路具有肝素涂层，需要更换管路以消除血液与肝素的所有接触。鉴于治疗 HIT 的意义重大，只有在临床高度怀疑时才针对 HIT 行进一步检测（见第 8 章）。

・肾脏替代疗法

急性肾损伤（AKI）在需要 VV-ECMO 的患者中相当常见，在一些报告中超过 70%[7]。其机制是多因素的，包括严重低氧血症、低血压、低心输出量和感染性休克。在接受 VV-ECMO 治疗期间发生 AKI 的患者中，有很高比例的患者最终需要肾脏替代治疗（RRT）；与不需要 RRT 的患者相比，这些患者的死亡风险更高[8]。有趣的是，危重患者 RRT 的时机并未显示对死亡率有影响。与标准时间相比，早期启动 RRT 并未降低 AKI 危重患者的 90 d 死亡率[9-10]。如果患者确实因为电解质异常或对利尿剂抵抗的难治性容量超负荷而需要 RRT 治疗，且连续肾脏替代治疗（CRRT）通常是首选方法，因其可以缓慢地清除蓄积的液体。可通过在 ECMO 回路中添加血液过滤器，将 CRRT 机器与 ECMO 回路并连（见第 2 章），或通过单独建立的血管通路（有时因抗凝治疗不理想）接入 ECMO[11-12]。

• 俯卧位通气和患者的移动

俯卧位通气可降低重度急性呼吸窘迫综合征（ARDS）的死亡率[13]。在生理学上来讲，俯卧位通气改善了肺静态顺应性，促使通气引起的肺应力分布更均匀，并减轻右心室负荷[14]。尽管俯卧位通气可以升高 ARDS 患者的 SaO_2，但这种改善（即 SaO_2 恢复正常）可能并不会降低死亡率[15]。即使这样，俯卧位通气也可能对 ECMO 患者有益。在接受 VV-ECMO 的患者中，已证明了俯卧位通气具有潜在有益的生理效应[16]，观察性和回顾性研究也支持俯卧位通气在降低死亡率方面的益处[17-18]。

俯卧位通气需要一支经验丰富的医疗团队。实施操作时应特别注意管路位置、插管固定是否稳妥和呼吸机管路，以免体位变化影响这些重要的生命支持设备功能。对插管部位和管路进行适当的皮肤保护有助于防止压力性损伤和皮肤破损。任何治疗干预（插管、置管）或诊断措施（POCUS、ECG）都应在患者翻身之前完成。谨慎的做法是在俯卧后进行 POCUS 检查，以重新评估插管位置、容积状态和左右心室功能（俯卧时通常可进行心尖四腔视图检查）。

对于危重患者，早期镇静剂中断和物理治疗可减少谵妄持续时间、机械通气和 ICU 住院时间，同时改善患者出院时的功能状态[19-20]。已经有研究证实，对重症患者进行物理治疗可减少肌肉萎缩发生[21]。这些发现可能也适用于 ECMO 患者。在经验丰富的 ECMO 治疗中心进行物理治疗和早期活动是安全、可行的，即使对于留置股动脉插管的患者也是如此（见第 14 章）。鉴于管路和设备的复杂性，建议由护士、呼吸治疗师、ECMO 专家、物理治疗师、职业治疗师和重症监护医师组成多学科团队协助患者进行物理治疗[22]。

• 置管和插管的必要性

主管医师和 ECMO 专科医师应每天评估是否需要继续留置中心静脉导管、动脉导管、尿导管和气管内插管（ETT）。长期、稳定地使用 ECMO 进行体外支持的患者可能由于移除导管而降低感染的发生率，进而获益。在决定移除任何导管时，团队必须认识到患者正在 / 即将接受抗凝治疗，故更换管路的出血风险高于平均水平。

部分 ECMO 患者可以拔除气管插管[23]。当 ECMO 成功地完全替代了自然肺时，呼吸机和气管插管便不再是必需的。对于这些被仔细挑选出来的可以拔管患者来说，这是一个具有吸引力的选择，因为拔除气管插管可以降低 VILI 发生率，降低感染风险，并提高患者舒适度。拔管也降低了患者所需的镇静剂量，有助于减少谵妄发生，使患者能够最大限度地进行物理治疗。EuroELSO 的一项调查显示，尽管拔出气管插管有以上好处，但仅 32% 的受访者表示会在撤离 ECMO 支持之前给患者拔管[24]。拔除 ECMO 患者气管插管的决定通常并不简单，需要判断呼吸功能是否处于可接受状态，并且是否可以一直保持在可以被医师接受的状态。即使 ECMO 回路成功进行气体交换，也不能保证该判断一定成立。此外，PEEP 本身可以限制肺萎陷伤，这是拔管后会失去的一个潜在好处。尽管如此，对于许多能够耐受自主呼吸的清醒 ECMO 患者来说，尝试拔管是合理的。而对于那些神经系统受损或表现出痛苦或过度呼吸困难的患者，可能需要进行气管切开术。

其他系统评估

·血流动力学

在考虑使用 VV-ECMO 支持治疗时，可耐受的心血管功能是先决条件。插管前的心脏评估非常重要，因为重度右心室或左心室功能障碍的患者除呼吸支持外，可能还需要循环支持（VA-ECMO）。单独的右心室功能障碍并非 VV-ECMO 的禁忌证，尤其是继发于严重肺部疾病的右心功能不全。事实上，VV-ECMO 启动后，由于低氧性血管收缩减少，肺动脉压改善，严重低氧血症得到纠正，右心室功能得以改善[25-26]。一旦启动 VV-ECMO，应根据生命体征、中心静脉血氧饱和度（和变化趋势）、输注血管活性药物、右心室和左心室 POCUS，定期评估患者的自体循环。

如第 7 章所述，使用 VV-ECMO 时应尽量优化容量状态。引流管捕获的静脉血百分比决定了 VV-ECMO 患者的氧合能力，因此低血容量会使氧合变得相当困难。已经证实 ECMO 流速与下腔静脉扩张指数呈负相关[27]。大多数因呼吸衰竭而接受 VV-ECMO 治疗的患者在插管前接受了利尿治疗。插管初期机体产生炎症反应可使血管内容量进一步下降。在 VV-ECMO 支持的初始阶段，患者需要增加血容量来维持足够的血流，而不是利尿治疗。一旦 ECMO 支持治疗达到了稳定状态，就可以恢复利尿。最好采用动态而非静态的液体反应预测指标，例如将被动抬腿试验（PLR）与经胸超声心动图（从心尖五腔视图观察左心室流出道速度-时间积分）相结合[28]。鉴于 ECMO 患者通常使用的呼吸机潮气量很小，因此与呼吸相关的指标（如脉压或每搏量变异度）无意义。同样，由于大多数 CO_2 通过 ECMO 回路清除，因此呼气末 CO_2 值不应用于判断被动抬腿试验的影响。

生命体征的变化、血管活性药物用量增加或再循环的增加，提示需要对容量状态、心室功能和血管张力进行全面的重新评估。VV-ECMO 本身对血流动力学没有显著影响，因此 ECMO 患者血流动力学危象的评估应与其他 ICU 患者相似。当然，血流动力学不稳定的一些原因（出血性低血容量、右心室衰竭）在 ECMO 患者中尤其常见，应注意鉴别诊断。如第 7 章所述，如果患者心功能下降，可使用正性肌力药、调节呼吸机或应用肺血管扩张剂，但如果药物治疗失败，可能需要机械支持或转为 VA-ECMO。

• 神经功能

VV-ECMO 患者常会出现新发神经系统事件，提示预后不良。约 5% 的患者会发生颅内出血[29]。这可能是由多种机制引起的，但 AKI 和 ECMO 启动后 $PaCO_2$ 的快速降低（以及随后的脑血流量改变）与颅内出血独立相关[30]。然而，颅内出血与抗凝情况、年龄或合并症无关。每日监测应包括详细的神经系统评估，最好在中断镇静之后进行。

• 管路评估和安全

每次交接班时，都应确定紧急干预措施，并妥善准备，以备不时之需。这些措施包括但不限于紧急呼吸机设置、备用电路位置、确保电路插入应急电源插座、管道和管道钳是否处于备用状态，以应对切换为备用电路时需要使用管道钳紧急阻断管路的情况发生。每次交接班时也要对通路问题（血栓形成、通路的血流速降低、抗凝治疗不足等）进行彻底的评估。通路评估应包括以下内容：

（a）使用光源寻找血凝块或形成的纤维蛋白。
（b）检查气源，确保气源连接正确，气流畅通，无泄漏。
（c）根据氧合器前后的血液颜色变化确保膜肺功能正常，如第 9 章所述。
（d）确保连接器牢固且扎带完好无损。
（e）在管路接触患者皮肤的部位采用皮肤压力贴保护，以防压力损伤。

床旁专科医师也负责插管评估，包括监测插管位移，评估出血部位或感染迹象，确保敷料完好无损并注意下一次更换敷料时间，确保缝合处完好无损。如果患者处于俯卧位，固定装置可能需要向后移动，以尽量减少置于患者下方的体外循环管路。如果评估后对插管的位置和功能有所顾虑，应及时通知主管医师和插管医生。

・治疗目标

VV-ECMO 并非治疗的终点，而是通向肺功能康复或肺移植手术的桥梁。在插管前应明确这一点，并进行每日评估，以确保治疗目标切合实际。插管前，主管医师应征得患者或代理决策者的知情同意，明确说明 ECMO 是一项桥接治疗，充分解释 VV-ECMO 的局限性，并评估当患者出现并发症或病情恶化时的家属预期。每天进行多学科交流至关重要（有时每天不止一次），以确保每个团队成员都理解并同意治疗计划。理想情况下，医疗团队应每天向家庭成员通报最新情况，最好可以让家庭成员参与多学科查房。这可以保证透明度，并让家人有机会表达他们的担忧并提出问题。如果患者预后不佳或因长期 ECMO 治疗导致出现并发症（出血、感染、氧合器故障等），则讨论重点应调整为何时终止 ECMO，如第 17 章所详述。

（郭秦乐　王甜甜　译，李昊　审）

参考文献

[1] The National Heart, Lung, and Blood Institute Acute Respiratory Distress Syndrome (ARDS) Clinical Trials Network. Comparison of two fluid-management strategies in acute lung injury. N Engl J Med, 2006, 354:2564–2575.

[2] Mauri T, Grasselli G, Suriano G, et al. Control of respiratory drive and effort in extracorporeal membrane oxygenation patients recovering from severe acute respiratory distress syndrome. Anesthesiology, 2016, 125:159–167.

[3] Telias I, Junhasavasdikul D, Rittayamai N, et al. Airway occlusion pressure as an estimate of respiratory drive and inspiratory effort during assisted ventilation. Am J Respir Crit Care Med, 2020, 201(9):1086–1098.

[4] Crotti S, Bottino N, Ruggeri GM, et al. Spontaneous breathing during extracorporeal membrane oxygenation in acute respiratory failure. Anesthesiology, 2017, 126:678–687.

[5] Langer T, Vecchi V, Belenkiy SM, et al. Extracorporeal gas exchange and spontaneous breathing for the treatment of acute respiratory distress syndrome: an alternative to mechanical ventilation? Crit Care Med, 2014, 42(3):e211–220.

[6] Natt B, Hypes C, Basken R, et al. Suspected heparin-induced thrombocytopenia in patients receiving extracorporeal membrane oxygenation. J Extra Corpor Technol, 2017, 49:54–58.

[7] Chen Y, Tsai F, Fang J, et al. Acute kidney injury in adults receiving extracorporeal mem- brane

oxygenation. J Formos Med Assoc, 2014, 113:778–785.
[8] Kielstein J, Heiden A, Beutel G, et al. Renal function and survival in 200 patients undergoing ECMO therapy. Nephrol Dial Transplant, 2013, 28:86–90.
[9] STARRT-AKI Investigators, Canadian Critical Care Trials Group, Australian and New Zealand Intensive Care Society Clinical Trials Group, et al. Timing of Initiation of Renal-Replacement Therapy in Acute Kidney Injury. N Engl J Med, 2020, 383(3):240–251.
[10] Cove ME, MacLaren G, Brodie D, et al. Optimising the timing of renal replacement therapy in acute kidney injury. Crit Care, 2021, 25:184.
[11] Askenazi DJ, Selewski DT, Paden ML, et al. Renal replacement therapy in critically ill patients receiving extracorporeal membrane oxygenation. Clin J Am Soc Nephrol, 2012, 7(8):1328–1336.
[12] Dyk M. The use of CRRT in ECMO patients the Egyptian. J Crit Care Med, 2018, 6(3):95–100.
[13] Guérin C, Reignier J, Richard JC, et al. PROSEVA Study Group. Prone positioning in severe acute respiratory distress syndrome. N Engl J Med, 2013, 368(23):2159–2168.
[14] Jozwiak M, Teboul JL, Anguel N, et al. Beneficial hemodynamic effects of prone positioning in patients with acute respiratory distress syndrome. Am J Respir Crit Care Med, 2013, 188(12):1428–1433.
[15] Albert RK, Keniston A, Baboi L, et al. Prone position-induced improvement in gas exchange does not predict improved survival in the acute respiratory distress syndrome. Am J Respir Crit Care Med, 2014, 189:494–496.
[16] Franchineau G, Breéchot N, Hekimian G, et al. Prone positioning monitored by electrical impedance tomography in patients with severe acute respiratory distress syndrome on venovenous ECMO. Ann Intensive Care, 2020, 10(1):12.
[17] Guervilly C, Prud'homme E, Pauly V, et al. Prone positioning and extracorporeal membrane oxygenation for severe acute respiratory distress syndrome: time for a randomized trial? Intensive Care Med, 2019, 45(7):1040–1042.
[18] Giani M, Martucci G, Madotto F, et al. Prone positioning during venovenous extra- corporeal membrane oxygenation in acute respiratory distress syndrome: a multicenter cohort study and propensity-matched analysis. Ann Am Thorac Soc, 2021,18:495–501.
[19] Schweickert WD, Pohlman MC, Pohlman AS, et al. Early physical and occupational therapy in mechanically ventilated, critically ill patients: a randomised controlled trial. Lancet, 2009, 373(9678):1874–1882.
[20] Parker A, Sricharoenchai T, Needham DM. Early rehabilitation in the intensive care unit: preventing physical and mental health impairments. Curr Phys Med Rehabil Rep, 2013, 1(4):307–314.
[21] Puthucheary ZA, Rawal J, McPhail M, et al. Acute skeletal muscle wasting in critical illness. HEJAMA, 2013, 310(15):1591–1600.
[22] Haji JY, Mehra S, Doraiswamy P. Awake ECMO and mobilizing patients on ECMO. Indian J Thorac Cardiovasc Surg, 2021, 37:309–318.
[23] Ellouze O, Lamirel J, Perrot J, et al. Extubation of patients undergoing extracorporeal life support. A retrospective study. Perfusion, 2019, 34(1):50–57.
[24] Justyna S, Shekar K, Protti A, et al. Extubate before venovenous extracorporeal membranous oxygenation decannulation or decannulate while remaining on the ventilator? The EuroELSO 2019 weaning survey. ASAIO J, 2021, 67(4):e86–89.
[25] Srivastava MC, Ramani GV, Garcia JP, et al. Veno-venous extracorporeal mem- brane oxygenation bridging to pharmacotherapy in pulmonary arterial hypertensive crisis. J Heart Lung Transplant, 2010, 29(7):811–813.
[26] Grant C, Richards JB, Frakes M, et al. ECMO and right ventricular failure: review of the

literature. J Intensive Care Med, 2021, 36(3):352–360.

[27] Patel K, Baran D, Nazir H, et al. Effect of V-V ECMO flow rates on IVC diameter variation on trans-thoracic echocardiography. Crit Care Med, 2014, 42(12):1406–1407.

[28] Guinot PG, Zogheib E, Detave M, et al. Passive leg raising can predict fluid responsiveness in patients placed on venovenous extracorporeal membrane oxygenation. Crit Care, 2011, 15(5):R216.

[29] Luyt CE, Bréchot N, Demondion P, et al. Brain injury during venovenous extracorporeal membrane oxygenation. Intensive Care Med, 2016, 42(5):897–907.

[30] Cavayas YA, Munshi L, Del Sorbo L, et al. The early change in $PaCO_2$ after extracorporeal membrane oxygenation initiation is associated with neurological complications. Am J Respir Crit Care Med, 2020, 201(12):1525–1535.

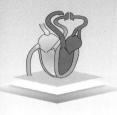

第 13 章

ECLS 期间的应急策略

Purnema Madahar, Dana A. Mullin, Meaghan Flatley, Darryl Abrams, Phillipe H. Lemaitre, Daniel Brodie, Cara Agerstrand

引 言

体外生命支持（ECLS）的使用和成功历来受制于频繁且可能严重的并发症。通路技术的进步和 ECLS 管理经验的增加虽然可以减少 ECLS 并发症，但仍无法彻底消除并发症的发生。根据公布的发生率很难准确估计当前并发症的发生率，而登记处的数据通常反映了新老技术的使用情况，且并发症的报告可能会被低估。体外生命支持组织（ELSO）登记处汇集了最全面的ECLS相关并发症数据，包括采用现代和较古老技术的ECLS病例，以及在ECLS方面具有不同程度经验的医疗中心所使用的各种ECLS配置。尽管ELSO登记处允许一定的风险发生，但在任何特定情况下都应谨慎确定并发症的预期发生率。

ECLS中的风险可分为源于循环的风险和源于患者的风险。患者的治疗效果与二者的及时识别和管理密不可分。定期的厂家培训对于保持这些技能和促进适当的应急响应至关重要。

管路应急预案

管路钳夹时的应急管理

在任何需要钳夹管路的ECLS应急期，离患者位置最近的管路支流都应进行钳夹，以便将患者与管路分离（图13.1）。管道钳应直接张开放置在插管上，最好放在不锈钢丝和塑性管上的硬连接器之间。根据ECLS通路的配置要求，应始终在床边为每个插管至少配备一个管道钳或管道夹，并且在紧急情况下易于使用。在大量出血的情况下，应首先钳夹与出血源相关的管路。如果不清楚出血的来源，则应首先钳夹灌注管，然后钳夹引流管，最后钳夹远端灌注管（如果有）。ECLS体外循环管路被钳夹的同时，需要第一时间将患者呼吸机设置为紧急通气或给予纯氧吸入，或对非插管患者进行无创通气支持。血管升压药和

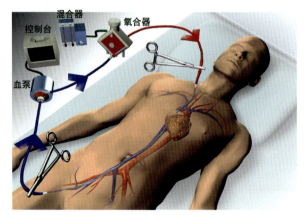

图13.1 管路钳夹位置。在ECLS应急期间，当血泵有问题或者通路完整性被破坏时，可通过夹闭引流管和灌注管将患者与管路断开（经CollectedMed.com许可转载）

正性肌力药应随时可用于支持血流动力学。立即通知体外膜肺氧合（ECMO）专家或体外循环治疗师，以帮助排除故障并协助管理。

空气栓塞

任何对体外循环回路完整性的破坏都可能导致空气进入 ECMO 系统，这是需要立即处理的紧急情况。当空气进入 ECMO 管路，氧合器可能会发生气栓；当空气出现在氧合器后时，患者面临的风险最高。在静脉-静脉 ECLS 中，管路空气有导致静脉空气栓塞的风险。在有心内或肺内分流的静脉-动脉 ECLS 或静脉-静脉 ECLS 中，存在动脉空气栓塞的风险。

氧合器前的空气可能来自外周或中央静脉管路，这些管路被损坏、被无意中打开或用于静脉输液。由于引流管和泵之间的回路压力为负压，破裂的三通阀、连接器、管道或连接松动会导致空气卷入，引流管也会部分移位，从而导致一侧端口暴露。氧合器内部可能会因灌注不当、破膜或排气口堵塞而产生空气。如果空气从氧合器后侧通过，或直接通过管路缺陷进入，则氧合器后侧会有空气。

空气进入通路的另一种机制称为气穴现象；当引流管或管道内的高负压从溶液中吸出大量气体时，就会发生这种情况。压力的极端变化会引起流体动力学现象，包括气泡成团、生长和破裂。这一过程可通过避免回路静脉侧的极端负压而加以控制。在高速气流和低速血液的情况下，也可能发生气穴现象。

为了尽量减少空气进入管路，药物和血液制品应通过单独的静脉通路给予患者，如果可能，应放置独立的血管通路以进行持续的肾脏替代治疗。如果必须使用 ECMO 体外循环管路，则应连接到氧合器前的预留端口/分支，以便氧合器可以收集无意中进入的空气（同第 2 章）。气泡检测器也可以安装在氧合器后的管路上，可将其设置为如果检测到空气则立即停泵。

小心地将空气抽入注射器，通常可以在不中断血流的情况下去除管路中静脉侧的少量空气。如果存在大量空气或患者发生全身性空气栓塞的风险特别高，则应通过钳夹离患者最近位置的所有灌注管和引流管以暂停 ECLS，从而将回路与患者分离。当氧合器后出现空气时，应立即钳夹引流管和灌注管，从而阻止血流（图 13.1）。同时，将患者置于头低脚高位，使空气栓塞流向下肢，并采取紧急管路钳夹措施[1-2]。

要从体外循环管路中去除空气，需将注射器连接到接入端口，并将包含空气的管路放置在体外循环接入点下方。如果泵头受到影响，需要将泵头从外壳中取出，将其位置保持在管路接入点下方，然后轻敲，直到空气流入体外循环管路。空气将上升到最高点，该位置应朝向接入点。再用注射器抽吸，直到所有空气被排出。对于管路被钳夹的情况，如果不通过第二个接入点输入液体，大量抽吸会产生更大的管路负压。当大量抽吸液体时，过度的负压会导致溶血，并引发气穴现象，造成空气进入。如果氧合器内部本身存在空气，则可将氧合器从支架上取下并轻轻拍打，直至空气上升到其上部的一个端口，并可将其吸出。如果氧合器内存在大量空气，则可能需要重新灌注管路。管路与心内储血器相连，可以使管路重新灌注更高效。如果无法有效地对管路进行排气，则可能需要更换氧合器或整个管路。

如果空气到达患者体内，治疗主要以支持性治疗为主，但在某些情况下可能会吸入静脉空气[1]（表 13.1 重点介绍了体外循环回路相关的应急诊断和管理）。

表 13.1 体外循环回路相关的紧急情况和处理方案

管路安全	诊断	处理
气泡监测		
氧合器前	检查氧合器前管道和接入点是否存在缺陷； 检查导管是否有暴露的缺口； 确保导管或未加盖管路/断开的设备（CRRT、血浆置换等）中没有空气	在最近的接入点隔离管道内的空气； 通过注射器抽吸空气； 恢复回路容量 [a]； 修复或更换管路缺陷
氧合器	检查氧合器前管道和接入点是否存在缺陷； 检查引流管是否有暴露的缺口； 确保导管或未加盖管路/断开的设备（CRRT、血浆置换等）中没有空气	从支架上取下氧合器； 敲打氧合器以驱赶空气； 通过注射器抽吸空气； 恢复回路容量 [a]； 如果空气量大，可能需要重新灌注，或更换氧合器或回路
氧合器后	检查膜前、膜后和连接处的隐患； 检查引流管是否有暴露的缺口	夹闭管路动脉端和静脉端； 降低转速； 夹闭离患者最近的管路以隔绝空气； 通过注射器抽吸空气，注意补充抽吸过程中丢失的血容量
泵/氧合器故障		
血栓	根据膜前后 PO_2 和压力差评估氧合器功能； 评估引起患者高凝状态诱因的相关诊断	确保充分的全身抗凝，调查高凝状态的原因； 如果根据 4T 分数怀疑 HITT： ・停用肝素 ・启动直接凝血酶抑制剂 ・测量血小板因子 4 抗体，并用 SRA 确认 ・评估患者血栓形成

表 13.1（续）

管路安全	诊断	处理
氧合器故障	评估氧合器功能； 监测膜前后的氧分压和压力差	氧合器更换准备； 遵循紧急管路夹闭措施； 准备 ECLS 管路； 同时夹闭灌注和引流量，无菌切割管路并重新连接到新的膜肺
泵故障	检查电源； 检查泵头完整性（评估泵头凝块）； 评估前负荷不足和（或）后负荷过量； 评估溶血	启动手摇柄； 更换故障元件或整个管路
管路断开 / 插管断裂		
泵前	确定断开或断裂的部位	在断开连接的情况下重新连接管道； 夹闭与患者连接的管路； 降低转速； 遵循紧急管路夹闭措施； 更换缺损部位的管路； 输血纠正临床相关贫血
泵后	确定断开或断裂的部位	在断开连接的情况下重新连接管道； 夹闭患者所有管路； 降低转速； 遵循紧急管路夹闭措施； 更换缺损部位的管路； 输血纠正临床相关贫血
管路破裂		
泵前	确定破裂的部位	夹闭与患者连接的管路； 降低转速； 遵循紧急管路夹闭措施； 更换缺损部位的管路； 输血纠正临床相关贫血
泵后	确定断开或断裂的部位	在断开连接的情况下重新连接管道； 夹闭患者所有管路； 降低转速； 遵循紧急管路夹闭措施； 更换缺损部位的管路； 输血纠正临床相关贫血

表 13.1（续）

管路安全	诊断	处理
热交换障碍	评估氧合器漏水或水箱中是否有血液； 评估血温是否开始下降，患者是否开始迅速降温	更换热交换器（水箱）； 如果有水或血液泄漏的迹象，更换氧合器； 关闭加热器/冷却器或拔下插头； 治疗已经发生的低温
意外脱管		
管路内仍有血流的部分脱落	评估引流管在引流口的暴露情况	用缝合线加强插管； 如果引流口暴露，更换插管； 不要重新将插管的外露部分送入； 评估 ECLS 患者的血流和血压； 插管置入后通过影像学方法确认插管放置
管路完全脱出或伴有血流减少的部分脱出		夹闭与患者连接的管路； 降低转速； 遵循紧急管路夹闭措施； 控制插管部位出血； 停止抗凝； 更换插管； 评估 ECLS 患者的血流和血压； 插管置入后通过影像学方法确认插管放置

CRRT：持续肾脏替代治疗；ECLS：体外生命支持；HITT：肝素诱导的血小板减少症伴血栓形成；PO_2：氧分压；SRA：5-羟色胺释放试验。
a：从回路中抽吸出的血液可以通过输血补充，或把患者作为血液储存器保持静脉管路开放状态

血栓形成

血液和 ECLS 体外循环回路之间的相互作用可能影响促凝和抗凝过程，可能导致管路或患者发生血栓。ECLS 管路中的血栓表现为暗红色凝块或白色纤维蛋白丝（图 13.2）。不充分的抗凝、弥散性血管内凝血、肝素诱导的血小板减少症伴血栓形成（HITT）、抗凝血酶Ⅲ缺乏和其他高凝状态可能进一步增加管路血栓形成的风险，尤其是在低流量或湍流部位。仅包含基本元件的简化管路可能会降低这种风险。

生产时间比较靠前的 ECLS 管路需要高水平的抗凝以防止血栓形成（推测当时生产的管路缺乏肝素涂层），而近些年生产的管路具有较好的生物相容性或肝素涂层，因此可以采用较低水平的抗凝来管理[3-4]。尽管在 ECLS 中没有普遍接受的抗凝指南，但已建议使用活化部分凝血活酶时间为正常参考范围的 1.5 倍或抗 Xa 水平为 0.1~0.3 IU/mL，以维持管路通畅[5-8]（见第 8 章）。

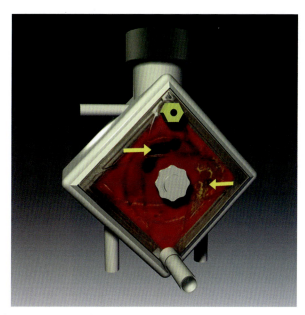

图 13.2 氧合器中血凝块图片。箭头指示为氧合器上形成的血液和纤维蛋白凝块（由 Coach 提供，经 CollectedMed.com 许可转载）

如果在血小板减少的情况下发生血栓，应考虑诊断为 HITT [9-11]。如果怀疑 HITT 的理由充分，应立即停用肝素，并使用直接凝血酶抑制剂继续抗凝 [9,12-15]。血小板因子 4（PF-4）抗体水平的测定是最初的血清学筛查试验，如果呈阳性，则随后应进行 5- 羟色胺释放试验（SRA）[16]。

氧合器故障

现代的聚甲基戊烯中空纤维氧合器比老式的聚丙烯或硅酮氧合器更高效、耐用，但随着时间的推移，其有效性可能会减弱。如果担心氧合器功能受损，则应评估跨膜氧气传输情况。氧合器后氧分压（PO_2）水平下降，跨膜压力梯度增加，血流阻塞，循环管路相关的凝血功能障碍或溶血，或需要不断增加氧供气体流速以降低动脉血二氧化碳分压（$PaCO_2$），可能是氧合器故障的迹象[17]（见第 9 章）。

氧合器内血栓形成是导致跨膜压增加和氧合器功能障碍的常见原因。在检查体外循环管路时，这种情况可通过肉眼观察氧合器而得到部分评估，尽管肉眼可见的血栓仅见于氧合器膜的最表层，而在某些泵氧合器一体化的 ECMO 设备中，氧合器的内侧面可能无法观察到血栓。因此，监测氧合器的压降（ΔP）至关重要。随着膜肺使用时间的延长，如果膜肺压力梯度在一定血流速下增加，那么氧合器内可能已形成了相当数量的血栓。尽管氧合器最终可能需要更换，但增加抗凝水平可以稳定这些血栓，延长膜肺使用时间。

膜渗漏是指血液穿过膜进入到中空纤维，在排气管路中可以看到血液，这是氧合器故障的另一个原因。如果在排气管路中发现血液，则必须更换氧合器。排气出口必须保持向大气开放；否则，氧合器内气体压力的显著增加可能会使患者面临通过受损膜发生空气栓塞的风险。更换氧合器需要患者暂时脱离 ECLS。有经验的团队可以在不到 30 s 的时间内更换氧合器。然而，这需要周密的配合和计划。建议对这类场景进行模拟训练。应遵循紧急循环回路钳夹措施，关闭泵或放至非常低的泵速。应立即使用血管升压药和正性肌力药，以处理任何血流动力学紊乱。循环回路钳夹部位应该靠近氧合器的入口和出口，然后移除并更换氧合器；在集成循环回路的情况下，需要更换整套的泵头和氧合器。然后将气体管路和加温管道连接到新氧合器，ECLS 恢复。

泵故障

泵故障是一种已知但不常见的 ELCS 并发症[18]。一旦各种原因导致泵故障，应立即采取紧急循环回路钳夹措施。在 VA ECLS，必须钳夹循环回路，防止血液从患者的动脉系统逆流，在原生前向血液的压力下经过 ECLS 循环回路进入静脉系统（产生大量的动静脉分流），这可能导致心肺功能衰竭。手摇柄应当始终放置在 ECLS 循环管路旁边备用，在确定问题原因和解决问题时，使用该手摇柄带动泵以产生血流。如果泵故障的原因是电源中断，则应采用电池电源或备用电源。如果 ECLS 循环回路意外断电，应立即重新启动并评估报警功能。

如果设备电量充足且泵在旋转，但是没有血流，则可能是滚轴泵阻塞不充分，或是循环回路中离心泵的前负荷不足或后负荷过大。离心泵可能与电机脱钩，此时应当停泵，并将泵从电机的底座上取下。通过充分的目视检查来确认泵的完整性，评估裂缝或血栓形成。若泵头完好无损，则将其放回电机上，重新启动泵。如果仍然没有血流，则应更换电机。

管路破裂 / 断开连接 / 插管断裂

管路破裂、断开或插管断裂是一种 ECLS 紧急状况，可导致失血或空气进入循环回路和患者体内。如果管路破裂、断开或断裂发生在泵后端，这段循环回路中为正压，那么失血的风险很大。如果管道破裂、断开或插管断裂在泵前端，这段循环回路中为负压，那么空气进入的风险最大。对于泵后端破裂或断裂，应立即钳夹管路，采取紧急管路钳夹措施，并去除和更换破损的管路或插管。如果管路断开，第一个步骤应是重新连接管路。尽管在大多数情况下，修复或更换破损管路的同时会钳夹循环管路，但如果是泵前管路或插管有小裂缝，则有可能在修复问题时继续行 ECLS，特别是患者行静脉-静脉 ECLS 且不存在心内或肺内分流的情况下。

热交换器

ECLS 回路包含一个连接水源的热交换器，可以调节患者体温。在患者进行 ECLS 前，应将热交换器连接到水源并进行测试，以确保热交换器与氧合器内的膜纤维束之间没有漏水。如果患者在行 ECLS 时出现漏水，则必须立即更换氧合器，因为水进入患者体内或血液丢失至水槽的过程中，可能发生溶血、血容量变化或感染。

意外脱管

意外脱管是 ECLS 罕见但潜在致命的并发症[19]。在患者活动时，或调整床的位置时，可能会导致插管或缝线的张力增加。此外，情绪激动的清醒患者可能会拔掉管路或插管。

如果插管部分移位，可以使用额外的缝合线来加固其位置。这一过程应在无菌条件下进行，以尽量减少感染的风险。如果可能的话，脱出的插管部分不应重新送入患者体内，因为这可能导致血管损伤或感染。

完全脱管或部分脱管导致血流明显减少是一种外科紧急情况。如果发生完全脱管，应立即钳夹剩余的管路，以防失血；患者应和 ECLS 断开，并遵循紧急管路钳夹措施。应在血管部位直接施加强有力的按压，停止抗凝。

对不熟悉 ECLS 的在岗员工进行教育，可能有助于减少意外脱管的风险。此外，应常规检查插管的位置和相关的固定缝合线，以确保其完整性（另见第 12 章）。在放射学或其他床边检查过程中，应当由经验丰富的人员监测患者和管路，确保 ECLS 推车和床在任何移动后都恢复到之前的锁定位置。

患者危重状况

出血和输血

出血是 ECLS 中最常报告的并发症，近 25% 的患者都有出血[20-21]。相关出血的病因和严重程度从手术部位轻微渗出到致命性脑出血不等；然而，近年来严重出血的风险已有所降低。出血以及维持可接受血红蛋白水平的高输血需求，在早期 ECLS 实践中几乎无处不在；据报道，超过 50% 的患者会发生脑出血，许多患者每天输血的需求大于 6 个单位的袋装红细胞（pRBC）[22-23]。

现代 ECLS 体外循环管路和不断发展的患者管理方法，已经减少了接受体外支持患者出血的风险及其对 pRBC 输注的需要。两项关于 ECLS 用于严重急性呼吸窘迫综合征（ARDS）的随机对照试验，分别称为传统呼吸机支持与体外膜氧合治疗严重成人呼吸衰竭的有效性和经济评估（CESAR）试验以及严重 ARDS 肺损伤 ECMO 挽救（EOLIA）试验，报道了严重的出血事件。在 CESAR 试验中，只有一例与出血相关的死亡报告。EOLIA 试验报告称 3 名受试者（占干预组的 2%）有大出血[6,24]。然而，在 EOLIA 试验中，接受 ECLS 的患者（48%）与未接受 ECLS 的患者（28%）相比，需要输血的出血事件存在显著差异[6]。

由于 ECLS 体外循环回路可能诱发凝血功能障碍，且需要提供全身抗凝以预防管路内血栓形成，因此 ECLS 期间的出血可能很难控制[24]。现在的循环管路与旧的 ECLS 技术相比，具有更好的生物相容性和较低程度的抗凝要求，这有助于降低出血的风险和严重程度。

重症监护的现代化趋势降低了需要输血的血红蛋白阈值，包括接受 ECLS 治疗的患者[6,25-30]。因此，虽然在 ECLS 期间输血仍然很常见，且严重或血流动力学不稳定的出血需要输入 pRBC，但为了维持正常的血红蛋白水平而输血可能是没有必要的[31-32]。

接受 ECLS 治疗患者的最佳血红蛋白尚不清楚，不同中心的实践差异很大。大量证据表明，与更保守的治疗方法相比，以更高的血红蛋白水平为目标的开放输血策略会导致危重患者和外科患者的发病率和死亡率增加[27-29,33-35]。这包括输血相关的急性肺损伤、ARDS 加重、容量超负荷、感染、脓毒症、伤口愈合不良以及 ICU 住院时间、医院住院时间和 1 年死亡率[33-34,36-38]。即使在接受少量血液输注的患者中，输血相关的并发症发生率也是如此[33,39]。与输血相关的不良事件以剂量依赖的方式增加，有证据表明，即使只有 1~2 个单位血液输注，也可能显著增加发病率和死亡率[40]。

目前，尚无比较 ECLS 患者中开放和保守输血方案的随机试验。然而，一些研究表明，在接受 ECLS 治疗的患者中，使用保守输血阈值与使用开放输血阈值的临床结局是相似的[26,34,41]。考虑到 pRBC 输血相关的潜在有害后果，以及输血实际改善组织供氧的可疑能力，降低 ECLS 患者的输血阈值并耐受中等程度的贫血可能是有益的[42-44]。与我们对其他危重患者的实践类似，我们的方案是对无活动性心脏病的非出血患者在血红蛋白低于 7.0 g/dL 时输血，而在等待器官移植的患者中这一阈值可能更低，因为血液制品输注可能影响供者 – 受者交叉配型。

血小板减少也是 ECLS 常见的并发症，在进行 ECLS 的前 4~5 天内，血小板活化和消耗可能导致血小板数量显著减少[45-48]。与血红蛋白一样，ECLS 患者的最佳血小板水平尚不清楚。一种方法是保持非出血患者的血小板计数超过 20 000 /mL，出血患者或接受有创手术患者的血小板计数超过 50 000 /mL。这种策略的一个例外可能是严重肺动脉高压患者，该策略有血小板在肺血管内扣留的风险，可能导致肺动脉高压危象，在没有严重出血的情况下该风险超过了输血的获益。

在轻至中度出血的情况下，可以继续抗凝。现代体外循环管路组件具有更好的生物相容性，更不易形成血栓。低水平的全身抗凝通常不会显著增加循环管路血栓形成的发生率，从而减少出血加剧的可能性。在危及生命的出血情况下，抗凝可根据临床情况暂停一段时间，而无临床上明显的血栓形成，但抗凝应尽快恢复[8,49-50]。新鲜冷冻血浆可根据需要输注。在出血时，通过输注冷沉淀，患者的纤维蛋白原水平可维持在 100 mg/dL 以上。

如果发生手术或插管部位的出血，可通过额外的缝合线加强该部位、应用加压绷带或使用电灼术而减少出血。在肺出血的情况下，支气管镜可以用来定位出血来源，从而引导进一步的干预措施。

不可控制、危及生命的出血已通过抗纤溶药物成功治疗，如氨基己酸（AMICAR）和氨甲环酸[49,51-56]。重组因子Ⅶ与组织因子形成复合物，增加凝血酶的产生，促进凝块的形成，也用于处理 ECLS 期间的出血[55,57-60]。然而，使用这些药物中的任何一种，都可能增加氧合器和循环回路血栓形成的风险，包括致命血栓[61-62]。只有在危及生命的情况下，其他方法无效时才应考虑这些药物。在使用任何这些疗法之前，建议咨询血液病学专家（表 13.2 强调了患者相关危急状况的诊断和管理）。

溶 血

体外循环管路制作技术的进步降低了 ECLS 的溶血发生率，包括从滚轴泵到离心泵的转变，以及使用降低膜压差的气体交换器[63-68]。尽管有了这些进展，位于静脉引流负压端的导管和插管仍然可能发生溶血，尤其当负压超过 -100 mmHg 时（但在稍小的负压下也可能发生）。溶血可发生在回路或患者的湍流、非层流血流部位，如扭曲处或导管的分流部位，或导管插入血管的部位。原位血栓形成也可引起非层流并导致溶血，过热的水温也可以导致溶血[69-71]。溶血也可能是由于药物治疗、某些感染、血液学异常，以及其他与 ECLS 体外循环回路无关的病因。

任何 ECLS 循环回路的组件选择都取决于实施单位的偏好；然而，简单的

表 13.2 患者相关危急状况及管理

患者危急状况	诊断	管理
出血		
轻至中度	监测血红蛋白； 检查血小板、PT、APTT 和纤维蛋白原	控制局部出血； 维持目标血红蛋白（通常 ≥ 7.0 g/dL）； 维持血小板计数 ≥ 50 000 /mL； 如果纤维蛋白原 < 100 mg/dL，输注冷沉淀； 输注新鲜冷冻血浆以升高 PT； 如怀疑血小板功能障碍，给予 DDAVP 治疗； 考虑减少抗凝剂量或停止全身抗凝治疗
重度	监测血红蛋白； 检查血小板、PT、APTT 和纤维蛋白原	控制局部出血； 维持目标血红蛋白（通常 ≥ 7.0 g/dL）； 维持血小板计数 ≥ 50 000 /mL； 停止抗凝； 输注新鲜冷冻血浆以升高 PT； 如果纤维蛋白原 < 100 mg/dL，输注冷沉淀； 如怀疑血小板功能障碍，给予 DDAVP 治疗； 在严重出血时，如果使用肝素抗凝则应考虑鱼精蛋白，必要时应考虑活化因子Ⅶ、氨基己酸或氨甲环酸
溶血	监测血红蛋白、LDH、胆红素和游离血红蛋白； 检查结合珠蛋白，进行尿液分析； 评估是否存在管道扭曲； 评估是否存在管路血栓； 检查热交换器温度； 评估患者溶血的原因	避免静脉端压力大于 –100 mmHg； 最小化循环回路接入点； 纠正管道扭曲； 如出现故障，更换热交换器； 纠正患者或治疗相关的溶血原因
难治性低氧血症	评估再循环； 监测氧合器前 SO_2； 评估气体输送管路是否存在断开或阻塞的情况； 评估氧合器功能； 检查氧合器前、后的氧分压和压力； 评估循环血流量； 通过存在的差异氧合来评估双循环状况	如果存在再循环，应考虑降低泵的转速或调整插管位置； 重新连接气体输送管路或解除气体输送管路的阻塞； 如果氧合器故障，则更换氧合器； 增加血流量，通过增加静脉引流插管而增大血流的最大流量； 如果应用股静脉 – 动脉配置并存在双循环，可考虑在上半身增加静脉再灌注插管； 根据临床需要，采用深镇静、神经肌肉阻滞剂、目标温度管理和（或）俯卧位等支持措施

表 13.2（续）

患者危急状况	诊断	管理
休克		
低输出状态	经胸超声心动图检查； 中心静脉压； 中心静脉或混合静脉血氧饱和度； 乳酸； 其他根据常规护理进行的诊断方法	使用正性肌力药物； 如果是静脉 – 静脉 ECLS，考虑转换为静脉 – 动脉或静脉 – 静脉 – 动脉联合； 如果是静脉 – 动脉 ECLS，则增加循环回路血流量，并（或）考虑其他机械心脏支持方法
高输出状态	经胸超声心动图检查； 中心静脉压； 中心静脉或混合静脉血氧饱和度； 乳酸； 其他根据常规护理进行的诊断方法	尽可能提高 ECLS 血流量（可能需要额外的静脉引流）
肢体缺血		
非 DPC 相关	体格检查； NIRS 氧饱和度； 多普勒超声	治疗休克的原因，尽可能减少血管升压药； 肢体外部加温； 如果持续存在肢体缺血的迹象，则放置 DPC
DPC 相关	体格检查； NIRS 氧饱和度； 多普勒超声； 监测出血	DPC 流量应为动脉总再灌注量的 8%~10%； 对于 DPC 断开所致的出血，应立即重新连接 DPC，并输血治疗临床症状明显的失血； 对于血栓形成的 DPC，通过无菌抽吸清除血栓或完全去除 DPC； 如果去除 DPC 后血凝块扩大，考虑治疗性抗凝

APTT：活化部分凝血活酶时间；DDAVP：去氨加压素；DPC：远端灌注导管；ECLS：体外生命支持；LDH：乳酸脱氢酶；NIRS：近红外光谱；PT：凝血酶原时间

循环回路（例如没有桥接）可能会降低溶血发生率。同样，管路外部应用的无创监测设备减少了循环管路的接入点，进一步减少了湍流数量。简单的循环回路由关键部件组成，包括离心泵、膜式氧合器、氧合器前后的压力监测器和热交换器。与较陈旧的或更复杂的 ECLS 循环路相比，严重溶血在使用简单的循环回路时并不常见。

如果发现严重溶血不能归因于可纠正的体外循环管路问题（如管路扭结或

过高的引流压力）或患者自身问题，并且无法通过降低水浴的温度来纠正，则可能需要更换该管路。一旦发生，临床上应排除非体外循环管路相关溶血的来源[71-72]。

难治性低氧血症

难治性低氧血症是严重 ARDS 患者使用 ECLS 的指征；然而，即使在 ECLS 启动后，难治性低氧血症也可能持续存在[6,21,24,73]。决定循环回路对氧合贡献程度的因素包括患者自身肺气体交换异常的严重程度，机械通气对气体交换的贡献，患者自身的心输出量，再循环的程度，体外循环的血流速度，膜的气体转移效率，患者组织中的氧气摄取，以及患者的代谢需求。

在启动 ECLS 之前，准确估计血流和氧气需求是必要的，以便选择大小合适的导管来满足患者的代谢需求。虽然这种计算可以通过体表面积（BSA）来估计，但患者特殊的生理特征（如妊娠、血管舒张性休克或其他高心输出量状态）可能需要远超过 BSA 计算的血流量[74-76]。在静脉 – 静脉 ECLS 中，如果最初选择的配置无法达到足够的血流率，则可以使用第二根静脉引流管来增加血流量。

在静脉 – 动脉体外循环支持中，最常用的是通过股静脉和股动脉通路；再灌注的富氧血液在主动脉中逆行，并在主动脉的混合点处与从左心室射出的血液混合。根据体外循环回路血流和自身心输出量的相对占比，可能会发生区域灌注和血流差异，特别是当心功能不全不严重时[77]。这种情况下存在双循环（自身和体外），其中体外循环提供氧合（富氧）血液，而自身循环可能提供脱氧（乏氧）血液，特别是在主动脉弓的颈动脉和冠状动脉窦这一段，导致氧供差异。因此，最好通过测量桡动脉（特别是右桡动脉）的 PaO_2 来评估静脉 – 动脉 ECLS 的全身供氧，以估计灌注大脑和心脏的血液氧含量。增加循环血流速度可以提高含氧血向主动脉弓的输送。或者，在颈内静脉中置入第二个回输插管，从而产生静脉 – 动脉配置，利用患者自身的心脏功能将回输的含氧血液输送到升主动脉，从而改善向体循环的氧输送。通过腋动脉、头臂干或锁骨下动脉的静脉 – 动脉 ECLS 合并可能会改善（也可能不会改善）这一问题，而把富氧血液直接回输至主动脉将无需静脉 – 动脉转换，尽管这些方法在技术上更困难，且不适用于紧急情况[78-81]。

低氧血症也可能由循环回路故障、气体输送管路断开或阻塞、再循环或氧合器故障引起。再循环指的是再灌注的富氧血液重新进入体外循环回路而没有通过患者的自身循环，其在传统的双插管静脉 – 静脉 ECLS 中很常见，特别是当引流端和灌注端开口彼此接近或泵速过高时，静脉引流导管引流了过多的回流血液[82-83]。当观察到氧合器前高SO_2时,应怀疑存在再循环。然而,临床诊断必须鉴别氧合器前高SO_2是由于再循环,还是由于脓毒症情况下肺功能恢复或组织氧提取不良,抑或是静脉-静脉ECLS时心输出量减少而无血流量调整,或是静脉-动脉ECLS时中心混合(右心房到主动脉或右心房到左心房)。重新调整插管位置或使用双腔插管可能会减少再循环[84-86]。氧合器的功能可通过监测氧合器前和氧合器后血气、氧合器的压力梯度、肉眼观察引流和再灌注导管端血液的颜色差异以及再灌注导管端的SO_2来评估。如果血流量低于该氧合器的额定流量,则在功能良好的氧合器中,氧合器后氧饱和度应大于99%。

休 克

静脉-静脉ECLS期间休克的管理与无ECLS的患者相同,因为静脉-静脉模式不提供直接的循环支持。如果在静脉-静脉ECLS下发生心源性休克,首先应给予正性肌力药物和(或)血管升压药。如果休克持续,应考虑转换为静脉-动脉或静脉-静脉-动脉ECLS,尽管如上所述,股动脉再灌注时存在差异氧合必须铭记在心[87-88]。

如果在静脉-静脉或顺行静脉-动脉ECLS期间出现高心输出休克状态,体外血流量将占患者心输出量的较低比例。因此,通过循环回路回输的氧合血液比例将会降低,从而导致低氧血症恶化。虽然ECLS在高心输出休克中的应用尚未被充分研究,但有报告表明其在成年脓毒性休克患者中成功应用了静脉-动脉ECLS,在血管扩张、心输出量减少和代谢需求增加的情况下增强了心肺功能。明智地选择患者是休克时最大限度提高ECLS获益的关键[89-93]。

肢体缺血

股动脉插管,再加上接受ECLS的危重症患者的血流动力学不稳定,会使肢体面临血栓栓塞并发症的风险。文献报告的VA ECLS相关肢体并发症发生率存在差异,但通常认为其大于10%[94]。外周插管后肢体缺血可归因于动脉插管导致的血流机械性阻塞、大静脉插管压迫引起的静脉淤积和(或)休克或药理学血管收缩引起的全身血管收缩[95]。对于插管较粗、血管较小和周围血管疾病的患者,其风险更大。远端灌注可通过体检、多普勒超声和(或)近红外光谱(NIRS)进行监测。NIRS氧饱和度低于40%、检查无远端脉搏或超声缺乏多普勒信号需要密切关注,并可进行干预以防止肢体缺血。减少血管升压药输注、治疗循环休克和四肢末端加温可促进血液流向四肢[96]。尽管如此,一些患者可能需要通过使用远端灌注导管(DPC)或静脉导管鞘管来增加血流,以确保足够的肢体灌注。

增加肢体灌注的常用方法有多种。采用 5-Fr 至 8-Fr 鞘管顺行插管到股浅动脉，随后将鞘连接到股动脉插管的侧孔，是一种简单、便宜的远端灌注方法。此外，10-Fr 至 12-Fr 儿童插管可用于远端动脉灌注[96]。关于初始 VA 插管时常规放置 DPC 的数据是混乱的，股浅动脉插管并非没有风险。然而，挽救性 DPC 放置解决肢体缺血问题已如前述，当怀疑有肢体缺血存在时放置 DPC 是一种公认可被接受的操作[94]。

一旦采用远端灌注策略，则持续进行监测，以确保早期发现潜在的并发症。大多数并发症是出血或血栓形成。出血可能发生于 DPC 置管部位，也可能是 DPC 与动脉侧端连接口断开，有可能导致严重失血，特别是当出血或断开的部位被敷料或床单掩盖时。如果管路断开，则必须及时识别并重新连接管路，以避免失血。DPC 周围的出血可能需要额外的缝合线缝合或使用止血剂。如果出血无法通过这些方法充分控制，则可能需要去除 DPC；如果去除 DPC 会导致肢体缺血，则可能需要重新置管，以去除阻碍血流的动脉插管。

远端灌注导管和静脉导管鞘管由于管径小、流速低等特性，其血栓形成风险较高。理想情况下，通过 DPC 的血流应通过流量探头监测，流量应超过动脉再灌注总流量的 8%~10%。如果无法监测血流，则应定期评估足背动脉搏动，同时目视检查 DPC 管，以发现作为血流量减少标志的血液中断现象。插管内血栓形成会导致腿部缺血，因此持续的 NIRS 血氧饱和度监测和常规的多普勒信号监测就很重要。血栓形成的 DPC 管理需要通过无菌抽吸立即去除血栓或移除整个 DPC。如果血凝块扩大，并且在导管移除时未被充分去除，则可能需要治疗性抗凝。

小　结

ECLS 的成功应用需要在患者和体外循环回路相关危急状况期间进行快速识别和干预。通过临床指导和模拟，ECLS 中心应培训工作人员识别和应对常见及不常见的并发症，以最大限度地提高患者安全并改善预后。

利益冲突

Abrams 和 Agerstrand 博士是体外生命支持组织（ELSO）指导委员会的成员。Brodie 博士得到了 ALung Technologies 的研究支持。他曾是 Abiomed、Xenios、Medtronic、Cellenkos、Hemovent 的医疗顾问委员会成员。他是体外生命支持组织（ELSO）的首席主席。

所有其他作者都没有需要披露的相关内容。

（郭秦乐　王甜甜　译，李昊　审）

参考文献

[1] Chan KM, Wan WTP, Ling L, et al. Management of circuit air in extracorporeal membrane oxygenation: a single center experience. ASAIO J, 2022, 68(3):e39–e43.
[2] Yan S, Lou S, Zhao Y, et al. Air in extracorporeal membrane oxygenation: can never be overemphasized. Perfusion, 2021, 36(1):97–99.
[3] Kopp R, Mottaghy K, Kirschfnk M. Mechanism of complement activation during extracorporeal blood-biomaterial interaction: effects of heparin coated and uncoated surfaces. ASAIO J, 2002, 48(6):598–605.
[4] Deptula J, Glogowski K, Merrigan K, et al. Evaluation of biocompatible cardiopulmonary bypass circuit use during pediatric open heart surgery. J Extra-corporeal Technol, 2006, 38(1):22–26.
[5] Bembea MM, Annich G, Rycus P, et al. Variability in anticoagulation management of patients on extracorporeal membrane oxygenation. Pediatr Crit Care Me, 2013, 14(2):e77–84.
[6] Combes A, Hajage D, Capellier G, et al. Extracorporeal membrane oxygenation for severe acute respiratory distress syndrome. N Engl J Med, 2018, 378:1965–1975.
[7] Extracorporeal Life Support Organization ELSO Anticoagulation Guideline. 2014. https://www.elso.org/Portals/0/Files/elsoanticoagulationguideline8-2014-table-contents.pdf.
[8] Extracorporeal Life Support Organization (ELSO) General Guidelines for all ECLS Cases.2017. https://www.elso.org/Portals/0/ELSO%20Guidelines%20General%20All%20ECLS%20Version%201_4.pdf.
[9] Pollak U. Heparin-induced thrombocytopenia complicating extracorporeal membrane oxygenation support: review of the literature and alternative anticoagulants. J Thromb Haemost, 2019, 17(10):1608–1622.
[10] Choi JH, Luc JGY, Weber MP, et al. Heparin-induced thrombocytopenia during extracorporeal life support: incidence, management and outcomes. Ann Cardiothorac Surg, 2019, 8(1):19–31.
[11] Zaaqoq AM, Brammer RC, Chan CM, et al. Heparin-induced thrombocytopenia in extracorporeal membrane oxygenation: epidemiology, outcomes, and diagnostic challenges. J Thromb Thrombolysis, 2022, 53(2):499–505.
[12] Geli J, Capoccia M, Maybauer DM, et al. Argatroban anticoagulation for adult extracorporeal membrane oxygenation: a systematic review. J Intensive Care Med, 2022, 37(4):459–471.
[13] Sanflippo F, Asmussen S, Maybauer DM, et al. Bivalirudin for alternative anticoagulation in extracorporeal membrane oxygenation: a systematic review. J Intensive Care Med, 2017, 32(5):312–319.
[14] Coughlin MA, Bartlett RH. Anticoagulation for extracorporeal life support. ASAIO J, 2015, 61(6):652–655.
[15] Linkins LA, Dans AL, Moores LK, et al. Treatment and prevention of heparin-induced thrombocytopenia antithrombotic therapy and prevention of thrombosis, 9th ed.: American College of Chest Physicians Evidence-Based Clinical Practice Guidelines. Chest, 2012, 141(2 Suppl):e495S–530S.
[16] Warkentin TE, Greinacher A, Gruel Y, et al, haemostasis scientifc and standardization committee of the international society on thrombosis and haemostasis. Laboratory testing for heparin-induced thrombocytopenia: a conceptual framework and implications for diagnosis. J Thromb Haemost, 2011, 9(12):2498–2500.

[17] Zakhary B, Vercaemst L, Mason P, et al. How I approach membrane lung dysfunction in patients receiving ECMO. Crit Care, 2020, 24:671.

[18] Thiagarajan RR, Barbaro RP, Rycus PT, et al, centers E member. Extracorporeal life support organization registry international report 2016. ASAIO J, 2017, 63:60–67.

[19] Kim DH, Cho WH, Son J, et al. Catastrophic mechanical complications of extracorporeal membrane oxygenation. ASAIO J, 2021, 67(9):1000–1005.

[20] Organization ELS. ECLS registry report, international summary, 2019.

[21] Brodie D, Slutsky AS, Combes A. Extracorporeal life support for adults with respiratory failure and related indications. JAMA, 2019, 322:557–568.

[22] Sell LL, Cullen ML, Whittlesey GC, et al. Hemorrhagic complications during extracorporeal membrane oxygenation: Prevention and treatment. J Pediatr Surg, 1986, 21:1087–1091.

[23] Gattinoni L, Pesenti A, Mascheroni D, et al. Low-frequency positive-pressure ventilation with extracorporeal CO2 removal in severe acute respiratory failure. JAMA, 1986, 256:881–886.

[24] Peek GJ, Mugford M, Tiruvoipati R, et al. Effcacy and economic assessment of conventional ventilatory support versus extracorporeal membrane oxygenation for severe adult respiratory failure (CESAR): a multicentre randomised controlled trial. Lancet, 2009, 374:1351–1363.

[25] Zhang W, Zheng Y, Yu K, et al. Liberal transfusion versus restrictive transfusion and outcomes in critically ill adults: a meta-analysis. Transfus Med Hemoth, 2021, 48:60–68.

[26] Agerstrand CL, Burkart KM, Abrams DC, et al. Blood conservation in extracorporeal membrane oxygenation for acute respiratory distress syndrome. Ann Thorac Surg, 2015, 99:590–595.

[27] Walsh TS, Boyd JA, Watson D, et al. Restrictive versus liberal transfusion strategies for older mechanically ventilated critically ill patients. Crit Care Med, 2013, 41:2354–2363.

[28] Vincent JL, Baron JF, Reinhart K, et al. Anemia and blood transfusion in critically ill patients. JAMA, 2002, 288:1499–1507.

[29] Hébert PC, Fergusson DA. Red blood cell transfusions in critically ill patients. JAMA, 2002, 288:1525–1526.

[30] Hébert PC, Wells G, Blajchman MA, et al. A multicenter, randomized, controlled clinical trial of transfusion requirements in critical care. N Engl J Med, 1999, 340:409–417.

[31] Martucci G, Grasselli G, Tanaka K, et al. Hemoglobin trigger and approach to red blood cell transfusions during venovenous extracorporeal membrane oxygenation: the international TRAIN-ECMO survey. Perfusion, 2019, 34:39–48.

[32] Butch SH, Knaf P, Oberman HA, et al. Blood utilization in adult patients undergoing extracorporeal membrane oxygenated therapy. Transfusion, 1996, 36:61–63.

[33] Qin CX, Yesantharao LV, Merkel KR, et al. Blood utilization and clinical outcomes in extracorporeal membrane oxygenation patients. Anesth Analg, 2020, 131:901–908.

[34] Martucci G, Panarello G, Occhipinti G, et al. Anticoagulation and transfusions management in veno-venous extracorporeal membrane oxygenation for acute respiratory distress syndrome: assessment of factors associated with transfusion requirements and mortality. J Intensive Care Med, 2017, 34:630–639.

[35] Corwin HL, Gettinger A, Pearl RG, et al. The CRIT Study; anemia and blood transfusion in the critically ill—current clinical practice in the United States. Crit Care Med, 2004, 32:39–52.

[36] Marik PE, Corwin HL. Acute lung injury following blood transfusion; Expanding the defnition. Crit Care Med, 2008, 36:3080–3084.

[37] Koch CG, Li L, Sessler DI, et al. Duration of red-cell storage and complications after cardiac surgery. N Engl J Med, 2008, 358:1229–1239.

[38] Shorr AF, Duh MS, Kelly KM, et al. Red blood cell transfusion and ventilator-associated pneumonia; a potential link? Crit Care Med, 2004, 32:666–674.

[39] Ferraris VA, Davenport DL, Saha SP, et al. Intraoperative transfusion of small amounts of blood heralds worse postoperative outcome in patients having noncardiac thoracic operations. Ann Thorac Surg, 2011, 91:1674–1680.
[40] Ferraris VA, Davenport DL, Saha SP, et al. Surgical outcomes and transfusion of minimal amounts of blood in the operating room. Arch Surg-Chicago, 2012,147:49–55.
[41] Abbasciano RG, Yusuff H, Vlaar A, et al. Blood transfusion threshold in patients receiving Extra Corporeal Membrane Oxygenation (ECMO) support for cardiac and respiratory failure—a systematic review and meta-analysis. J Cardiothor Vasc An, 2020, 35:1192–1202.
[42] Rossi's Principles of Transfusion Medicine, 4th ed.
[43] Roback JD, Neuman RB, Quyyumi A, et al. Insuffcient nitric oxide bioavailability: a hypothesis to explain adverse effects of red blood cell transfusion. Transfusion, 2011, 51:859–866.
[44] Carson JL, Grossman BJ, Kleinman S, et al. Red blood cell transfusion: a clinical practice guideline from the AABB*. Ann Intern Med, 2012, 157:49.
[45] Anderson HL, Cilley RE, Zwischenberger JB, et al. Thrombocytopenia in neonates after extracorporeal membrane oxygenation. ASAIO J, 1986, 32:534–537.
[46] Robinson TM, Kickler TS, Walker LK, et al. Effect of extracorporeal membrane oxygenation on platelets in newborns. Crit Care Med, 1993, 21:1029–1034.
[47] Stallion A, Cofer BR, Rafferty JA, et al. The signifcant relationship between platelet count and haemorrhagic complications on ECMO. Perfusion, 1994, 9:265–269.
[48] Jiritano F, Serraino GF, Ten Cate H, et al. Platelets and extra-corporeal membrane oxygenation in adult patients: a systematic review and metaanalysis. Intensive Care Med, 2020, 46:1154–1169.
[49] Lamb K, Cowan S, Evans N, et al. Successful management of bleeding complications in patients supported with extracorporeal membrane oxygenation with primary respiratory failure. Perfusion, 2013, 28:125–131.
[50] von Stumm M, Subbotina I, Biermann D, et al. Impact of delayed systemic heparinization on postoperative bleeding and thromboembolism during post-cardiotomy extracorporeal membrane oxygenation in neonates. Perfusion, 2020, 35:626–632.
[51] Wilson JM, Bower LK, Fackler JC, et al. Aminocaproic acid decreases the incidence of intracranial hemorrhage and other hemorrhagic complications of ECMO, J Pediatr Surg, 1993, 28:536–541.
[52] van der Staak FHJ, de Haan AFJ, Geven WB, et al. Surgical repair of congenital diaphragmatic hernia during extracorporeal membrane oxygenation: hemorrhagic complications and the effect of tranexamic acid. J Pediatr Surg, 1997, 32:594–599.
[53] Downard CD, Betit P, Chang RW, et al. Impact of Amicar on hemorrhagic complications of ECMO: a ten-year review. J Pediatr Surg, 2003, 38:1212–1216.
[54] Buckley LF, Reardon DP, Camp PC, et al. Aminocaproic acid for the management of bleeding in patients on extracorporeal membrane oxygenation: four adult case reports and a review of the literature. Hear Lung J Acute Critical Care, 2016, 45:232–236.
[55] Lotz C, Streiber N, Roewer N, et al. Therapeutic interventions and risk factors of bleeding during extracorporeal membrane oxygenation. ASAIO J, 2017, 63:624–630.
[56] Coleman M, Davis J, Maher KO, et al. Clinical and hematological outcomes of aminocaproic acid use during pediatric cardiac ECMO. J Extra-corporeal Technol, 2021, 53:40–45.
[57] Dominguez TE, Mitchell M, Friess SH, et al. Use of recombinant factor VIIa for refractory hemorrhage during extracorporeal membrane oxygenation&ast. Pediatr Crit Care Me, 2005, 6:348–351.
[58] Wittenstein B, Ng C, Ravn H, et al. Recombinant factor VII for severe bleeding during extracorporeal membrane oxygenation following open heart surgery. Pediatr Crit Care Me, 2005,

6:473–476.

[59] Repessé X, Au SM, Bréchot N, et al. Recombinant factor VIIa for uncontrollable bleeding in patients with extracorporeal membrane oxygenation: report on 15 cases and literature review. Crit Care, 2013, 17:R55.

[60] Anselmi A, Guinet P, Ruggieri VG, et al. Safety of recombinant factor VIIa in patients under extracorporeal membrane oxygenation. Eur J Cardio Thorac, 2016, 49:78–84.

[61] Bui JD, Despotis GD, Trulock EP, et al. Fatal thrombosis after administration of activated prothrombin complex concentrates in a patient supported by extracorporeal membrane oxygenation who had received activated recombinant factor VII. J Thorac Cardiovasc Surg, 2002, 124:852–854.

[62] Syburra T, Lachat M, Genoni M, et al. Fatal outcome of recombinant factor VIIa in heart transplantation with extracorporeal membrane oxygenation. Ann Thorac Surg, 2010, 89:1643–1645.

[63] Morgan IS, Codispoti M, Sanger K, et al. Superiority of centrifugal pump over roller pump in paediatric cardiac surgery: prospective randomised trial. Eur J Cardio Thorac, 1998, 13:526–532.

[64] Klein M, Dauben H, Schulte HD, et al. Centrifugal pumping during routine open heart surgery improves clinical outcome. Artif Organs, 1998, 22:326–336.

[65] Parolari A, Alamanni F, Naliato M, et al. Adult cardiac surgery outcomes: role of the pump type. Eur J Cardio Thorac, 2000, 18:575–582.

[66] Khoshbin E, Roberts N, Harvey C, et al. Poly-methyl pentene oxygenators have improved gas exchange capability and reduced transfusion requirements in adult extracorporeal membrane oxygenation. ASAIO J, 2005, 51:281–287.

[67] Dogal N, Mathis R, Lin J, et al. Evaluation of three hollow-fber membrane oxygenators without integrated arterial flters for neonatal cardiopulmonary bypass. Perfusion, 2012, 27:132–140.

[68] Gu YJ, Boonstra PW, Graaff R, et al. Pressure drop, shear stress, and activation of leukocytes during cardiopulmonary bypass: a comparison between hollow fber and fat sheet membrane oxygenators. Artif Organs, 2000, 24:43–48.

[69] Lehle K, Philipp A, Zeman F, et al. Technical-induced hemolysis in patients with respiratory failure supported with venovenous ECMO—prevalence and risk factors. Plos One, 2015, 10:e0143527.

[70] Dufour N, Radjou A, Thuong M. Hemolysis and plasma free hemoglobin during extracorporeal membrane oxygenation support. Asaio J, 2019, 66(3):239–246.

[71] Appelt H, Philipp A, Mueller T, et al. Factors associated with hemolysis during extracorporeal membrane oxygenation (ECMO)—Comparison of VA- versus VV-ECMO. Plos One, 2020, 15:e0227793.

[72] Nagler B, Hermann A, Robak O, et al. Incidence and etiology of system exchanges in patients receiving extracorporeal membrane oxygenation. Asaio J, 2021, 67(7):776–784.

[73] Goligher EC, Tomlinson G, Hajage D, et al. Extracorporeal membrane oxygenation for severe acute respiratory distress syndrome and posterior probability of mortality benefit in a post hoc bayesian analysis of a randomized clinical trial. JAMA, 2018, 320:2251.

[74] Zakhary B, Vercaemst L, Mason P, et al. How I manage drainage insuffciency on extracorporeal membrane oxygenation. Crit Care, 2020, 24:151.

[75] Broman LM, Wittberg LP, Westlund CJ, et al. Pressure and fow properties of cannulae for extracorporeal membrane oxygenation II: drainage (venous) cannulae. Perfusion, 2019, 34:65–73.

[76] On bypass, advanced perfusion techniques.2008. https://doi.org/10.1007/978-1-59745-305-9.

[77] Combes A, Price S, Slutsky AS, et al. Temporary circulatory support for cardiogenic shock. Lancet, 2020, 396:199–212.

[78] Javidfar J, Brodie D, Costa J, et al. Subclavian artery cannulation for venoarterial extracorporeal membrane oxygenation. ASAIO J, 2012, 58:494–498.

[79] Biscotti M, Bacchetta M. The "Sport Model": extracorporeal membrane oxygenation using the subclavian artery. Ann Thorac Surg, 2014, 98:1487–1489.

[80] Chicotka S, Rosenzweig EB, Brodie D, et al. The "Central Sport Model". ASAIO J, 2017, 63:e39–44.

[81] Ranney DN, Benrashid E, Meza JM, et al. Central cannulation as a viable alternative to peripheral cannulation in extracorporeal membrane oxygenation. Semin Thorac Cardiovasc Surg, 2017, 29:188–195.

[82] Abrams D, Bacchetta M, Brodie D. Recirculation in venovenous extracorporeal membrane oxygenation. ASAIO J, 2015, 61:115–121.

[83] Palmér O, Palmér K, Hultman J, et al. Cannula design and recirculation during venovenous extracorporeal membrane oxygenation. ASAIO J, 2016, 62:737–742.

[84] Frenckner B, Broman M, Broomé M. Position of draining venous cannula in extracorporeal membrane oxygenation for respiratory and respiratory/circulatory support in adult patients. Crit Care, 2018, 22:163.

[85] Javidfar J, Brodie D, Wang D, et al. Use of bicaval dual-lumen catheter for adult venovenous extracorporeal membrane oxygenation. Ann Thorac Surg, 2011, 91:1763–1769.

[86] Tipograf Y, Gannon WD, Foley NM, et al. A dual-lumen bicaval cannula for venovenous extracorporeal membrane oxygenation. Ann Thorac Surg, 2020, 109:1047–1053.

[87] Brasseur A, Scolletta S, Lorusso R, et al. Hybrid extracorporeal membrane oxygenation. J Thorac Dis, 2018, 10:S707–715.

[88] Coco VL, Swol J, Piero MED, et al. Dynamic extracorporeal life support: a novel management modality in temporary cardio-circulatory assistance. Artif Organs, 2021, 45:427–434.

[89] Bréchot N, Hajage D, Kimmoun A, et al. Venoarterial extracorporeal membrane oxygenation to rescue sepsis-induced cardiogenic shock: a retrospective, multicentre, international cohort study. Lancet, 2020, 396:545–552.

[90] Ling RR, Ramanathan K, Poon WH, et al. Venoarterial extracorporeal membrane oxygenation as mechanical circulatory support in adult septic shock: a systematic review and meta-analysis with individual participant data meta-regression analysis. Crit Care, 2021, 25:246.

[91] Myers LC, Lee C, Thompson BT, et al. Outcomes of adult patients with septic shock undergoing extracorporeal membrane oxygenation therapy. Ann Thorac Surg, 2020, 110:871–877.

[92] Huang CT, Tsai YJ, Tsai PR, et al. Extracorporeal membrane oxygenation resuscitation in adult patients with refractory septic shock. J Thorac Cardiovasc Surg, 2013, 146:1041–1046.

[93] MacLaren G, Pellegrino V, Butt W, et al. Successful use of ECMO in adults with life-threatening infections. Anaesth Intensive Care, 2004, 32:707–710.

[94] Elmously A, Bobka T, Khin S, et al. Distal perfusion cannulation and limb complications in venoarterial extracorporeal membrane oxygenation. J Extra-corporeal Technol, 2018, 50:155–160.

[95] Juo Y, Skancke M, Sanaiha Y, et al. Effcacy of distal perfusion cannulae in preventing limb ischemia during extracorporeal membrane oxygenation: a systematic review and meta-analysis. Artif Organs, 2017, 41:E263–273.

[96] Mohite PN, Fatullayev J, Maunz O, et al. Distal limb perfusion in peripheral VA-ECMO. Artif Organs, 2014, 38:940–944.

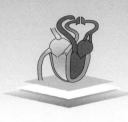

第 14 章

ECLS 期间的活动

Gregory A. Schmidt

截至目前，接受体外膜肺氧合（ECMO）治疗的患者都处于深度镇静状态，常常因合并呼吸肌麻痹而使用机械通气，因此应尽可能谨慎地移动此类患者。如今，随着气体交换膜、驱动泵和管路方面的技术创新，以及静脉-静脉（VV）模式能够实现维持生命的气体交换，ECMO 治疗重症患者的应用范围得以扩展[1-2]。同时，这些新技术促使我们重新考虑 ECMO 在严重急性呼吸窘迫综合征（ARDS）患者治疗中的作用：ECMO 仅能用于抢救机械通气、瘫痪、俯卧位通气和吸入性支气管扩张剂失效的重症患者吗？或者，ECMO 能否作为一种避免病情进展及后遗症发生的治疗手段，从而在 ARDS 的集束化治疗中发挥更早、更加突出的作用？

技术的进步

严重 ARDS 患者通常采用 VV 模式，而不是静脉-动脉（VA）模式。例如，在常规通气或 ECMO 治疗严重急性呼吸衰竭（CESAR）试验中，所有患者都采用 VV 模式治疗，而无一例患者需要转换为 VA-ECMO[3]。VV-ECMO 具有三大优势。首先，将血液从膜肺回流到静脉而不是动脉，其所需要的压力要低得多，因此回路也更简单安全（见第 2 章）。其次，由于只需要静脉通路，因此避免

G. A. Schmidt (✉)
Division of Pulmonary Diseases, Critical Care, and Occupational Medicine, Department of Internal Medicine, University of Iowa, Iowa City, IA, USA
e-mail: Gregory-a-schmidt@uiowa.edu

© The Author(s), under exclusive license to Springer Nature Switzerland AG 2022
G. A. Schmidt (ed.), *Extracorporeal Membrane Oxygenation for Adults*, Respiratory Medicine, https://doi.org/10.1007/978-3-031-05299-6_14

了大动脉置管的相关风险（出血、肢体缺血、导管脱落）。最后，就其原理而言，VA-ECMO 至少需要两个插管，这就增加了装置的复杂性，而 VV 支持方式通常只需要一个插管（见第 4 章）。

ECMO 设备也朝着使活动更可行的方向发展。与早期技术相比，现代聚甲基戊烯（PMP）气体交换膜肺对血流的阻力要小得多（见第 2 章）。聚甲基戊烯膜肺有两个主要优点：①有更高的循环血流量，可获得更大比例的心输出量，使其更容易达到氧合目标，如第 1 章所述。②较低的阻力，需要较少的压力来驱动血液流动，从而产生更安全的体外循环回路，以及更小、更可靠的泵。更安全的体外循环回路和驱动泵对监护仪和其他设备的要求更低，从而使 ECMO 设备更加简洁便携。双腔导管的重要性也不应被过分强调。由于其只需要一个通道，故通常无需在腹股沟处插管，从而使患者更容易坐下、站立，甚至行走。即使在最近的 CESAR 试验中，所有患者也都有两个（有些是三个）插管，其中一个在股静脉。当然，只有一个插管也会减轻操作小组的负担。如后文所述，当我们对患者进行 ECMO 操作时，通常会安排一名团队成员专门负责置管，因为可靠的置管决定了患者 ECMO 的状态。

静止不动的健康成本

接受 ECMO 治疗期间，患者是否活动不仅取决于技术的创新，还取决于对危重疾病认识的改变。截至目前，危重患者通常都会使用镇静剂，且只是偶尔有活动，更多强调舒适性、生理状态的稳定和（假定）安全性。近 20 年，对机械通气患者进行间断镇静治疗是一个新颖且有争议的想法[4]。目前已有明确证据表明，镇静剂会导致谵妄[5]、机械通气时间延长[4]、创伤后应激障碍[6]和远期的不良结果[7]。相反，每天间断停用镇静剂可以缩短机械通气时间和 ICU 留住时间[4]。将这种自主清醒试验与自主呼吸试验相协调，可以减少患者的机械通气时间和 ICU 留住时间，降低死亡风险[8]。

有充分证据表明，危重疾病会导致全身和呼吸系统肌肉衰弱，分别称为"ICU 获得性无力（ICU-AW）"和"呼吸机诱发的膈肌功能障碍（VIDD）"[9-10]。肌肉的分解代谢加速和蛋白质合成减少是脓毒症诱发肌病的原因[11]。ICU-AW 的时间进程有两方面值得注意：①危重疾病在第一天就可以出现肌肉衰弱；②肌肉衰弱可能持续数年。这些研究表明，早期治疗和预防可能会产生较大的收益。

在危重疾病状态和机械通气期间，膈肌也会同骨骼肌一样出现萎缩和收缩功能障碍。这种状况出现比较急，并且逐渐恶化，与长时间的机械通气和死亡风险相关。肌肉蛋白合成受到抑制,多种自我清除途径被上调。与外周肌肉一样,呼吸肌主动收缩(即主动呼吸)可有效改变分解代谢的程度,有利于维持收缩功能[12]。这对体外膜肺的氧合作用具有潜在的重要意义。通过降低患肺气体交换的负担,体外支持可以降低机械通气的时间(甚至拔管;见第12章),从而减少镇静、谵妄、不动状态和VIDD。

ICU-AW的最大原因可能是肌肉不动,这一假说可通过镇静剂、神经肌肉阻断药、控制型机械通气和长期卧床来解释。减少这些影响需要改变我们对危重患者的看法:过多不良反应的治疗会导致并发症的出现,针对虚弱状态需要避免(过度)保护性治疗。当然,一些患者非常虚弱,无法承受任何刺激,但此类患者的数量可能比我们认为的要少。正如后文所述,越来越多的证据表明,患者在接受ECMO治疗期间可以安全地活动。

尽早活动促进康复

不动状态可导致肌病和虚弱;因此,活动可能是预防ICU-AW合理有效的手段。一些临床试验表明,积极的物理疗法是安全有效的。

一项临床研究报道了103例接受呼吸机治疗的受试者,其每天接受两次由理疗师、呼吸治疗师、护士和重症监护技师组成的团队的干预治疗[13]。受试者清醒时即可开始治疗,从坐在床上到坐在椅子上,再到行走。共涉及1449项活动,其中接近600项活动适用于气管插管患者。在使用气管插管的受试者中,近一半的受试者进行了下床行走活动。重要的是,没有意外拔管事件的发生,且其他不良事件的发生率小于1%。这项研究的结论因缺乏对照组而被认为证据强度不足。在一项前后对照的研究中,早期活动与显著降低的ICU时间和住院时间相关[14]。

第一项关于早期活动的多中心随机对照研究纳入了插管72 h内的受试者,在插管后平均2 d内接受物理治疗[1]。干预受试者实现了以前认为在机械通气期间无法实现的重要里程碑:43%的患者可在椅子上保持坐位,24%的患者能够行走,甚至部分患者可以行走30 m。接受干预的受试者谵妄程度较轻,无呼吸机天数较多,出院时生理功能独立的可能性较大。与接受常规护理的患者相比,当受试者接受联合唤醒、呼吸协同、谵妄监测与管理以及早期锻炼和活动的集束化治疗(ABCDE集束化)时,其无呼吸机天数增加,谵妄发生率降低,且在ICU住院期间更有可能早期活动[15]。诸如此类的研究结果,促使医疗质控组织(包括医疗改进研究所)创建了以ECMO上机患者活动为重点的项目,从而进一步推动了ICU理念变革。

体外生命支持（ECLS）期间的活动

目前已发表的关于 ECLS 期间的物理治疗、活动和行走的经验不多，但有增加趋势[16-21]。在首批报告的病例中，一例慢性阻塞性肺疾病（COPD）患者尽管已接受了 2 周的强化治疗，但仍有严重的高碳酸血症和呼吸机依赖。为使该患者能够接受器官移植并为移植前身体做准备，特采用右颈内静脉双腔插管进行 VV-ECMO[22]。24 h 后停用机械通气，使用轮式静脉输液杆携带泵、氧合器和氧气罐，患者可在医院内走动，使用跑步机，还可骑自行车锻炼。最终，该患者成功进行器官移植并出院回家。该研究者随后报道了 10 例因 ARDS、特发性肺纤维化、COPD 或肺动脉高压引起的严重呼吸衰竭而接受可移动 ECMO 治疗的受试者[23]。其中 6 人最终脱离呼吸机支持，4 人在接受 ECMO 治疗时可以走动。

大部分 ECMO 早期活动的经验来自等待器官移植的患者。由于移植前机械通气增加了并发症的风险，且与术后不良预后相关，因此使用 ECMO 来预防或限制长时间的机械通气是值得考虑的。在一个小型病例系列研究中，3 例因终末期肺部疾病插管的患者在等待移植时接受 ECMO 治疗[24]。这 3 例患者移植前接受了积极的康复、物理治疗和步行，术后 1 周所有患者都脱离了机械通气，离开 ICU 并可以行走。类似的方法也已用于等待移植的囊性纤维化患者[25]。在一项小规模的回顾性研究中，ECMO 期间接受康复治疗的患者的移植后机械通气时间、ICU-AW 发生率以及 ICU 和医院的住院时间较短[26]。ECMO 也被用于避免气管插管。在一个小型队列研究中，5 例肺动脉高压所致心肺衰竭的患者在局部麻醉下接受了 ECMO[27]。所有患者病情立即稳定下来，其中 3 人存活到移植后（18~35 d 后），且在此期间能够自主呼吸、进食并积极参与物理治疗。值得注意的是，鉴于潜在疾病，该研究的所有患者选择了 VA-ECMO 模式。在一个更大的系列研究中，31 例患者在移植前接受了 ECMO 治疗（范围为 2~53 d），其中 19 例患者在准备手术时处于可走动的状态[28]。这些患者约一半接受了 VA-ECMO 或 VVA-ECMO。

这一早期经验促使许多中心不仅需要考虑和试用非卧床 ECMO，而且需要积极发展和培育特定的团队来帮助 ECMO 患者活动。在制定了针对 ECMO 患者的活动计划后，100 例难治性呼吸衰竭或心力衰竭患者中，有 35 例可以积极康复[29]。由 ECMO 过渡到康复的患者往往比 ECMO 过渡到移植的患者病情更重，器官衰竭的发生率更高；然而，在接受物理治疗的 35 例患者中，有 16 例患者并非移植候选者。此外，大多数 VV-ECMO 治疗患者是通过颈内静脉双腔插管进行的，4 例患者接受了 VA-ECMO（颈内静脉至锁骨下动脉），8 例患者接受了股动脉通路。在 16 例非移植患者中，有 14 例存活，大多数患者在出院后可直接回家。应该强调的是，组建和培养一支专业团队，并按照明确的计划执行才取得了这些成绩，该团队包括物理和职业治疗师、灌注师、重症护理注册护士、重症护理护士从业者、呼吸治疗师以及 ECMO 重症监护师和外科医生。

越来越多的 VA-ECMO 或拥有股动脉置管的 VV-ECMO 患者都可以考虑在 ECMO 期间进行活动。事实上，在一些试验中，绝大多数患者在经股动脉插管时进行了主动活动[18,21]。鲜有意外拔管[18]、插管部位出血[18]和髂腰肌血肿[30]事件被报道。总体来说，现有证据支持股动脉插管患者活动的安全性，即使 VA-ECMO 也是如此[31-32]。

ECLS 期间活动的困难

在体外循环过程中患者安全地活动并非易事。困难包括疾病的严重程度、医疗资源和医护人员的限制、肥胖、医疗设备需求、致死性并发症的风险以及理念障碍[20]。对于危重患者（包括需要机械通气而气管插管的患者）来说，活动是安全的，这一点得到了广泛共识[33]；但对于能否安全地使病情最严重的患者进行活动，我们仍然缺乏信心。在活动前，应对患者进行禁忌证筛查，例如 Schweickert 及其同事在试验中所描述的针对 ECMO 改良的禁忌证（表 14.1）[34]。

表 14.1　安全筛查：活动的禁忌证

平均动脉压 < 60 mmHg
心率 < 40 次 / 分或 > 130 次 / 分
呼吸频率 > 40 次 / 分
ECMO 时仍有严重低氧血症（SaO_2 < 78%）
颅内压升高
活动性出血
活动性心肌缺血
短期内有外科手术史
因烦躁在近 30 min 内需要增加镇静剂
谵妄无法有效配合
不安全的装置，尤其是 ECMO 管路
活动时插管或通路功能障碍

改编自参考文献 [34]

许多ECMO患者会因基础疾病或其治疗而出现神经功能衰竭，导致无法拔管和行走，或妨碍一些重要治疗。严重的循环衰竭也可能导致患者活动受限，尽管许多休克和使用血管活性药物的患者可以坐、站，甚至行走[1]。在其他情况下，运动会引起插管位置移动，导致导管扭结，或引起一过性下腔静脉塌陷，进而影响通路功能。病理性肥胖、广泛的手术切口或敷料、仪器设备以及其他患者特异性特征也可能会限制患者的活动能力。

活动时担心发生并发症是可以理解的，因为管路故障，甚至是简单的绊倒，都可能危及生命。然而，既往数据大多认为ECMO上机时活动是安全的。例如，在上文引用的小型病例系列研究中[17-18]，未观察到严重的并发症。在较大的ECMO系列研究中，桥接至移植前和过渡至康复期过程中，未发现与物理治疗相关的并发症[24]。与活动相关的应激反应很轻微[35]。实际上，在一般危重患者中已获得了广泛经验，其物理治疗和活动也明显无并发症[14,36]。在一项关于早期积极物理治疗的前瞻性随机试验中，仅有4%的患者出于安全考虑而终止[1]。其中最常见的报道是人机不同步。无损伤的跌倒在两项研究中没有发生[1,14]，在另一项研究中发生率也极低[13]。在这些早期研究中，未出现意外拔管事件。在一项单中心的大型前瞻性安全评估中，只有不足1%的疗程有潜在的安全事件（最常见的是心律失常），1110例患者中只有4例需要极少的额外治疗或费用[27]。

最后一个障碍来自所有重症监护室普遍的习惯，特别是让患者活动的理念。例如，物理康复需要建立在镇静中断、定期自主呼吸试验、防止谵妄以及基于团队的多学科患者护理方法的基础上。一项旨在减少大量镇静并增加人员配备（包括全职物理和职业治疗师）的质量改进项目，成功地改善了谵妄，增强了患者功能活动能力，缩短了ICU住院时间[37]。领导者也是至关重要的。在实施这些新的ICU活动理念时，难免受到一些怀疑其安全性的临床医生的抵制。有时，这些阻力来自医生、初级保健临床医生、床旁护士，甚至家庭成员。物理治疗师在患者活动前的准备方面似乎比护士做得更好，这表明增加治疗师的人员配置是提高ICU患者活动的有效手段[38]。在确定支持者方面花费时间是有意义的，但怀疑论者可能会对教育或积极倾听他们的担忧做出回应。

早期活动的风险虽然很少，但却是刻不容缓、显而易见的，甚至可能是致命性的。相比之下，其益处不易察觉且有延迟性，这就导致一些临床医生首先选择"无害原则"。当不良事件出现时，活动会更加复杂化（毫无疑问，部分患者会出现并发症），情绪化的短期应对措施可能会威胁到整个治疗过程。ECMO团队必须强调活动能够使患者受益，承认有极少患者可能在活动中受到伤害，并准备好在受到质疑时为自己辩护。在出现并发症时，我们鼓励采用"公正文明"的方法来寻找原因，而不是相互指责。

活动：团队和方法

一旦患者通过上述安全筛查，活动小组就应该集合起来，安全引导ECMO患者下床活动，尤其是出ICU活动。除物理治疗师外，还应监护患者，注意插管，灌注师还要参与处理管路问题，因此至少还需要三名或更多的护理人员（图14.1）。定期提供这样一支经验丰富的团队来保障患者活动可能会很昂贵，特别是考虑到目前ICU对物理治疗资源的需求很高。专用设备可以使这一切变得更容易，但又会额外增加一层费用。如第2章所述，有效治疗的可能性取决于便于运输的管路设计。在开始活动计划前，建议咨询或访问有经验的ICU。

团队应该在危重患者的护理和活动方面有经验。ECMO患者在活动过程中的复杂性，以及一直存在的通路中断风险，需要各方协调努力。物理治疗师应该是唯一明确的组长，说明计划的每一步，及时与患者沟通，并判断活动是继续还是终止，类似于心肺复苏期间的组长角色[39]。当组长清楚地说明下一步计

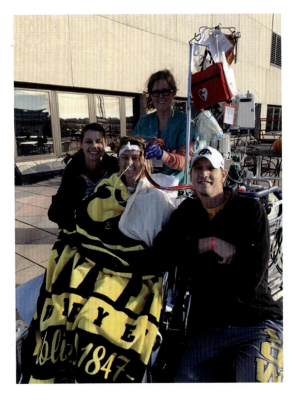

图14.1 严重急性呼吸窘迫综合征患者在陪护和家人的陪同下外出活动

划时，灌注师可以预见并准备操纵和监测通路；助手可以稳定插管并引导其与患者一起移动，以利于患者更好配合。由于患者通常很焦虑，因此坚定并沉着的态度是非常重要的。护士的职责包括监测生命体征，观察危险情况，注意插管和管路的稳定性。灌注师应注意插管和通路，包括通路流量是否合适，并与组长沟通，预测可能对通路持续运转产生威胁的事件。其他工作人员来处理呼吸机（转运呼吸机），提供气囊通气，帮助特别虚弱或肥胖的患者，携带后备用品，推行轮椅和手推车，或为非常虚弱的患者提供额外监测。

在开始行走前，应检查必要的设备，如气管插管的完整性和紧固性。任何不必要的器械、导管或输液都应暂时停止使用。应将氧流量表与墙上的氧源断开，更换为钢瓶供氧。为了适应运动增加的氧需求，可能需要高于静息时的吹气流量。在计算钢瓶能否支持整个运动疗程时，这一点应被考虑在内。额外的氧气和备用电池可提供更好的安全保障。当离开床边时，携带轮椅是很有用的，以防患者疲惫或需要额外的帮助。

危重患者在体力活动时会显著增加身体的总耗氧量，而且可能比从事类似活动的健康志愿者增加的幅度更高[40]。这种额外的负荷可能对患者本就有限的心肺储备造成威胁，因此密切的监测对于安全来说至关重要。监测至少包括持续评估心律、心率、血氧饱和度和主观疼痛，以及测量血压。任何病情恶化，包括表14.2所列的恶化，都应立刻中断活动，重新评估安全，并决定是否终止

表 14.2 结束治疗的指征

平均动脉压 < 60 mmHg
心率 < 40 次／分或 > 130 次／分
持续呼吸频率 > 40 次／分
严重的低氧血症（SaO_2 较基线下降 5% 以上）
新出现的心律失常
严重的人机不同步
严重的新症状出现，如胸痛
无法维持足够的循环流量
循环出现故障或报警
设备移位或不稳定
主观的病情变化：言语或面部暗示，明显焦虑
病情不稳定，难以冒着安全风险继续治疗
跌倒

ECMO 期间的活动。将患者送回 ICU 病床时需要仔细核查，检查表可能有助于防止遗漏一些必要的步骤（例如将氧流量表重新连接到墙上的氧源）。

在 ICU 出院时，主动或被动的自行车肌肉锻炼可以增加肌肉力量和功能状态，提供另一种支持强化的选择[41]。电刺激肌肉被认为可以提高力量并减少消耗，但其有效性仍未得到证实。随着对 ICU 期间可进行活动的接受度的提高，帮助危重患者活动并使其更安全的设备也越来越普遍。

小　结

危重患者罹患 ICU-AW 和 VIDD 的风险非常高，可能会增加发病率、并发症和住院时间。物理疗法在提高肌肉功能方面有显著效果，且目前看来十分安全。即使在 ECMO 期间，经验丰富且敬业的团队也可以协助患者活动，使新的构想成为现实：清醒、拔管、可行走的 ECMO 患者。

（高兰　卜翔　译，梁伟　审）

参考文献

[1] Schweickert WD, Pohlman MC, Pohlman AS, et al. Early physical and occupational therapy in mechanically ventilated, critically ill patients: a randomized controlled trial. Lancet, 2009, 373:1874–1882.

[2] Engel HJ, Needham DM, Morris PE, et al. ICU early mobilization: from recommendation to implementation at three medical centers. Crit Care Med, 2013, 41:S69–80.

[3] Peek GJ, Mugford M, Tiruvoipati R, et al. Efficacy and economic assessment of conventional ventilatory support versus extracorporeal membrane oxygenation for severe adult respiratory failure (CESAR): a multicentre randomised controlled trial. Lancet, 2009, 374:1351–1363.

[4] Kress JP, Pohlman AS, O'Connor MF, et al. Daily interruption of sedative infusions in critically ill patients undergoing mechanical ventilation. N Engl J Med, 2000, 342:1471–1477.

[5] Riker RR, Shehabi Y, Bokesch PM, et al. Dexmedetomidine vs midazolam for sedation of critically ill patients: a randomized trial. JAMA, 2009, 301:489–499.

[6] Kress JP, Gehlbach B, Lacy M, et al. The long-term psychological effects of daily sedative interruption on critically ill patients. Am J Respir Crit Care Med, 2003, 168:1457–1461.

[7] Shehabi Y, Bellomo R, Reade MC, et al. Early intensive care sedation predicts long-term mortality in ventilated critically ill patients. Am J Respir Crit Care Med, 2012, 186:724–731.

[8] Girard TD, Kress JP, Fuchs BD, et al. Efficacy and safety of a paired sedation and ventilator weaning protocol for mechanically ventilated patients in intensive care (awakening and breathing controlled trial): a randomised controlled trial. Lancet, 2008, 371:126–134.

[9] Fan E, Cheek F, Chlan L, et al. An official American Thoracic Society clinical practice guideline: the diagnosis of intensive care unit-acquired weakness in adults. Am J Respir Crit Care Med, 2014, 190:1437–1446.

[10] Demoule A, Jung B, Prodanovic H, et al. Diaphragm dysfunction on admission to the intensive

care unit. Prevalence, risk factors, and prognostic impact – a prospective study. Am J Respir Crit Care Med, 2013, 188:213–219.

[11] Wollersheim T, Woehlecke J, Krebs M, et al. Dynamics of myosin degradation in intensive care unit-acquired weakness during severe critical illness. Intensive Care Med, 2014, 40:528–538.

[12] Sassoon CSH, Zhu E, Caiozzo VJ. Assist-control mechanical ventilation attenuates ventilator-induced diaphragm dysfunction. Am J Respir Crit Care Med, 2004, 170:626–632.

[13] Bailey P, Thomsen GE, Spuhler VJ, et al. Early activity is feasible and safe in respiratory failure patients. Crit Care Med, 2007, 35:139–145.

[14] Morris PE, Goad A, Thompson C, et al. Early intensive care unit mobility therapy in the treatment of acute respiratory failure. Crit Care Med, 2008, 36:2238–2243.

[15] Balas MC, V asilevskis EE, Olsen KM, et al. Effectiveness and safety of the awakening and breathing coordination, delirium monitoring/management, and early exercise/mobility bundle. Crit Care Med, 2014, 42:1024–1036.

[16] Thiagarajan RR, Teele SA, Teele KP, et al. Physical therapy and rehabilitation issues for patients supported with extracorporeal membrane oxygenation. J Pediatr Rehabil Med, 2012, 5:47–52.

[17] Bonizzoli M, Lazzeri C, Drago A, et al. Effects of a physiotherapic program in patients on venovenous extracorporeal membrane oxygenation: an 8-year single-center experience. Minerva Anestesiol, 2019, 85:989–994.

[18] Braune S, Bojes P, Mecklenburg A, et al. Feasibility, safety, and resource utilization of active mobilization of patients on extracorporeal life support: a prospective observational study. Ann Intensive Care, 2020, 10:161.

[19] The ECMO-PT Study Investigators and International ECMO Network. Early mobilization during extracorporeal membrane oxygenation was safe and feasible: a pilot randomized controlled trial. Intensive Care Med, 2020, 46:1057–1059.

[20] Marhong JD, DeBacker J, Viau-Lapointe J, et al. Sedation and mobilization during venovenous extracorporeal membrane oxygenation for acute respiratory failure: an international survey. Crit Care Med, 2017, 45:1893–1899.

[21] Wells CL, Forrester J, Vogel J, et al. Safety and feasibility of early physical therapy for patients on extracorporeal membrane oxygenator: University of Maryland Medical Center experience. Crit Care Med, 2018, 46:53–59.

[22] Garcia JP, Iacono A, Kon ZN, et al. Ambulatory extracorporeal membrane oxygenation: a new approach for bridge-to-lung transplantation. J Thorac Cardiovasc Surg, 2010, 139:e137–139.

[23] Garcia JP, Kon ZN, Evans C, et al. Ambulatory veno-venous extracorporeal membrane oxygenation: innovation and pitfalls. J Thorac Cardiovasc Surg, 2011, 142:755–761.

[24] Turner DA, Cheifetz IM, Rehder KJ, et al. Active rehabilitation and physical therapy during extracorporeal membrane oxygenation while awaiting lung transplantation: a practical approach. Crit Care Med, 2011, 39:2593–2598.

[25] Hayes D Jr, Kukreja J, Tobias JD, et al. Ambulatory venovenous extracorporeal respiratory support as a bridge for cystic fibrosis patients to emergent lung transplantation. J Cyst Fibros, 2012, 11:40–45.

[26] Rehder KJ, Turner DA, Hartwig MG, et al. Active rehabilitation during extracorporeal membrane oxygenation as a bridge to lung transplantation. Respir Care, 2013, 58:1291–1298.

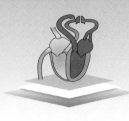

第 15 章

ECMO 撤离和拔管

Sharon L. McCartney, Sundar Krishnan

引 言

随着体外生命支持的急性呼吸窘迫综合征（ARDS）患者自身肺功能的改善，治疗的目标是脱离体外膜肺氧合（ECMO）和拔管。患者撤除 ECMO 支持的速度取决于患者心肺功能的改善程度，需要根据个人反应进行评估。本章将讨论撤机前的指征，脱机过程中呼吸机、膜肺氧供气流和 ECMO 流量的管理，以及脱机期间的心肺功能评估。此外，我们将讨论拔管的流程和拔管后患者的随访。由于两种模式提供的生理支持不同，静脉－静脉（VV）和静脉－动脉（VA）ECMO 的撤机和停机试验过程也截然不同。因此，我们将在单独的章节简要介绍 VA-ECMO 的撤机。最后，我们回顾了那些被认为进一步治疗也无法恢复的患者终止 ECMO 的情况。

VV-ECMO 的撤机

准备撤机的标志

针对改善肺功能的治疗应在患者接受 ECMO 之前开始，并在 ECMO 支持开始后继续进行。呼吸支持治疗应针对不同病因个体化，但一般来说，可能同时

S. L. McCartney · S. Krishnan (✉)
Divisions of Cardiothoracic Anesthesia and Critical Care, Department of Anesthesiology,
Duke University Medical Center, Durham, NC, USA
e-mail: Sharon.McCartney@duke.edu; sundar.krishnan@duke.edu

© The Author(s), under exclusive license to Springer Nature Switzerland AG 2022
G. A. Schmidt (ed.), *Extracorporeal Membrane Oxygenation for Adults*, Respiratory Medicine, https://doi.org/10.1007/978-3-031-05299-6_15

包括利尿、抗生素治疗、支气管扩张剂、支气管镜检查与气道清除。在 ECMO 期间的呼吸机管理包括将 FiO_2 限制在尽可能低的水平（21%~50%），维持 PEEP 支持，并将潮气量限制在 4~8 mL/kg。

对于接受机械通气的 ARDS 患者，可在其仍完全接受 ECMO 支持的情况下初步评估肺功能的改善状况。即使呼吸机设置为"待机"状态（与体外支持期间通常使用的设置一致），也可能出现 PaO_2 增加或膜肺氧供气流速减少，以维持正常碳酸水平，这表明自然肺功能有所改善。此外，在压力控制模式下参数设置不变，肺顺应性的改善将导致潮气量增加。通常情况下，呼吸系统顺应性 > 20 mL/cmH_2O 表明恢复良好，可以继续脱机。胸部 X 线片上肺通气可以伴随肺复张而改善，但有时 X 线片可能落后于临床改善。肺超声可用于评估肺的胸膜下区域。肺功能改善的迹象如表 15.1 所示。

通过静息状态下的潮气量（> 150 mL）和胸部 X 线片评估患者是否获得通气功能的改善。一旦获得了显著通气，应该每天进行 Cilley 试验。机械通气时应保持患者血流动力学稳定和舒适状态。Cilley 试验也称为氧气激发试验，其将 FiO_2 提高到 100%，而不改变呼吸机其他设置。如果患者的肺通气量有所改善，血氧饱和度将在几分钟内迅速上升，在 FiO_2 增加 15 min 后，动脉血气应显示 PaO_2 > 225 mmHg[1]。这表明患者已准备好降低呼吸机支持水平和脱机试验。然而，最近对 253 例患者进行的一项单中心研究得出结论，氧气激发试验不能很好地预测是否准备好 VV-ECMO 撤机[2]。

ECMO 撤机与拔管

ARDS 患者肺功能改善后可以撤机，并脱离体外支持。当使用最低 ECMO 氧供气体流速且在低呼吸机设置下即可提供足够的支持时，从 VV-ECMO 脱机将成为一个循序渐进的过程。此外，随着肺功能的改善，降低膜肺的氧供气体流速即可维持正常的二氧化碳水平，提示肺泡气体交换改善。因此，在改善肺功能的背

表 15.1 肺功能改善的征象

呼吸力学的改善	肺顺应性改善，吸气压不变时潮气量有所增加
气体交换的改善	机械通气时参数不变的情况下，PaO_2 升高或 $PaCO_2$ 降低； 机械通气时参数不变的情况下，呼气末 CO_2 浓度升高； 维持正常碳酸水平所需的体外支持氧供气体流速减少； FiO_2 增加至 100% 可以快速提升 SpO_2 或 PaO_2（Cilley 试验）
影像结果中的征象	胸部 X 线片显示肺通气改善； 肺部超声显示 B 线消失

景下，VV-ECMO 的撤机应该是 ECMO 管理中的常规流程。有时会出现与抗凝相关的出血并发症，可能加速做出放弃体外支持的决定。在适度的通气支持下，VV-ECMO 期间的试验包括评估自身肺功能，同时停止所有流向 ECMO 回路的膜肺氧供气体。重要的是，血液通过 VV 循环继续流动，不需要体外气体交换。最后，ECMO 的撤除包括拔管和停用抗凝。一般认为，当体外支持对自身器官功能的贡献低于 30% 时，可以考虑撤除 ECMO[3-4]。图 15.1 展示了作者所在机构使用的 VV-ECMO 撤离流程。

· **呼吸机管理**

当患者接受 VV-ECMO 支持时，通常的做法是设定肺"休息"状态的呼吸

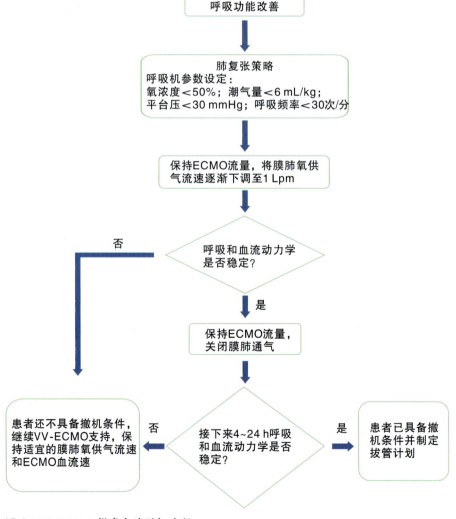

图 15.1　VV-ECMO 撤离和试脱机流程

机参数,采用较低的潮气量、峰值压、FiO₂ 和 PEEP[5-6]。当决定停止肺"休息"状态时,在增加呼吸机支持强度之前,可能需要先进行肺复张。只有当患者达到足够的潮气量(约 6 mL/kg),并具有可接受的气道压力(平台气道压力 < 30 cmH₂O)时,才有可能进一步脱机。在 VV-ECMO 脱机和试验期间,患者可以使用辅助或自主通气模式。在可以脱机或尝试脱离体外支持之前,患者必须有足够的分钟通气量。在脱机和尝试脱离体外支持期间,呼吸机的设置既要兼顾肺保护性,又要使治疗团队认为拔管后患者可以处于舒适状态。理想情况下,一旦体外支持被撤除,患者可使用最小的呼吸机设置支持通气,并在需要时增加呼吸支持。就像人们判断自主呼吸试验是否会成功一样,呼吸频率、潮气量、气体交换和呼吸窘迫是 ECMO 撤机和尝试脱离体外支持期间评估肺功能的重要指标。此外,在 ECMO 撤机和试验期间,$P_{0.1}$ 增加(吸气努力开始后,前 100 ms 内对密闭的呼吸回路产生的负压)提示患者的呼吸功增加。尽管 $P_{0.1}$ > 2~3 cmH₂O 已被证明是拔管失败的预测阈值,但目前尚无明确的 $P_{0.1}$ 临界值来评估 ECMO 撤机。

·膜肺的流量管理

目前 ECMO 脱机有多种方法,不同的医疗机构有不同的偏好。接下来将介绍各种不同的脱机方法。

单独的去氧测试和 CO_2 试验

在这种脱机策略中,对患者氧合状况的评估往往在 CO_2 试验之前进行[1]。在开始去氧测试前,呼吸机上的 FiO₂ 需要增加到 60%,因为 60% 或更低的 FiO₂ 是可以满足撤离呼吸机条件的。此外,呼吸机设置调整到非待机状态,目标潮气量为 6~8 mL/kg 理想体重。在设置完成几分钟后,膜肺氧供气流的 FiO₂ 依次从 100% 下降到 60%、30%,然后是 21%[1]。在 FiO₂ 逐渐降低期间,外周血氧饱和度应始终维持在 88% 以上。如果患者血氧饱和度低于该值,则不符合继续进行去氧测试的标准;患者将重新置于完全的 ECMO 支持下,并恢复呼吸机待机设置。如果患者后续符合脱氧标准,且膜肺氧供气流的 FiO₂ 已降至 21%,则可进行 CO_2 试验。在 CO_2 试验中,膜肺氧供气体流速每 5~10 min 降低 30%,同时测量患者的反应状态(呼气末 CO_2,血气 PCO_2,以及诸如呼吸急促的临床表现)[1]。一旦膜肺氧供气体流速关闭,脱机试验便成功了,随后可以进行 ECMO 脱机试验。可以行血气分析以确保后续有足够的氧合和二氧化碳清除。由于 ECMO 回路流量并未减少,因此在 ECMO 试验期间无需额外抗凝。ECMO 脱机试验可在拔管前 4~24 h 内进行。

去氧测试和 CO_2 试验同时进行

在这种脱机策略中，去氧测试和 CO_2 试验同时进行。在开始试验之前，呼吸机设置采用保护性肺通气策略，但需要有足够的潮气量和分钟通气量。呼吸机上的 FiO_2 调至 60% 或更低，因为这将是更适合拔管的 FiO_2。在本试验中，ECMO 时的膜肺氧供气体流速设置应较低（通常 ≤ 2 L/min）。一旦准备就绪，膜肺氧供气体流速便停止，而 ECMO 管路血流量保持稳定。在试验期间，应评估气体交换、呼吸功能和血流动力学状态。重要的是，在 VV-ECMO 脱机试验期间，体外循环中的血流不需要中断。从氧合器返回管道的血液将从富氧状态变为乏氧状态，颜色也会发生变化，类似于从患者体内抽出的血液。在试验开始后，应频繁检测血气以确保有足够的氧合和通气。随着 ECMO 试验的继续，如果氧合和通气足够充分，抽取血气的频次便可以减少。ECMO 脱机试验失败的征象详见表 15.2。如果试验成功 2~24 h，即可进行拔管。在一些机构或特定患者中，脱机试验会进行更长的时间，以确认合适的拔管时机。如果患者出现自身肺功能不全的征象，则需重新开启膜肺氧供气体，并恢复体外支持。调整呼吸机设置和镇静策略使患者舒适，直到下一次脱机试验。

· ECMO 的流量管理

在尝试脱离 VV-ECMO 时，不需要改变管路血流。然而，利尿后患者血容量减少，因此可能难以维持体外循环的高血流量。随着患者自身肺部气体交换功能的改善，对 ECMO 的需求也会减少，且可能会减少管路血流量。至少需要保持 500~1000 mL/min 的最低流速，防止血液在导管、回路、血泵和氧合器中停滞。ECMO 管路的低血流量会促使血栓形成，应该制定更强的抗凝措施。

表 15.2　ECMO 脱机试验失败的征象

呼吸机参数	呼吸过速 FiO_2 需求 > 60% 保护性肺通气策略下无法维持氧合与通气 $P_{0.1}$ 较高
血气参数	PO_2 < 60 mmHg 高碳酸血症 酸中毒
血流动力学参数	血压降低 心动过速

• 镇静管理

患者进行 VV-ECMO 时，应将镇静维持在尽可能低的水平，以保持患者舒适和血流动力学的稳定性。在 ECMO 脱机或尝试停用 ECMO 期间，气管切开的患者可能在没有镇静的情况下保持完全清醒；而气管插管的患者可能需要一定程度的镇静来维持舒适度。使用机械通气的患者有时需要在 ECMO 脱机或试验期间增加镇静，防止患者与呼吸机不同步。不同患者有不同的需求，但都应使用最低水平的镇静来维持患者的舒适度、血流动力学稳定性及其与呼吸机的同步性。

• 血流动力学管理

在 VV-ECMO 脱机和试验期间，应密切监测心肺功能。脱机和试验期间呼吸功的增加、气体交换的改变和气道阻力的增加可能导致心脏失代偿。除了标准的血流动力学监测以及评估是否需要正性肌力治疗外，超声心动图在评估心功能方面也是一个有价值的工具。膜肺氧供气体流速减少或关闭时，如若出现右心室扩张，则提示血流动力学不耐受。

• 抗凝管理

由于在 VV-ECMO 脱机试验期间，通过静脉插管、体外管路、泵或氧合器的血液没有中断，因此不会增加血栓形成的风险。如果患者的肺功能看起来有所改善、ECMO 试验有望成功，那么在试验结束预期拔管时停止肝素输注是合理的。更常见的做法是，抗凝治疗持续到试验结束，如果患者通过试验，则在停止膜肺通气的同时继续 ECMO 血流，并按照拔管计划停止抗凝。如果患者的 VV-ECMO 脱机试验失败，则继续抗凝并恢复体外支持。

拔 管

当试验证明机体已经恢复、通过更常规的手段能够维持生命支持时，可以进行拔管。拔管应该是 ECMO 脱机试验后的进程；相较于脱机试验，拔管不需要改变通气支持水平。拔管通常可作为一种计划好的床旁手术。VV-ECMO 拔管检查表见图 15.2。

拔管前，需要确认试验结束后患者心肺功能的稳定性。至少在手术前 30~60 min 停用肝素。关闭体外循环，夹紧引流和灌注管路。如有必要，可以在拔除套管后使用鱼精蛋白来纠正凝血功能障碍。拔除带侧孔的大静脉套管可能发生静脉空气栓塞，因此插管部位决定了患者需要保持静止状态。此外，

- □ 成功试验后阶段
- □ 与下述人员的沟通计划
  - ○ 床旁护士
  - ○ ECMO 体外循环家
  - ○ 呼吸治疗师
  - ○ 重症医生
  - ○ 心胸外科医生
- □ 这项操作可以在床旁安全进行吗？
- □ 讨论目标应包括患者病情恶化时再插管的医疗护理措施
- □ 拔管前应中断肝素输注 30~60 min
- □ 拔管期间，需要明确插管的位置是确定可靠的
- □ 拔管后至少按压 30 min

图 15.2　VV-ECMO 拔管检查清单

Valsalva 动作可预防静脉系统出现明显的负压梯度。经皮插管取出后，使用非阻断性压力（无需阻断动脉的压迫力量）静脉穿刺部位至少 30 min。对于通过手术切开放置的插管，可能需要手术介入和修复。

拔管后

由于在停止体外生命支持（ECLS）前已证实患者有足够的气体交换（且血流动力学稳定），因此拔管往往耐受良好。预计患者将进入持续的恢复阶段，后续治疗的重点可转向拔管后的愈合、康复以及并发症预防。此外，如果情况允许，下阶段需要考虑脱离机械通气并拔除气管插管。因体外支持需要抗凝治疗而被暂停的手术（如气管造口术、胸管放置、有创导管放置），在拔管后便可以进行。

有些患者会出现病情反复，例如呼吸困难再次加重。回归基本治疗原则，需考虑再次恶化的鉴别诊断（液体超载、血栓栓塞症），进行正确诊断，同时使用呼吸机支持治疗（对于拔除气管插管的患者，行无创通气或再插管）是有利的。在拔管后 24~48 h 内，还需要评估患者插管部位是否有静脉血栓形成。

· ECMO 拔管前撤离机械通气

一项国际调查研究显示，90% 的 ECMO 中心在患者脱离 VV-ECMO 时仍保持机械通气[5]。先终止呼吸机支持还是先停用 ECMO，取决于多种因素。如前所述，出血性并发症可能会导致 ECMO 提前终止。此外，对于需要大量镇静剂的气管插管患者，在持续 ECMO 支持下拔除气管插管可能有助于活动，促进康复。对于预计需要长期呼吸支持的患者，必须考虑该机构是否具备长时间 ECMO 支持的能力。此外，在撤离呼吸机支持治疗之前，ECMO 回路的状况（导管内血栓、氧合器内血栓、氧合器功能）是需要考虑的重要因素。最后，当近期脱离 ECMO 的拔管患者出现呼吸衰竭时，重症监护室应具备提供紧急通气支持的能力。

VA-ECMO 撤机

VA-ECMO 与 VV-ECMO 撤机的不同之处体现在以下三方面：首先，心脏和肺脏系统都将逐渐脱离体外支持；其次，ECMO 血流速降低，但膜肺氧供气流量不变；最后，ECMO 支持不会因为担心血流停滞而真正被长时间中断。

应每天评估脱机和终止使用 ECMO 的准备情况。器官功能改善的迹象包括动脉波形搏动性改善，心脏充盈压降低，器官功能改善，放射学和超声影像有所改善[7]。

在撤机时，ECMO 的流量每间隔 4~6 h 缓慢降低 0.5~1 L/min。随着 ECMO 脱机的进行，机械通气和血流动力学支持可能需要上调。在大约 1 L/min 的流量下，如果患者在较低呼吸机支持水平和小剂量血管活性药物支持下能够维持平均动脉压 > 65 mmHg、混合静脉氧饱和度 > 65%、动脉饱和度 > 90%，那么他们可能已经准备尝试脱离 ECMO 的支持。在获得足够多的符合撤机的证据后，可将患者 ECMO 的流量调回 1.5~2 LPM 并等待拔管。

通常，ECMO 脱机试验在手术室进行，并进行血流动力学和超声心动图监测。钳夹套管后，使患者与泵分离。对回路的两个分支进行桥接，保持血液在体外循环回路中流动。如果需要较长时间的试验，可以偶尔快速松开钳夹（松开套管上的卡箍）以防血栓形成。然而，由于该操作会将含氧血液引入患者体内，因此评估气体交换情况需要在松开钳夹之前进行。

为使动脉插管部位的血管处于可控状态，应尽量在手术室进行 ECMO 拔管。移植或持久机械支持而需要 VA-ECMO 或 VV-ECMO 桥接的患者，也可在手术室进行手术时予以拔管。

未恢复者终止 ECLS

大多数接受 ECLS 治疗的患者可成功脱机或在接受移植后康复。然而，部分患者会进入终末期无法恢复。患者的原发疾病可能无法治愈，出现移植禁忌证，ECLS 相关并发症（特别是颅内出血）改变了疾病的发展进程，或者一些危重疾病导致严重的后果，如院内肺炎、感染性休克或急性肾功能衰竭，会在恶化的病情基础上雪上加霜（表 15.3）。重要的是，要记住尽管接受了几周甚至几个月的 ECLS，部分患者还是会恢复的，因此终止支持的决定不应该随便做出。

如何判断无意义的持续重症监护是有争议的，也是极其复杂的[8-9]，在 ECLS 患者中更是如此[10-11]。如果在 ECLS 开始之前就有明确的目标，并定期重新审视这些目标，那么原本困难的决策就会变得容易。启动 ECLS 时，应说明

表 15.3 急性呼吸窘迫综合征患者 ECLS 失败的常见原因

撤机失败的类别	撤机失败的原因
原发疾病进展或无法缓解	增生性 ARDS，肺纤维化 肺源性心脏病 多器官功能衰竭
移植禁忌证	耐药菌感染 严重肝素诱导血小板减少症 高度 HLA 致敏状态 广泛性胸膜疾病
ECLS 并发症	颅内出血 顽固性出血 全身性栓塞，尤其是神经系统 评估失败
重症并发症	感染性休克 大面积心肌梗死

其目的，并在医疗团队和患者（或代理人）之间统一这些目标。如果 ECLS 是作为移植前的桥接，那么必须实事求是地评估移植候选者的资格，并确保其没有移植禁忌证，否则可能会将患者困在"永久的桥接阶段"[11]。为处于康复阶段的患者制定明确的目标更具挑战性，因为康复过程可能很久，难以准确预测，而且这一过程可能会被病情的波动打断，使患者生存机会渺茫。ECLS 团队应定期与患者会面，以确定患者的状态、实现目标的进展（或倒退）以及预后。对于难以存活的患者来说，限时试验的概念（其中阐述了明确的指标和清楚的时间表）可能对患者和家属有所帮助。延长或终止体外支持的伦理问题将在后续的章节中讨论，这里我们将讨论终止 ECLS 的实际问题。

当医护人员和患者一致认为继续 ECLS 无法达到目标并退出时，就不存在伦理困境。在这种情况下，我们主张改变治疗目标，重点应放在患者的舒适度上，并撤除所有不必要的 ICU 干预。由于 ECLS 不作为终点疗法，大多数人认为终止 ECLS 类似于停止其他生命支持。然而，由于停止 ESLS 通常会导致患者立即死亡，一些不适是可以理解的，特别是在照顾意识清醒的患者时。

一旦决定对预期死亡的患者停止 ECLS，应将更改的计划告知主要护理人员、咨询师、转诊医生、ICU 护士、灌注师、治疗师和其他有关人员。姑息治疗专家和精神护理服务的参与可能会有所帮助。应确保患者的舒适状态，根据需要使用止痛剂和镇静剂，并预料到 VV ECLS 的停止可能会引起或加重呼吸困难。然后我们关闭膜肺氧供气流，防止气体进一步在膜肺交换。假设 VV-ECMO 能维持生命，那么终止支持将导致死亡。对于使用 VA ECLS 的患者，体外循环血流可随着血管活性药物输注的停止而减少。保证患者处于舒适状态，以免出现恶化的呼吸困难或其他可感受到的不适症状。

资助声明

资助完全由院校和（或）部门来源提供。

（高兰　卜翔　译，梁伟　审）

参考文献

[1] Vasques F, Romitti F, Gattinoni L, et al. How I wean patients from veno-venous extra-corporeal membrane oxygenation. Crit Care, 2019, 23:316.

[2] Hartley EL, Sanderson B, Vasques F, et al. Prediction of readiness to decannulation from venovenous extracorporeal membrane oxygenation. Perfusion, 2020, 35(suppl 1):57–64.

[3] Lynch WR. Weaning, trialing and futility // ECMO: extracorporeal cardiopulmonary support in critical care. 4th ed. ELSO, 2012.

[4] ELSO guidelines for adult respiratory failure, August 2017.

[5] Marhong JD, Munshi L, Detsky M, et al. Mechanical ventilation during extracorporeal life support (ECLS): a systematic review. Intensive Care Med, 2015, 41(6):994–1003.

[6] Marhong JD, Telesnicki T, Munshi L, et al. Mechanical ventilation during extracorporeal membrane oxygenation. An international survey. Ann Am Thorac Soc, 2014, 11(6):956–961.

[7] Fried JA, Masoumi A, Takeda K, et al. How I approach weaning from venoarterial ECMO. Crit Care, 2020, 24(1):307.

[8] Luce JM. A history of resolving conflicts over end-of-life care in intensive care units in the United States. Crit Care Med, 2010, 38:1623–1629.

[9] Siegel MD. End-of-life decision making in the ICU. Clin Chest Med, 2009, 30:181–194.

[10] Rosenberg AA, Haft JW, Bartlett R, et al. Prolonged duration ECMO for ARDS: futility, native lung recovery, or transplantation? ASAIO J, 2013, 59:642–650.

[11] Abrams DC, Prager K, Blinderman CD, et al. Ethical dilemmas encountered with the use of extracorporeal membrane oxygenation in adults. Chest, 2014, 145:876–882.

[12] Schenker Y, Tiver GA, Hong SY, et al. Discussion of treatment trials in intensive care. J Crit Care, 2013, 28(5):862–869.

[13] Cook D, Rocker G. Dying with dignity in the intensive care unit. N Engl J Med, 2014, 370:2506–2514.

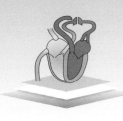

第 16 章

VA-ECMO 在呼吸衰竭中的应用

Avery Tung, Tae H. Song

引 言

体外膜肺氧合（ECMO）在治疗呼吸衰竭时的主要作用是促进气体交换。在体外循环管路中，膜肺（ML）可以增加静脉中的氧气，清除二氧化碳，以维持氧合和二氧化碳稳态。这种方式可以支持无法进行充分气体交换的肺损伤或肺疾病患者，直至其肺康复。

尽管总体而言，静脉–动脉（VA）ECMO 在成人患者中更常用[1]，但静脉–静脉（VV）ECMO 在急性呼吸窘迫综合征（ARDS）所致呼吸衰竭患者的治疗中更常见[2]。然而，VA-ECMO 也可用于血流动力学不稳定和呼吸衰竭患者的心血管支持。当使用这种模式时，ECMO 灌注管将含氧血液回输至动脉循环而非静脉系统，该模式可以扩大接受 ECMO 技术支持的呼吸衰竭患者范围。

VA-ECMO 适用于两大类呼吸衰竭患者。第一类涉及疾病状态，当合并循环衰竭时，可能需要 VA 支持。例如，右心或左心（或全心）衰竭引起的心源性休克、需要增加心输出量以维持血压的脓毒症休克/血管麻痹性休克，以及其他无法维持充足心输出量的疾病（如肺栓塞、心肌炎、心内分流或持续性心律失常）。

此外，当仅通过 VV-ECMO 治疗仍然无法满足氧合时，可以使用 VA-ECMO。由于 VV-ECMO 的引流管和灌注管都位于腔静脉中，因此可能存在再循环（来自 ECMO 灌注管的含氧血液被抽吸至 ECMO 引流管路中，而非送往终末

A. Tung (✉)
Department of Anesthesia and Critical Care, University of Chicago, Chicago, IL, USA
e-mail: ATung@dacc.uchicago.edu

T. H. Song
Section of Cardiac Surgery, Department of Surgery, University of Chicago, Chicago, IL, USA
e-mail: tsong@surgery.bsd.uchicago.edu

© The Authors(s), under exclusive license to Springer Nature Switzerland AG 2022
G. A. Schmidt (ed.), *Extracorporeal Membrane Oxygenation for Adults, Respiratory Medicine*, https://doi.org/10.1007/978-3-031-05299-6_16

器官)[3]。当以这种方式"浪费"了足够多的 ECMO 输出时，VV-ECMO 支持气体交换的能力将会减弱。在这种情况下，调整插管位置可以改善全身氧合。

在某些情况下，虽然对患有低氧呼吸衰竭的患者最大限度地应用 VV-ECMO 并实现最佳输送（即最小限度的再循环或无再循环），但患者仍有可能存在低动脉氧饱和度。提高血红蛋白水平以增加氧气输送是一种策略；另一种策略是转换为 VA-ECMO，或在 ECMO 的灌注侧增加动脉插管，将含氧血液重新输送至主动脉弓。这种情况通常发生在原有心输出量较高且 VV-ECMO 无法充分提升动脉氧饱和度时。在这种情况下，特别是在患者因低氧饱和度引起躁动时，VA-ECMO 可将含氧血液向脑循环输送，即使患者存在严重呼吸衰竭，也仍可保持清醒和交流。

本章将回顾 VA-ECMO 的基本原理，讨论 VA-ECMO 相关的管理模式及其与 VV-ECMO 的区别。此外，本章将指导临床医生如何决策：何时应用 VV-ECMO 不合适或无效，哪些额外检查或临床发现可以指导选择 VA-ECMO 而非 VV-ECMO，以及哪些线索可能促使已经使用 VV-ECMO 的患者转向 VA-ECMO。随后我们将讨论 VA-ECMO 可能比单独使用 VV-ECMO 具有临床优势的呼吸衰竭具体病例（表 16.1）。

VA-ECMO 的基本原理

解　剖

顾名思义，VA-ECMO 与 VV-ECMO 的区别在于 ECMO 灌注管位于循环的动

表 16.1　VA-ECMO 在呼吸衰竭中的潜在适应证

1. 合并左心室功能障碍
（a）缺血性心脏病
（b）Takotsubo 综合征
（c）心肌顿抑
（d）心肌炎
2. 严重右心室功能障碍
（a）ARDS 引起的急性肺心病
（b）肺栓塞
3. 高心输出量状态
（a）脓毒症休克
4. 顽固性心律失常

脉侧而非静脉侧。静脉血从右心房或上/下腔静脉引出，通过膜肺，再经动脉系统回流到体内。静脉（引流）插管的位置参见第3章和第4章，包括股静脉、颈内静脉和锁骨下静脉（不常见）。对于VA-ECMO，灌注管的大小和位置取决于两大要素：目标动脉管径的大小，导管置入致使管腔部分或完全阻塞后保留远端动脉血流的能力。因此，灌注管的常见置管部位包括股动脉和腋动脉。尽管管路的位置与标准的体外循环（CPB）管路相似，但通常CPB管路涉及将静脉血被动引流到储血罐中，再将其输入离心泵。相反，VA-ECMO无储血罐，因此充足的静脉引流对动脉回流至关重要。

设 备

引流管的插管技术与VV-ECMO相似。由于VA-ECMO常用于支持血流动力学不稳定患者的心输出量和血压，且充足的静脉引流对血流动力学支持至关重要，因此将静脉导管尖端置于右心房和（或）腔静脉是VA-ECMO非常必要的。成人VA-ECMO静脉导管尺寸一般为21~27F。

与VV-ECMO一样，离心泵将血从静脉引流管中抽出，并主动泵入膜肺，并将其送回循环。然而，与VV-ECMO不同，VA-ECMO创建了一个平行回路，血液绕过心脏和肺部，从静脉循环泵入动脉循环。因此，对VA-ECMO来说，膜肺是强制性的，或者说膜肺是不可或缺的，否则乏氧的静脉血将分流到动脉系统，并产生严重的动脉血氧饱和度下降。因此，在VA-ECMO中不能关闭氧气源。粗大且位置良好的管路，可产生高达7 L/min的血流量，但3~5 L/min的流量更为常见。

VA-ECMO的灌注管通常选用15~21F。虽然管径越大流量越高，但其插管相关不良事件发生率也更高，例如出血和血管损伤。此外，对于插入股动脉的灌注管，需要放置远端灌注导管，否则同侧下肢可能发生缺血。远端灌注导管通常是6~8F导管，放置在插入部位的远端，将血流从灌注套管转移到套管插入部位远端的动脉（通常是股浅动脉）。既往股动脉插管导致下肢缺血的发生率为12%~22%[4]，因治疗骨筋膜室综合征而行筋膜切开术或截肢术的发生率是较低的。留置远端灌注导管可降低此类并发症的发生率[5]。

与VV-ECMO一样，VA-ECMO需要抗凝以预防血栓形成，因为血栓可能导致血栓栓塞事件、膜肺功能衰竭或泵功能障碍。大约25%的VA-ECMO患者会发生出血[6]，即使在没有抗凝的情况下也会出现。肝素和直接凝血酶抑制剂（如比伐卢定和阿加曲班）已被用于全身抗凝治疗[7]。确定最佳抗凝策略的数据很少，而且很可能没有哪种抗凝方法是最佳的（见第8章）。

抗凝的充分性可通过多种方法进行监测。对于肝素抗凝的患者，2014年ELSO指南建议滴定抗凝药物剂量至活化凝血时间（ACT）= 180~220 s[8]。抗Xa监测的目标范围建议为0.3~0.7 IU/mL[8]。一些中心也使用凝血酶原时间（PT）在50~80 s的范围。凝血监测指标之间的差异常见；临床经验表明，ECMO长时间运行后，目标抗Xa水平可能与超治疗范围的PT水平相关[9]。虽然血栓弹力图（TEG）可以更精确地滴定抗凝程度，但现有数据表明，即时TEG检测与出血和血栓并发症之间的相关性较差[10]。与任何治疗滴定一样，发生出血或凝血时应对抗凝管理进行回顾。

监 测

VA-ECMO与VV-ECMO的区别在于，除了气体交换外，其还影响心输出量和终末器官灌注。因此，VA-ECMO的监测目标包括灌注管远端（通常是股动脉）肢体灌注的充分性，自身心肺功能，上半身氧合的充分性（对于股动脉插管），整体心肺支持的有效性，以及体外循环回路、插管、膜肺的功能和完整性。此外，撤离VA-ECMO与撤离VV-ECMO不同，撤机时要同时撤除血流动力学和呼吸支持。

·经ECMO体外循环回路氧合的充分性

由于VA-ECMO患者的气体交换是通过ECMO体外循环回路进行的，且与患者自身心肺并行工作，因此需要监测ECMO体外循环回路氧合的充分性，以排查全身氧饱和度不足的问题。影响膜肺出口PO_2的因素包括空氧混合器浓度、体外循环回路血流速率、氧合器入口处的PO_2以及膜肺中的微血栓数量。一般而言，如果通过膜肺的血流量低于设备的额定流量，或进入膜肺的氧饱和度≥70%，那么膜后的氧饱和度应超过95%[11]。由于许多因素可影响膜后氧合，因此监测膜肺功能的一个合理临床策略是在膜肺启动后5~10 min获得基线膜后PO_2，并监测其随时间的变化趋势（见第9章）。

·总体气体交换的充分性（ECMO和自身循环）

与VV-ECMO不同，VA-ECMO不仅通过改善动脉血氧饱和度来影响氧输送，而且通过增加全身心输出量向外周器官输送含氧血液。由于使用VA-ECMO患者的全身血流涉及原有的自身循环和ECMO系统本身的输出，因此监测全身心输出量（以及氧输送）需要同时监测原有的自身心输出量和ECMO流量。根据粗略的经验法则，正常的血压和SvO_2（>70%）表明外周器官有充足的氧输送，这可作为一个简单的经验原则。

由于整体氧合是 ECMO 和自身肺功能的联合作用，因此诊断全身氧合变化的原因可能具有挑战性。自身肺功能、膜肺功能或膜肺与自身循环流量输送差异都可能起作用。需要 VA-ECMO 治疗的呼吸衰竭患者也可能合并脓毒症休克或心源性休克，因此，流经肺部和心脏（而非 ECMO 设备）的心输出量可能更高或更低。

评估流经自身心脏和肺部的心输出量非常困难。动脉搏动不能完美监测左心室（LV）射血功能，但至少可以反映一部分自身心输出量。经胸超声心动图通过测量左心室流出道速度-时间积分，可以更准确地估计每搏输出量。也许最直接的监测方法是肺动脉（PA）导管插入术，其可以直接测量心内流量。

在 VA-ECMO 回路中，自身流量和 ECMO 流量之间的交互也会对心功能产生影响。原则上，增加 ECMO 流量将增加右心房的静脉引流，并减少通过自身心肺的血流量。然而，在现实情况中，ECMO 泵输出增加，致使左心室后负荷增加，从而可能限制左心室射血并导致左心室扩张。对于心源性休克和左心室功能障碍的患者，这种左心室扩张可能会延缓心脏功能恢复[12]。此外，左心室扩张会增加左心房压力，可能加重肺水肿（以及自身肺的氧合）。

已经提出了几种避免、检测和监测左心室扩张的策略。包括超声心动图评估主动脉瓣开口、左心室大小和血液瘀滞/血凝块形成，胸部 X 线检测肺水肿恶化，经 PA 导管测量肺动脉舒张压（或肺动脉楔压）。其中，PA 导管插入术越来越被认为是最准确的方法，最新的心源性休克管理指南也表明这样做能够获益[13-14]。通过监测肺动脉楔压和自身心输出量，PA 导管插入术可以最大限度分清并了解自身循环和 ECMO 之间的血流分布。

放置 PA 导管也有利于进行 VA-ECMO 患者的液体管理。需要启动 VA-ECMO 支持的患者通常是低血压并接受升压药支持。使用 PA 导管插入术进行血流动力学监测，可最大限度地滴定血管内容量和升压药剂量，以达到合适的血压而不引起左心室扩张。

全面讨论左心室扩张的射血策略超过了本章范畴，2018 年的一篇综述对此提供了可参考的总结[15]。强心剂和血管扩张剂能使左心室射血分数增加，但可能会损害左心室氧供需平衡。通过降低 ECMO 流量，也可以降低左心室后负荷。导管可经左心室心尖部插入，逆行经过主动脉瓣，从右心经房间隔引入，以主动排出左心室血液。

·上半身氧合的充分性

当出现呼吸衰竭且 VA-ECMO 灌注管位于股动脉时，来自自身循环的乏氧血液可能会进入锁骨下动脉和颈动脉，然后与从主动脉远端逆行而来的富氧血液混合。来自自身循环的乏氧血液进入脑血管的程度取决于 ECMO 和自身血流之间的平衡。由于自身血流与 ECMO 血流比例的动态变化，"分水岭"区域可能随着心功能的改善而变化。

如果股动脉 ECMO 灌注管的富氧血液没有到达上肢，则该综合征被称为"差异性缺氧""南北"或"小丑"综合征。这可能会导致相对或绝对的大脑低氧血症，因此使用股动脉作为灌注插管的 VA-ECMO 患者需要监测上半身氧合的充分性[16]。在右侧桡动脉进行脉搏血氧饱和度、动脉波形和血气监测，可以持续评估右侧头臂干和右颈总动脉的氧饱和度。右桡动脉脉压大提示可能有明显的自身射血（呼吸衰竭患者的乏氧血液）。从右桡动脉进行血气监测能够更精确地监测氧饱和度，但只能间断实施。

改善南北综合征所致的上半身低氧风险的策略包括优化自身肺功能和增加 ECMO 流量，以将分水岭推至主动脉弓近端[15]。如上所述，增加 ECMO 流量也可能加重左心室扩张，加重肺水肿。通过降低前负荷或减少射血来减少自身心脏射血，也可能使 ECMO 富氧血液逆行流向主动脉近端。另一种方法是将部分 ECMO 富氧血液转移到上腔静脉，以增加自身循环中的氧合。这种策略被称为静脉-静脉动脉（V-VA）ECMO，包括在颈内静脉放置灌注导管，为心脏和肺部提供含氧血液。股动脉导管和颈内静脉导管的流量平衡可通过导管上的流量控制器来调节。

·远端肢体缺血

与 VV-ECMO 不同，VA-ECMO 需要在动脉中放置灌注管。当选择股动脉时，肢体缺血的发生率可高达 20%。在目前的 ECMO 实践中，通常使用 6~8 F 远端灌注管将部分 ECMO 流量转移到远端肢体。虽然该方法显著降低了肢体缺血的发生率[5]，但仍可能发生需要行筋膜切开术或截肢的下肢缺血，因此应对远端肢体进行监测。尽管远端灌注管的连续血流导致下肢远端经常没有脉搏，但除了临床检查，足部的多普勒超声检查也可以对远端肢体血流进行部分评估。全身乳酸水平升高可能是肢体灌注不足的信号。远端灌注管的血流是否充足也是一个值得关注的问题，尤其是在低水平抗凝或低 ECMO 流量时，因为低流量可能易导致远端灌注管血栓形成。

· **撤 机**

VV-ECMO 启动是由于缺氧或高碳酸血症，可通过降低氧供气流量至零来进行撤机。不同于 VV-ECMO，VA-ECMO 要求膜肺保持工作状态，防止乏氧血液回流到动脉系统。因此，VA-ECMO 撤机需要在降低 VA-ECMO 体外循环回路流量的同时监测系统灌注和压力（见第 15 章）。在 VA-ECMO 撤机过程中，氧饱和度可能没有变化，或者说氧饱和度对指导撤机没有帮助。由于大多数 VA-ECMO 用于肺功能良好的心源性休克，因此氧合通常不太需要考虑。但当 VA-ECMO 用于呼吸衰竭时，流量减少可能引起缺氧。出于对血栓形成的担忧，VA-ECMO 回路无法完全停止，因此通常将流量降至低限（1~2 L/min），同时监测氧饱和度与血流动力学稳定性来进行撤机。在拔管前，应确认在无 ECMO 辅助氧合条件下，患者自身肺功能是否足以支持氧合。大多数情况下，当患者被认为可以拔管撤机时，其血流动力学不稳定问题已经解决，自身的心脏射血功能良好，ECMO 血流向上半身输送的富氧血液很少，而上半身通常需要监测氧饱和度。

VA-ECMO 治疗呼吸衰竭的临床适应证

通常来说，呼吸衰竭患者 VA-ECMO 适应证可分为两类。第一类涉及除 VV 支持外需要 VA-ECMO 的单独适应证。例如，呼吸衰竭合并血管麻痹性休克，右心室、左心室或二者均衰竭导致的心源性休克合并呼吸衰竭，或其他原因引起心输出量不足而导致的呼吸衰竭（如心内分流、心律失常、肺栓塞或肺血管阻力升高）。

第二类包括在最大 VV-ECMO 支持下仍持续（大脑）低氧血症的患者。本节将简要介绍 VA-ECMO 在这些情况下的应用，并说明 ARDS 患者的哪些临床线索可能提示使用 VV-ECMO 还是 VA-ECMO，以及在选择 VV-ECMO 或 VA-ECMO 模式之前可能需要进行哪些额外评估。

血管麻痹性休克

原则上，VA-ECMO 除氧合外还能增加心输出量，提示其在伴有脓毒症休克的呼吸衰竭中起作用。然而，几个因素可能会限制 VA-ECMO 的生存优势。当 ECMO 插管在位的情况下难以实现感染源控制，暴露于 ECMO 体外循环回路引起的炎症，无法产生足够的额外流量来克服全身血管麻痹，以及与血流动力学不稳定无关的进行性终末期器官功能障碍，都可能阻碍 VA-ECMO 改善需要血流动力学和呼吸支持的危重患者的生存率。对于伴有呼吸衰竭的脓毒症或血管麻痹性休克患者，选择 VA- 而非 VV-ECMO 的适应证尚不明确。现有数据表明，VV-ECMO 可能会减少患有 ARDS 且同时使用血管升压药的血流动力学不稳定患者的血管升压药需求[17]。因此，心功能正常且对升压药需求较低的患者可能并不一定需要 VA-ECMO。

对于合并脓毒症休克的 ARDS，VA-ECMO 与 VV-ECMO 的获益尚不清楚。目前文献主要包括病例报告和小规模观察系列研究[18]，但研究结果喜忧参半。其中一项研究发现，与以往的心源性休克患者相比，ECMO 对难治性脓毒症休克患者的疗效不佳，存活率极低[19]。此外，2013 年一项纳入 14 例患者的病例系列研究提示，在基线左心室功能正常、细菌性脓毒症休克和严重脓毒症心肌病的人群中，ECMO "抢救" 成功率为 70%[20]。另一个病例系列研究报道称，对于合并 LV 功能障碍的脓毒症休克患者来说，应用 VA-ECMO 的患者生存率为 90%；而 VV-ECMO 用于单纯分布性休克时，患者生存率为 65%[21]。另一项病例系列研究将 82 例脓毒症休克患者与 130 例匹配的对照组患者进行了比较，发现接受 VA-ECMO 与未接受 ECMO 的患者死亡风险比为 0.54[22]。尽管 VA-ECMO 对脓毒症休克有这一益处趋势，但目前《拯救脓毒症指南》对机械通气失败时使用 VV-ECMO 做出了弱推荐，而对使用 VA-ECMO 未做出推荐[23]。时机（早期 vs. 晚期启动）、脓毒症感染源的类型和位置，以及基线器官功能障碍等因素可能在影响生存获益中发挥重要作用。根据这些数据，VA-ECMO 可被视为抢救脓毒症休克和相关心肌病患者的一种策略。

对于患有脓毒症或血管麻痹性休克的 ARDS 患者，应实施 VA-ECMO 治疗，包括那些有心功能障碍病史（缺血性冠状动脉疾病、瓣膜功能障碍、低射血分数、心律失常）、需要大量血管升压药、临床状况恶化和难治性低血压的患者。对于体型较大的患者，VA-ECMO 可能无法产生足够的额外血流来克服低全身血管阻力。

伴有心源性休克的呼吸衰竭

由于 VV-ECMO 不支持循环，呼吸衰竭并发严重左心室或右心室功能障碍的患者可能需要 VA-ECMO。血流动力学不稳定的患者在考虑 VV-ECMO 时，应综合评估循环情况，通常包括超声心动图检查。VA-ECMO 替代 VV-ECMO 的适应证包括：尽管输注了血管活性药物，但血流动力学仍不稳定；已经存在的右心衰竭或左心衰竭；尽管进行了最大限度的内科治疗，但乳酸升高或 SvO_2 较低；瓣膜功能障碍引起的心输出量降低，或顽固性心律失常。

· 左心室功能障碍

VA-ECMO 最常见的适应证是严重的左心衰竭。在这种情况下，特别是在心搏骤停后，由于左心室充盈压升高和随之而来的肺水肿，心源性休克可能导致呼吸衰竭。对于这些患者，心功能不全是进行 VA-ECMO 支持的主要原因。或者，呼吸衰竭先于血流动力学衰竭，如应激性心肌病合并 ARDS 或严重低氧血症导致心肌顿抑。

通过支持肺和左心室功能，VA-ECMO 可以恢复缺血性心肌病患者的心肌氧供需平衡，或为可逆性左心室功能障碍的恢复争取时间。对 VA-ECMO 反应良好的心源性休克的其他原因也包括暴发性心肌炎[24]和顽固性心律失常[25]，但不在本章讨论范围。如前文所述，ECMO 高流量时左心室负荷增加且可能阻碍心肌恢复[26]，因此在进行 VA-ECMO 时应注意监测左心室扩张程度。

· 右心室功能障碍

严重的低氧性呼吸衰竭本身可引发肺血管阻力的显著增加，从而引起右心室功能障碍或衰竭。临床表现包括右心房压力升高、三尖瓣反流、超声心动图异常（见第7章）。对于此类患者，最初决定启动 VV-ECMO 是合理的，因为现有数据表明，通过 VV 支持可改善右心室功能[17,27]。然而，如果右心室功能障碍严重，VA-ECMO 可能是更好的选择。同样，如果 VV-ECMO 的右心室功能恶化，血管升压药需求增加，或 VV-ECMO 启动后低氧血症持续存在，则转换为 VVA-ECMO 可稳定心肺功能，直到肺和心脏功能恢复。这种支持可以留出时间来优化机械通气，恢复代谢稳态和右心室功能。

支持 VA-ECMO 用于 ARDS 右心功能的证据仍停留在病例报告水平[28-29]。一项小型试验比较了 VV-ECMO、VA-ECMO 和 VVA-ECMO 等几种支持方式的死亡率，发现没有明显差异。ARDS 患者右心室功能障碍的发生率高达25%[30]，且有更高的死亡率[31]。目前尚不清楚双灌注套管和动脉插管复杂性的增加是否抵消了改善氧合和全身血流的生理获益。最近，一种专门的双腔套管可直接将血流送回肺动脉，已被用于支持肺和右心室功能。然而，在某些情况下，VA-ECMO 和 VVA-ECMO 仍然是可行的选择。

在 VV-ECMO 中增加动脉灌注插管，或转换为 VA-ECMO 治疗右心衰竭所致心源性休克的适应证包括：VV-ECMO 时血流动力学状态恶化；尽管使用了最大限度的血管活性药物治疗，乳酸水平仍升高；恶化或持续的严重低氧血症；严重的右心室功能障碍超声心动图证据（右心室扩张，右心室收缩力下降，新发或恶化的三尖瓣反流）。

急性肺栓塞（PE）是严重肺和心血管功能障碍的另一个原因，可能对 VA-ECMO 有反应。此类患者通常因急性呼吸衰竭而出现低氧血症，因右心室后负荷急性增加而出现心源性休克。虽然初始溶栓治疗可降低血流动力学不稳定患者的死亡率，但对于溶栓治疗后仍存在心肺衰竭或溶栓禁忌的患者，VA-ECMO 可提高生存率。一项病例报道中，患者接受 VA-ECMO 作为 PE 合并心源性休克的主要治疗措施，最终 95% 的患者存活出院，而出现心搏骤停的患者中也有 80% 的生存率[27]。这些结果可能代表了生存率的上限，因为其他病例报告的结果更差[32-33]。与脓毒症的 ECMO 结果相似，不同研究之间的生存率差异很大。关于哪些因素能够预测成功结局，仍不得而知。例如，一些研究报道称一旦高乳酸水平出现，就是不良结局的危险因素[33]，而其他研究则否定了这一结论[27]。无论何种预测因素，对于血流动力学不稳定的 PE 患者，可能需要制定有组织的 ECMO 方案来优化 VA-ECMO 治疗结果，因为这些患者可能会迅速演变为心搏骤停。

一般来说，严重到足以引起低氧血症的 PE 通常也会引起右心室功能障碍。因此，考虑到 PE 的临床病程往往不确定，当需要体外支持时更常选择 VA-ECMO。PE 患者选择 VA-ECMO 的适应证包括：血流动力学不稳定；ECMO 支持随时可用；溶栓治疗失败，无法纠正血流动力学不稳定；高剂量或不断增加的血管活性药物剂量；既往存在右心衰竭或左心衰竭、瓣膜病或肺动脉高压；尽管进行了最大限度的内科治疗，但患者临床状况仍恶化，乳酸水平仍升高或 SvO_2 较低。

VV-ECMO 支持力度最大但氧合仍不足的患者

最后一类可能受益于 VA-ECMO 的低氧性呼吸衰竭患者是那些在最大限度 VV-ECMO 支持下仍持续低氧的患者。由于使用 VV-ECMO 纠正低氧血症依赖于引流大部分心输出量（见第 1 章），因此这种情况通常出现在高心输出量状态。缺氧和高碳酸血症可导致 ECMO 患者躁动，妨碍其参与物理治疗的能力。ELSO 指南将充足的氧支持定义为动脉血氧饱和度 > 80%，以及充分的二氧化碳清除能力 [即以 3 mL/（kg·min）的速度消耗氧气产生的二氧化碳][11]。

VV-ECMO 期间持续低氧血症或 CO_2 清除不足的原因包括膜肺功能障碍、过度再循环和循环血流量不足。其中，前者很容易诊断和治疗（第 9 章）。管理再循环可能没有那么简单。VV-ECMO 经常出现一定程度的再循环。增加再循环可能性的因素包括上腔静脉导管与下腔静脉导管位置相近、单腔（*vs.* 多级）引流插管[34] 以及 ECMO 流量增加[35]。循环血流量可能随着液体负荷、插管重新定位或更换更大的导管而增加；但当心输出量较高时，可能根本无法达到足够的 ECMO 流量来提供充分的氧合。

尽管有最佳的 VV-ECMO 支持，但氧饱和度不足很难治疗。即使血红蛋白水平增加允许充足的氧输送，但动脉氧饱和度 < 90% 可导致持续躁动，需要大量镇静剂。尽管 ELSO 指南将充足的氧支持定义为动脉氧饱和度 > 80%[11]，但在临床实践中，这类患者几乎总是需要大量镇静剂来控制持续躁动。

转换为股动脉插管的 VA-ECMO 会引起严重的南北综合征，因为此类患者通常心输出量增加。中心插管极具创伤性。第三种可能的解决方案是在右腋动脉插入动脉灌注管。来自 ECMO 循环的含氧血液进入右颈总动脉，确保进入脑血管的血液得到充分氧合。右腋窝动脉插管通常为 15~19 F 的套管，可经皮放置或手术植入。小型病例报告表明[36-37]，尽管有手臂肿胀、血肿和感染等并发症[37]，这种 VA-ECMO 支持的方法是可行的。对于非固定 VA 结构（通常从颈内静脉引流，然后通过腋动脉插管返回），静脉引流肢体是不必要的，但可能有助于防止肺再灌注损伤。

在现有的 VV-ECMO 中增加动脉灌注管，或转换为非固定 VA-ECMO 的适应证包括持续低氧血症/高碳酸血症，动脉氧饱和度不足引起的躁动，对调整管路位置或增加 ECMO 流量反应不佳，以及血管通路不足。

小 结

虽然 VA-ECMO 最常见的适应证是维持心源性休克患者的血流动力学稳定，但偶尔也需要用于支持原发性呼吸衰竭患者。VV-ECMO 可治疗的呼吸衰竭状态包括 ARDS 合并脓毒症休克、呼吸衰竭伴发心源性休克（同时或继发）、肺动脉高压合并右心室衰竭（由于肺栓塞或 ARDS），以及严重低氧血症患者行 VV-ECMO 无法充分氧合。增加动脉插管可能会引起单独使用 VV-ECMO 时不必要的监测需求，包括远端肢体缺血、左心室扩张和南北综合征。VA-ECMO 撤机也增加了一些考虑因素，因为 ECMO 体外循环管路在流量减少的情况下仍需保持含氧状态，且自身肺功能的氧合能力在拔管前可能无法完全评估。

VA-ECMO 治疗呼吸衰竭仍然是一个不断发展的动态领域，在适应证、管理、VV-ECMO 到 VVA/VA-ECMO 的转换或撤机方面缺乏共识。无论如何，随着 ECMO 支持范围的扩大，VA-ECMO 在呼吸衰竭中的临床相关作用将存在并增强。

（周琳婧　曾芹静　译，王波　审）

参考文献

[1] ECLS Registry Report, October 2021. Extracorporeal Life Support Organization (ELSO). Available at: https://www.elso.org/Registry/Statistics/InternationalSummary.aspx.Accessed 2021/11/4.

[2] Kon ZN, Bittle GJ, Pasrija C, et al. Venovenous versus venoarterial extracorporeal membrane oxygenation for adult patients with acute respiratory distress syndrome requiring precannulation hemodynamic support: a review of the ELSO registry. Ann Thorac Surg, 2017,104:645–649.

[3] Abrams D, Bacchetta M, Brodie D. Recirculation in venovenous extracorporeal membrane oxygenation. ASAIO J, 2015, 61:115–121.

[4] Cheng R, Hachamovitch R, Kittleson M, et al. Complications of extracorporeal membrane oxygenation for treatment of cardiogenic shock and cardiac arrest: a meta-analysis of 1,866 adult patients. Ann Thorac Surg, 2014, 97:610–616.

[5] Juo YY, Skancke M, Sanaiha Y, et al. Efficacy of distal perfusion cannulae in preventing limb ischemia during extracorporeal membrane oxygenation: a systematic review and meta-analysis. Artif Organs, 2017, 41:E263–273.

[6] Sy E, Sklar MC, Lequier L, et al. Anticoagulation practices and the prevalence of major bleeding, thromboembolic events, and mortality in venoarterial extracorporeal membrane oxygenation: A systematic review and meta-analysis. J Crit Care, 2017, 39:87–96.

[7] Kaseer H, Soto-Arenall M, Sanghavi D, et al. Heparin vs bivalirudin anticoagulation for extracorporeal membrane oxygenation. J Card Surg, 2020, 35(4):779–786.

[8] ELSO Anticoagulation Guideline. Extracorporeal Life Support Organization (ELSO). Available at: http://www.elso.org/Portals/0/Files/elsoanticoagulationguideline8-2014-table-contents.pdf. Accessed 2021/11/4.

[9] Adatya S, Sunny R, Fitzpatrick MJ, et al. Coagulation factor abnormalities related to discordance between anti-factor Xa and activated partial thromboplastin time in patients supported with continuous-flow left ventricular assist devices. J Heart Lung Transplant, 2016, 35:1311–1320.

[10] Jiritano F, Fina D, Lorusso R, et al. Systematic review and meta-analysis of the clinical effectiveness of point-of-care testing for anticoagulation management during ECMO. J Clin Anesth, 2021, 73:110330.

[11] General guidelines for all ECLS cases, August 2017. Extracorporeal Life Support Organization (ELSO). Available at: https://www.elso.org/Portals/0/ELSO%20Guidelines%20General%20All%20ECLS%20Version%201_4.pdf. Accessed 2021/11/4.

[12] Kurihara H, Kitamura M, Shibuya M, et al. Effect of transaortic catheter venting on left ventricular function during venoarterial bypass. ASAIO J, 1997, 43:M838–841.

[13] Rihal CS, Naidu SS, Givertz MM, et al, Society for Cardiovascular Angiography and Interventions (SCAI), Heart Failure Society of America (HFSA), Society of Thoracic Surgeons (STS), American Heart Association (AHA), and American College of Cardiology (ACC). 2015 SCAI/ACC/HFSA/STS Clinical Expert Consensus Statement on the Use of Percutaneous Mechanical Circulatory Support Devices in Cardiovascular Care: Endorsed by the American Heart Association, the Cardiological Society of India, and Sociedad Latino Americana de Cardiología Intervencionista; Affirmation of Value by the Canadian Association of Interventional Cardiology-Association Canadienne de Cardiologie d'intervention. J Am Coll Cardiol, 2015, 65:2140–2141.

[14] Ranka S, Mastoris I, Kapur NK, et al. Right heart catheterization in cardiogenic shock is associated with improved outcomes: insights from the nationwide readmissions database. J Am Heart Assoc, 2021, 10:e019843.

[15] Rao P, Khalpey Z, Smith R, et al. Venoarterial extracorporeal membrane oxygenation for cardiogenic shock and cardiac arrest. Circ Heart Fail, 2018, 11:e004905.

[16] Hoeper MM, Tudorache I, Kühn C, et al. Extracorporeal membrane oxygenation watershed. Circulation, 2014, 130:864–865.

[17] Gutsche JT, Mikkelsen ME, McCarthy FH, et al. Veno-venous extracorporeal life support in hemodynamically unstable patients with ARDS. Anesth Analg, 2017, 124:846–848.

[18] Buia A, Hopf HB, Herrmann E, et al. Septic shock: ECMO beyond ARDS? Introducing the Simon two-stage protocol when randomisation is considered unethical. Scand J Trauma Resusc Emerg

Med, 2020, 28:22.

[19] Ro SK, Kim WK, Lim JY, et al. Extracorporeal life support for adults with refractory septic shock. J Thorac Cardiovasc Surg, 2018, 156:1104–1109.

[20] Bréchot N, Luyt CE, Schmidt M, et al. Venoarterial extracorporeal membrane oxygenation support for refractory cardiovascular dysfunction during severe bacterial septic shock. Crit Care Med, 2013, 41:1616–1626.

[21] Falk L, Hultman J, Broman LM. Extracorporeal membrane oxygenation for septic shock. Crit Care Med, 2019, 47:1097–1105.

[22] Bréchot N, Hajage D, Kimmoun A, et al, International ECMO Network. Venoarterial extracorporeal membrane oxygenation to rescue sepsis-induced cardiogenic shock: a retrospective, multicentre, international cohort study. Lancet, 2020, 396(10250):545–552.

[23] Evans L, Rhodes A, Alhazzani W, et al. Surviving sepsis campaign: international guidelines for management of sepsis and septic shock 2021. Intensive Care Med, 2021, 47:1181–1247.

[24] Diddle JW, Almodovar MC, Rajagopal SK, et al. Extracorporeal membrane oxygenation for the support of adults with acute myocarditis. Crit Care Med, 2015, 43:1016–1025.

[25] Bhandary SP, Joseph N, Hofmann JP, et al. Extracorporeal life support for refractory ventricular tachycardia. Ann Transl Med, 2017, 5:73.

[26] Schrage B, Becher PM, Bernhardt A, et al. Left ventricular unloading is associated with lower mortality in patients with cardiogenic shock treated with venoarterial extracorporeal membrane oxygenation: results from an International, Multicenter Cohort study. Circulation, 2020, 142:2095–2106.

[27] Pasrija C, Kon Z. A protocolized approach to veno-arterial extracorporeal membrane oxygenation for massive pulmonary embolism. Resuscitation, 2018, 126:e12.

[28] Sauza-Sosa JC, Rojas-Gomez CA, Montes de Oca-Sandoval MA, et al. Acute cor pulmonale in a critically ill patient with COVID-19 resolved with venoarteriovenous extracorporeal membrane oxygenation. CASE (Phila), 2021, 5:138–142.

[29] Bergman ZR, Prathibha S, Bauman BD, et al. Venoarteriovenous ECMO in concomitant acute respiratory distress syndrome and cardiomyopathy associated with COVID-19 infection. Case Rep Crit Care, 2021, 2021:8848013.

[30] Mekontso Dessap A, Boissier F, Charron C, et al. Acute cor pulmonale during protective ventilation for acute respiratory distress syndrome: prevalence, predictors, and clinical impact. Intensive Care Med, 2016, 42:862–870.

[31] Boissier F, Katsahian S, Razazi K, et al. Prevalence and prognosis of cor pulmonale during protective ventilation for acute respiratory distress syndrome. Intensive Care Med, 2013, 39:1725–1733.

[32] Meneveau N, Guillon B, Planquette B, et al. Outcomes after extracorporeal membrane oxygenation for the treatment of high-risk pulmonary embolism: a multicentre series of 52 cases. Eur Heart J, 2018, 39:4196–4204.

[33] George B, Parazino M, Omar HR, et al. A retrospective comparison of survivors and non-survivors of massive pulmonary embolism receiving veno-arterial extracorporeal membrane oxygenation support. Resuscitation, 2018, 122:1–5.

[34] Palmér O, Palmér K, Hultman J, et al. Cannula design and recirculation during venovenous extracorporeal membrane oxygenation. ASAIO J, 2016, 62:737–742.

[35] van Heijst AF, van der Staak FH, de Haan AF, et al. Recirculation in double lumen catheter veno-venous extracorporeal membrane oxygenation measured by an ultrasound dilution technique. ASAIO J, 2001, 47:372–376.

[36] Javidfar J, Brodie D, Costa J, et al. Subclavian artery cannulation for venoarterial extracorporeal membrane oxygenation. ASAIO J, 2012, 58:494–498.

[37] Biscotti M, Bacchetta M. The "sport model": extracorporeal membrane oxygenation using the subclavian artery. Ann Thorac Surg, 2014, 98:1487–1489.

第 17 章
ECMO 中的伦理问题

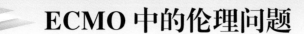

引 言

体外膜肺氧合（ECMO）治疗充满了伦理挑战，其中大部分与重症医生多年来一直面临的挑战相似。然而，与其他各种形式的生命支持治疗方式不同，静脉－静脉 ECMO（VV-ECMO）仅仅作为一种补救性替代性治疗措施，用于等待器官功能恢复或肺移植的过渡治疗[1]。ECMO 治疗成本高昂，临床结局存在不确定性。尽管伦理上要求医生应实现患者获益最大化，但 VV-ECMO 临床结局的不确定性使应用最佳获益标准变得模糊不清[2]。

这导致各 ECMO 治疗中心在确定 ECMO 应用方式及选取 ECMO 治疗人群时有各自不同的标准[3]。此外，ECMO 治疗常常在紧急情况下启动，有强烈的时间紧迫性，短时间内难以获取全部信息，因此在短时间内做出清晰明确的临床预期判断对医务工作者来说是一项很大的挑战。ECMO 治疗在实践过程中遇到的常见伦理问题包括：在有限的预测下如何选出最适宜接受 ECMO 治疗的患者；ECMO 治疗维持期间如何平衡获益和负担；当出现"无路可走"的情况、发生医疗并发症或患者自觉痛苦时，何时终止 ECMO 治疗；如何实现资源合理分配[4-5]。VV-ECMO 患者照护过程中涉及的伦理概念包括：有利、不伤害、自主、公平、共同决策、替代决策、决策能力、提前制订的医疗护理计划、替代判断、限时试验、治疗无效和道德不安等，这些概念在表 17.1 中会进一步描述。

表 17.1 本表定义并描述了本章中的常见伦理原则 [5,6,8,21,22]

项目	定义	说明
有利原则	为患者谋取最大利益，有利于患者	
不伤害原则	避免对患者造成伤害	
自主原则	患者可自主选择或拒绝诊疗方案	患者必须具有行使自主权的决策能力。患者不应要求未提供的、不适当或无指征的医疗干预
公平原则	每个人公平享有参与医疗资源分配和使用的权力	
共同决策	医生和患者共同做出医疗决定	适当的共同决策包括医生根据临床知识和循证医学提出建议，患者分享其价值观和偏好，以便共同做出符合患者最大利益的决定 这要求医生尊重患者价值观、态度、文化、宗教信仰等方面的多样性
替代决策	医生和患者代表共同为无行为能力的患者做出医疗决定	通常情况下，替代决策者需基于患者本人的价值观和偏好做出决定
决策能力	患者理解医疗行为，并通过可用的选项能够做出知情同意或拒绝特定治疗方案的能力	决策能力是由提供者判断决定的。一般来说，提供者将评估患者思维是否清晰，能否表现出一致性，以及能否做出合理的决定 决策能力也分不同层次，例如简单的低风险程序（即中心静脉导管植入）与复杂的高风险程序（即VV-ECMO）需要的能力水平可能不同
提前制订的医疗护理计划	如果患者病情严重，通常希望得到医疗护理	提前制订的医疗护理计划包括各种关于医疗活动的谈话，从患者与医疗方案提供者的谈话，到患方签署代表患者意愿的各种法律文件
替代判断	授权人依据患者的价值观和偏好（而不是他们自己的价值观和偏好）来决定医疗方案	授权人根据患者性格来推断患者所表达的价值观和偏好
限时试验	在预定的时间间隔内定期评估所采取治疗方案的适当性	
治疗无效	无法达到预期的治疗目标	对于"无路可走"（不是移植候选者，也不太可能康复）的患者，继续 VV-ECMO 治疗通常被认为是徒劳的

续表

项目	定义	说明
道德不安	当一个人不得不去做一些自己不认可的事情时，精神上和道德上会感到很强的不安	当医疗团队成员被要求对其认为遭受痛苦的 VV-ECMO 患者进行治疗时，可能会觉得道德不安

本章将专门讨论 VV-ECMO，尽管静脉 – 动脉 ECMO 和 ECMO 作为心肺复苏（ECPR）也有其自身的伦理考量。

启动 ECMO

VV-ECMO 是难治性呼吸衰竭患者康复或肺移植的桥梁。然而，预测哪些患者可以康复是非常困难的。尽管体外生命支持组织（ELSO）记录的出院存活率为 59%，但关于这方面缺乏具有翔实结果的研究 [2-3]。正如前文所讨论的，临床医生试图使用多种临床预测因素来确定 VV-ECMO 的适用人群。除了这些临床因素外，提供者还必须将患者的价值观和偏好纳入 ECMO 治疗的决策中。这要求医生深入了解患者的价值观和偏好，理解每位患者独特的激励因素，并指导患者最终做出复杂、理性的临床决策。同时，医生也需认清自己的价值观，并能够将其搁置一边，以确保医生个人价值观不会影响患者的最终决策。

由于 ECMO 手术的紧迫性，真正的知情同意往往难以实现。因此，初始同意书应包括审查 ECMO 的适应证、概述可能出现的主要并发症及无法恢复等风险，并确定 ECMO 终止的标准 [2]。在大多数 VV-ECMO 病例中，患者在开始 ECMO 治疗前往往就已经因原本的各种危重疾病而丧失行为能力。因此，医生需依赖患者的预先指示或其替代决策者的意见。由于 ECMO 通常不被考虑在预先的诊疗计划中，因此决策权就落在了患者的替代决策者身上。患者的替代决策者需要传达患者本人的价值观和偏好，最终做出决定，这被称为替代决策 [6-7]。由于这些决策通常是在临床紧急情况下做出的，因此替代决策者往往承受着很大的恐惧和压力。临床医生需要做好准备，以指导这些替代决策者完成判断并最终代替患者做出决策。例如，许多患者并未与其亲人讨论过在 ICU 住院期间可能出现的各种情况下他们想要什么，特别是关于 ECMO 的想法；然而，他们可能会分享自己认为有意义、有价值和更重要的生活方式，如行动能力、认知功能、与家人和朋友共度时光、工作和独立性。通常，可以根据患者在日常生活中所表现或信奉的价值观推断其医疗偏好。应确保治疗计划所期望的生活质量将为患者所接受。例如，活着被送往养老院，完全依赖他人的护理，对某位患者来说可能是可接受的，但对另一位患者来说却不可接受。由于 ECMO 通常是在急性情况下启动的，承受着巨大的情绪压力，因此设定期望值变得极其困难。大多数患者和代理人不熟悉 ECMO，认为是一种挽救生命的方式。因此，一旦患者稳定下来，还需与家属继续对话，建立合理的预期，明确使用 ECMO 的目的和可能达到的目标，并讨论未来可能发生的康复或不康复的情景，这是极其重要的。

ECMO 的持续治疗

通常情况下，自 ECMO 启动后直到插管和稳定，才能知道患者是否可以康复或进行移植[5]。因此，ECMO 是一种具有时间限制性的治疗方法。也就是说，如果无法达到移植或康复的治疗目标，治疗就会陷入无路可走的困境，如果继续进行 ECMO 治疗，最终将会遇到各种并发症。所以，需尽早将这些情况详细地告知患者家属。ELSO 建议，在开始 ECMO 治疗前，应向家属解释因治疗无效而停止的可能性。此外，家属也应该做好准备面对治疗目标未达成或出现各种并发症时治疗目标将发生变化的情况[1]。对于像 ECMO 这样的复杂疗法，治疗中非常重要的一部分就是与患者家属及时沟通，告知其有关患者的最新情况，以便让家属全面了解，而不是迷失在细节中。要做到这一点，最好的办法是设定明确而具体的目标，例如某些器官系统的恢复、患者清醒和康复[1]。同样重要的是，应注意整个过程中治疗目标会发生变化，需要大家反复沟通、多次会诊，以重新评估、了解病情并重设目标。可能会有许多临床医生参与 ECMO 患者的诊疗，负责 ECMO 治疗的人员也可能经常更换，从而使一致的信息传递变得困难[1]。应努力确保所有团队成员对诊疗计划的意见达成一致，包括治疗负责人、护士、呼吸治疗师和 ECMO 专家。指导围绕 ECMO 开始生命维持治疗的一个有用工具是"限时试验"。这是临床团队和患者（或授权人）在预定时间间隔内使用 ECMO 并评估临床反应之间的协议[8]。然后，提供者可使用这些信息来指导决策——继续 ECMO 治疗还是过渡到以舒适为中心的保守治疗[9]。2021 年，*JAMA Internal Medicine* 发表了一篇关于危重患者限时试验的文章。该研究显示，当医生接受沟通技巧培训，包括将限时试验整合到 ICU 诊疗计划中时，医患沟通质量和 ICU 住院时间等各项指标均有所改善[10]。

ECMO 的终止

ECMO 治疗时间越长，发病率和死亡率越高[2]。如果患者不再适合移植，或康复机会渺茫甚至无法康复，再持续使用 ECMO 被认为是不合适的。例如，如果 ECMO 被用作肺移植的桥梁，而患者面临严重的机能退化、多器官衰竭或难以根除的感染，那么他可能不再是合适的移植候选者。同样，最初接受 ECMO 作为康复桥梁的患者可能会出现并发症，如严重的脑损伤、多器官衰竭或永久性肺损伤等[2]。由于目前研究证据不足，有时很难知道是否给予了足够的时间来评估患者恢复的概率[3]。ELSO 确实给出了一些关于停止 ECMO 治疗的建议。例如，建议如果患者没有健康生存的希望，则应立即停止 ECMO 治疗。其他指导还包括，非移植候选者肺功能丧失 2 周通常被认为 ECMO 治疗无效。然而，他们也指出，部分病例在 ECMO 治疗 50 d 后实现了肺康复。因此，评估治疗无效以及何时停止 ECMO 应视具体情况而定[2-3]。

正如"启动 ECMO"一节中所讨论的那样，团队应预先做好大量工作，使患者及其代理人为终止 ECMO 的可能做好准备。在一项研究中，终止 ECMO 的决定受到患者合并症、患者意愿和呼吸衰竭病因（如肺纤维化）的影响。不幸的是，研究人员发现，接受 ECMO 治疗的患者参与共同决策的比例很低[11]。当患者无法为自己说话时，理解并应用共同决策、替代决策和替代判断的原则，对于尊重患者的意愿至关重要，也有助于减轻家属在做出艰难的临终决定时的负担。治疗方案不仅应符合患者的偏好和价值观，而且应符合预后和治疗的适当性[10]。在没有合理机会实现其目标的情况下，没有提供干预的道德义务。因此，提供者应借助其临床判断来确定何时治疗目标难以实现，从而建议停止 ECMO 治疗，而不是通过共同决策去决定何时终止 ECMO 治疗[1]。这意味着提供者需要在不确定的状态下放下心理负担，给出建议，实际上这种情况在 ECMO 应用中很常见。

最理想的情况是家属同意根据医疗团队的建议终止 ECMO 治疗。当然，即使给予患者最好的选择和预期的实践，撤除任何维持生命的治疗通常对患者、家属和医务人员也都具有挑战性。许多情况下，即使诊疗小组已确定 ECMO 治疗不再是患者康复和器官移植的桥梁，授权委托人也仍有可能要求继续进行 ECMO。实际上，在一项单中心研究中，一个 ECMO 项目描述了 ECMO 护理中面临的最常见的伦理问题，即是否继续 ECMO 治疗的分歧[4]。

当患者的自主选择与他人认为善意的行为发生冲突时，就会陷入 ECMO 治疗中关于伦理的困境。自主权是支持患者选择权利的基本伦理原则，只要有可能，就应该支持这一选择。然而，自主权并不是绝对的。其赋予患者在提供的医疗疗法之间选择和拒绝治疗的权利，但无权要求选择医疗团队认为不合适、有害或无用的治疗[2]。此外，尊重患者的自主权并不需要让患者或家属承担整个决策过程的负担。然而，完全家长式的做法也是不合适的。有些中心让患者或其授权委托人签署文件，说明撤除 ECMO 治疗的决定由医疗提供者决定。这也许有助于设定期望值，并在停止 ECMO 治疗时避免发生争议，但也不是一个完美的解决方案。医疗行为的提供者有责任去建立信任，并了解患者的价值观和偏好，因此，临终决定可以根据临床实际情况和患者利益最大化来达成。这种决定会给患者的授权委托人带来情绪上的不良影响[2]。有 33% 的 ICU 患者授权决策者会发生创伤后应激障碍。在做出临终决策时，这一比例会升至 82%[7]。

此外，关于 ECMO 是否继续的争议并非一直发生于授权委托人和医务人员之间，也常发生在医疗团队成员当中。例如，呼吸治疗师、ECMO 技术人员以及护士对患者生活质量和遭受痛苦的认知不同，这取决于他们在床旁观察的时间不同。在整个 ECMO 的启动、继续和终止过程中，医疗团队的所有成员进行沟通并保持一致非常重要。这不仅有助于向患者及其委托人传达相同的信息，也有助于避免医疗团队出现有悖于伦理的行为。

如果无法在撤除 ECMO 治疗的观点上达成一致，退而求其次的方法是"不再升级"（一旦出现并发症或相继出现器官功能衰竭），或者等待 ECMO 凝血或膜肺无法继续使用[2]。尽管停止和维持生命支持治疗在伦理上被认为是同等的，但人们往往有不同的情感体会：一些医生把停止治疗看作生命结束。正是这个原因，有些人更倾向于等待出现并发症来帮助他们做最终决定，而不是直接停止 ECMO 治疗。在这种情况下，伦理咨询可能会有所帮助。

伦理咨询

考虑将伦理咨询作为个别伦理案例或作为整个医疗系统范围的政策，可能是合理的。因为伦理问题在 ECMO 照护过程中很常见，一些中心已将伦理咨询纳入所有 ECMO 患者的照护过程[4]。在 ECMO 病例中进行伦理咨询包括以下益处：引导目标和喜好，掌握家属期望值，减少伦理冲突，随着治疗进展重新评估目标，了解并解决成员间所感受到的道德困扰[1,5]。

健康差异

在我们的医疗系统中，每天都可以看到医疗保健差异：心血管病预后、糖尿病、终末期肾病患病率、感染新型冠状病毒肺炎（COVID-19）和预期寿命的差异就是证明[12]。越来越多的证据表明，在相似的种族和民族中仍然存在 ECMO 应用和预后的差异。这种差异是复杂且多因素的，但在某种程度上可能受系统、制度和人种主义的驱使，这些造成了当下在少数民族医疗护理中所形成的不平等[13]。

专门详述 VV-ECMO 的研究较为缺乏；然而，一些研究已表明，ECMO 应用和预后方面存在着显著的种族和民族差异。例如，一项针对 2004 年至 2015 年间 130 860 例先天性心脏病手术患者的研究发现，少数民族者在先天性心脏病术后的死亡率增加，且这种差异可能与 ECMO 的应用有关[14]。

除了使用率降低以外，研究还显示，接受 ECMO 治疗的黑人和拉丁裔患者的病死率增加。相关研究对 1998 年至 2012 年来自体外生命支持国际注册处的 7106 例北美儿童患者进行了数据分析。在校正了人口统计资料、诊断、体外生命支持前护理、体外生命支持参数、体外生命支持相关并发症等因素之后，发现黑人、拉丁裔患者是病死率增加的两个独立相关危险因素[15]。

我们有道德义务去评判地审视医学发展现状，改变医疗系统。公平和公正是支持整个医疗发展最重要的伦理准则。然而，我们在不清楚系统和政策制度差异的情况下继续去研究这种医疗领域的差异，必将导致该差异持续存在。少数民族中 VV-ECMO 的应用和病死率为何会存在差异，还需更深入研究。

稀缺资源配置

医疗资源稀缺是普遍存在的，需要一个生物伦理学框架来实现资源的公正分配。尽管医生对定量分配很困惑，但一些人认为这是一种职业义务，也是其道德责任的一部分[16]。ECMO 是一项资源密集型治疗，需要在 ICU 有多学科的专业护理。医疗界每天都在做平衡有限资源的决定，尽管范围很小。例如，尽管我们知道患者多休息或监护一晚对他有潜在的获益，但仍会让他回家，因为多住一晚的成本大于获益。在医疗行为中，我们会不假思索地这样做。然而，当我们把这些原则应用到先进的挽救生命治疗技术（如 ECMO）时，事情往往因为生与死的平衡而变得更复杂。

在 COVID-19 大流行之前，关于 ECMO 分配管理的研究很少，因此也就没有被广泛接受的流程。2019 年，一项针对 39 个国家 539 名医生的调查旨在描述医生对 ECMO 启动、限制及终止的态度，发现资源分配并不是主要影响因素之一[11]。

尽管医疗的运作理念是基于任何社会资源都是有限的，但疾病大流行增加了大规模分配资源的可能性。然而，针对流行病的研究主要集中在重症护理级别的资源上，如机械通气和重症监护病房床位的使用，而不是针对 ECMO。

这些指南大多遵循的伦理框架专注于实用性或功利主义，或医疗获益最大化和伤害最小化。通常需要考虑患者的一些特定因素，如年龄、并发症以及功能状态，以预估患者康复的可能性。此外，Emanuel 等在 *The New England Journal of Medicine* 上发表了一篇有影响力的论文，优先考虑了医疗工作者，避免以先到先得的方式分配稀缺的医疗资源，并强调对所有 COVID-19 患者和非 COVID-19 患者应用相同准则[17]。

尽管 ELSO 就何时以及如何在 COVID-19 患者中应用 ECMO 制定了共识指南，但专门针对 ECMO 相关的稀缺资源分配的指南仍然有限。他们重点强调关注现有的 ECMO 中心，而不是创建新中心，因为 ECMO 治疗需要密集的医院资源配合、大量的人员培训和多学科交叉协作，尽管初步数据显示 ECMO 可以挽救急性呼吸窘迫综合征患者和难治性心肺障碍患者的生命。考虑到 ECMO 所需的资源密集，指南侧重于医院或地区根据个体化原则启动 ECMO 的决定。他们建议为年轻且合并症少的患者启动 ECMO 治疗，同时优先考虑医务人员[18]。

正如本章前文所述，医疗护理差异普遍存在于整个医学领域。对危机护理标准指南或定量分配呼吸机、ICU 床位以及 ECMO 持批评态度的专家指出，这些指南几乎肯定会加剧医疗保健差异。尽管这些建议很多是为了避免种族歧视，关注终末期肾病、心血管疾病或糖尿病等慢性合并症，但无意间可能会增加少数群体患病的可能性。在这些人群中，许多慢性病的发病率都不成比例地增加，包括终末期肾病、心血管疾病、糖尿病和癌症。因此，如果我们强调选择无合并症的患者进行挽救生命的重症监护，就会将少部分患者置于不利的境地。Miller 等鼓励取消分配规则的等级，以降低加剧这些差距的风险[19]。

将伦理融入教育

ECMO 治疗改变了我们治疗难治性呼吸衰竭患者的方式，并带来了新的伦理挑战。我们已经在本章详细讲述了如何深入理解医学伦理、医疗照护的差距和沟通技巧，这些可以帮助临床医生应对在 ECMO 治疗中产生的伦理窘境[2,10]。这种对伦理的教育和理解将会随着时间的推移、ECMO 治疗数量的增加以及救治患者的增多而变得更为重要[20]。然而，在接受 ECMO 培训的住院医师和主治医师项目中，目前仍缺乏正式的关于伦理学的课程。将有利、不伤害、自主和公正这四项基本原则相结合，并颁布关于知情同意、共同决策、替代决策和临终关怀的规定，可以帮助医生在实践中应对遇到的常见伦理挑战[21]。

（孙婧婧　王丹译，张凌　审）

参考文献

[1] Stephens AL, Bruce CR. Setting expectations for ECMO: improving communication between clinical teams and decision makers. Methodist Debakey Cardiovasc J, 2018, 14:120.

[2] Ramanathan K, Cove ME, Caleb MG, et al. Ethical dilemmas of adult ECMO: emerging conceptual challenges. J Cardiothorac Vasc Anesth, 2015, 29:229–233.

[3] Extracorporeal Life Support Organization – ECMO and ECLS Extracorporeal Life Support Organization (ELSO) // Extracorporeal Life Support Organization (ELSO) World's Largest Registry of ECMO Runs and ECLS Centers. https://www.elso.org/. Accessed 21 Nov 2021.

[4] Courtwright AM, Robinson EM, Feins K, et al. Ethics committee consultation and extracorporeal membrane oxygenation. Ann Am Thorac Soc, 2016, 13:1553–1558.

[5] Wirpsa MJ, Carabini LM, Neely KJ, et al. Mitigating ethical conflict and moral distress in the care of patients on ECMO: impact of an automatic ethics consultation protocol. J Med Ethics, 2021, 4:medethics-2020-106881.

[6] Chen DT, Shepherd LL, Mohrmann ME. Substituted judgment. J Gen Intern Med, 2008, 24:145.

[7] Azoulay E, Pochard F, Kentish-Barnes N, et al. Risk of post-traumatic stress symptoms in family members of intensive care unit patients. Am J Respir Crit Care Med, 2005, 171:987–994.

[8] Quill TE, Holloway R. Time-limited trials near the end of life. JAMA, 2011, 306:1483.

[9] Graffagnino JP, Avant LC, Calkins BC, et al. Home therapies in advanced heart failure: inotropes and diuretics. Curr Heart Fail Rep, 2020, 17:314–323.

[10] Chang DW, Neville TH, Parrish J, et al. Evaluation of time-limited trials among critically ill patients with advanced medical illnesses and reduction of nonbeneficial ICU treatments. JAMA Intern Med, 2021, 181:786.

[11] Abrams D, Pham T, Burns KE, et al. Practice patterns and ethical considerations in the management of venovenous extracorporeal membrane oxygenation patients. Crit Care Med, 2019, 47:1346–1355.

[12] Lopez L, Hart LH, Katz MH. Racial and ethnic health disparities related to covid-19. JAMA, 2021, 325:719.

[13] Havranek EP, Mujahid MS, Barr DA, et al; American Heart Association Council on Quality of Care and Outcomes Research, Council on Epidemiology and Prevention, Council on Cardiovascular and Stroke Nursing, Council on Lifestyle and Cardiometabolic Health, and Stroke Council. Social determinants of risk and outcomes for cardiovascular disease: a scientific statement from the American Heart Association. Circulation, 2015, 132(9):873–898.

[14] Chan T, Barrett CS, Tjoeng YL, et al. Racial variations in extracorporeal membrane oxygenation use following congenital heart surgery. J Thorac Cardiovasc Surg, 2018, 156:306–315.

[15] Chan T, Di Gennaro J, Farris RW, et al. Racial and ethnic variation in pediatric cardiac extracorporeal life support survival. Crit Care Med, 2017, 45:670–678.

[16] Scheunemann LP, White DB. The ethics and reality of rationing in medicine. Chest, 2011, 140:1625–1632.

[17] Emanuel EJ, Persad G, Upshur R, et al. Fair allocation of scarce medical resources in the time of covid-19. N Engl J Med, 2020, 382:2049–2055.

[18] Bartlett RH, Ogino MT, Brodie D, et al. Initial elso guidance document: ECMO for COVID-19 patients with severe cardiopulmonary failure. ASAIO J, 2020, 66:472–474.

[19] Miller WD, Peek ME, Parker WF. Scarce resource allocation scores threaten to exacerbate racial disparities in health care. Chest, 2020, 158:1332–1334.

[20] Enumah ZO, Carrese J, Choi CW. The ethics of extracorporeal membrane oxygenation: revisiting the principles of clinical bioethics. Ann Thorac Surg, 2021, 112:61–66.

[21] Sonntag E, Shah K, Katz J. Educating resident and fellow physicians on the ethics of mechanical circulatory support. AMA J Ethics, 2019, 21(5):E407–415.

[22] Jonsen AR, Siegler M, Winslade WJ, et al. Clinical ethics: a practical approach to ethical decisions in clinical medicine. New York: McGraw Hill, 2022.